Being You: A New Science of Consciousness

なぜ私は私であるのか

神経科学が解き明かした意識の謎

アニル・セス　岸本寛史　訳

青土社

なぜ私は私であるのか

目次

頭のなかは空より広い
なぜなら、ふたつを並べてごらん
頭に空が入るだろう
いともたやすく、あなたまでも

エミリー・ディキンソン
（古屋美登里訳（ダニエル・タメット『天才が語る――サヴァン、アスペルガー、共感覚の世界』講談社）所収の訳より）

なぜ私は私であるのか

神経科学が解き明かした意識の謎

母のアン・セスに、そしてポーラ・ナス・セスを偲んで

プロローグ

　四年前、人生で三度目のことだが、私の存在は消えた。小さな手術を受けて、脳に麻酔がかけられたからだ。暗闇の中、切り離されてバラバラになった感覚を覚えている。

　全身麻酔は、眠りにつくのとは全く違う。眠っている時は、外科医がメスを入れるとすぐに目が覚めるが、深く麻酔がかかった状態では、昏睡状態や植物状態のような意識が全くない破局的な状態と似て、脳の電気的活動はほとんど完全に静止する。これは、通常の生活では、起きていても寝ていても、決して起こらないようなことだ。麻酔科医が日常的に人の脳を変化させ、そのような深い無意識の状態に入れたり、そこから戻したりできるのは、現代医学の奇跡の一つである。それは変容の行為であり、一種の魔法といえる。麻酔はヒトをモノに変える技術なのだ。

　そしてもちろん、モノはヒトに戻る。それで、私も眠気と混乱に襲われながら戻ったが、戻った場所は確かにそこだった。時間が経ったようには思われなかった。深い眠りから目覚めた時に時間がわからなくなることはあっても、少なくともある程度の時間が経過しているという印象は常にあり、その時の意識と今の意識とは繋がっているという印象をもつ。しかし、全身麻酔の場合は違う。五分でも、五時間でも、五年でも、あるいは五〇年でさえ、麻酔がかかったままの状態でいることはできるだろう。麻酔が「かかったまま」と表現するだけでは十分ではない。私は実際そこに存在していないのだから。死んで全てを忘れてしまったようにみえる。そして、一切が消え失せて、不思議にほっとしているようにもみえる。

全身麻酔は、脳や心にだけ作用するわけではない。あなたの意識に作用する。頭の中の神経回路の微妙な電気化学的バランスを変えることで、「存在する」ということの基本的な基底状態を、一時的に消失させるのだ。このプロセスには、科学や哲学に残された最大の謎のひとつがある。

どういうわけか、私たちの脳の中では、それぞれが小さな生物学的機械である何十億ものニューロンの活動が組み合わさって、意識的な経験を生み出している。そして、ただの意識的な経験ではなく、今ここでの、あなたの意識的な経験を生み出している。なぜこのようなことが起こるのだろうか？ なぜ私たちは一人称の形で人生を経験するのだろうか？

私は子供の頃、浴室の鏡を見て、その瞬間の自分の経験、つまり「私である」という経験がいつかは終わりを迎え、「私」が死ぬのだということを初めて認識した記憶がある。八歳か九歳くらいだったと思うが、ほかの人生早期のあらゆる記憶と同じように、この記憶も信頼できない。しかし、もし自分の意識が終わることがあるのなら、意識は私を作り上げている物に、つまり、私の体と脳の物理的な物質性に、何らかの形で依存しているに違いない、と気づいたのはおそらくこの時である。それ以来、私はどうにかこの謎と格闘してきたような気がする。

九〇年代初頭、ケンブリッジ大学の学部生だった私は、一〇代の頃の物理学と哲学への情熱がさらに広がって、心理学と神経科学に魅せられるようになった。しかし当時、これらの分野では意識についての言及は避けられ、禁止されているようにさえ思えた。博士課程の研究では、人工知能やロボット工学など、長く、そして思いがけない貴重な回り道をしたが、太平洋に面したサンディエゴの神経科学研究所に六年間在籍し、ついに意識の脳内基礎を直接研究する機会を得た。私はそこで、ノーベル賞受賞者のジェラルド・エーデルマンと一緒に研究をしたのだ。エーデルマンは、意識を正当な科学的対象として捉え直すのに貢献した最も重要な人物の一人である。

もう一〇年以上になるが、私はサセックス大学のサックラー意識科学センターという研究所の共同ディレクターを務めてきた。このセンターは、ブライトン市近郊サウスダウンズの穏やかな緑の丘の上にある。私たちの研究センターには、神経科学者、心理学者、精神科医、脳画像診断者、仮想現実の達人、数学者、哲学者が集まっており、意識的経験の脳内基盤について新たな窓を開けようとしている。

あなたが科学者であろうとなかろうと、意識は重要な謎である。私たち一人ひとりにとって、意識的な経験がそこにあるすべてなのだ。意識がなければ、世界も、自己も、内面も、外面もない。

そう遠くない未来の私が、途方もなく長い人生の時間をあなたに提供するとしたらどうだろう。私は、あなたの脳を、あらゆる点で同等で、外から見て誰も違いがわからないような機械に取り替えることができる。この新しい機械には多くの利点がある。腐敗することなく、おそらくあなたを永遠に生かし続けることができるだろうから。

しかし、そこには裏がある。未来の私でさえ、本物の脳がどのように意識を発生させるのか分からないのだから、この申し出に応じたとしても、あなたが本当に意識的な経験をすることができるという保証はないのだ。意識が機能的な能力、つまり脳の回路のパワーと複雑性だけに依存するのであれば、そうなるかもしれないし、意識が特定の生物学的物質、たとえばニューロンに依存するのであれば、そうならないかもしれない。もちろん、あなたの機械脳はあらゆる点で同一の行動をとるので、新しいあなたに意識があるかどうかを尋ねると、新しいあなたは「はい」と答えるだろう。しかし、この答えにもかかわらず、あなたにとっての人生が、もはや一人称の形では経験できないとしたらどうだろう？

あなたはその取引に応じないのではないかと思う。意識がなければ、あと五年生きようが、あと五百年生きようが、およそ問題にならない。その間に、自分が自分であると感じられるようなものはないだろうから。哲学的な遊びはともかく、意識の脳内基盤を理解することの実際的な重要性は容易に理解していただけるだろう。手術の際、意識を管理下で変化させることは、よいことで、必要なことである。麻酔は、史上最高の発明の一つだ。また、あまり嬉しくないことだが、脳障害や、私も含めそれを患う人が増えている精神疾患に罹患すると意識の混乱が劇的に生じる。そして、私たち一人ひとりの意識的な経験は、人生の中で変化していく。幼少期の華やかで騒がしい混乱から、成人期の見かけ上はおそらく幻のような明晰さを経て、最後は神経が変性して衰えるのとともに、徐々に、そして一部の人にとっては苦痛なほど急速に、自己が溶解していく。このプロセスの各段階において、あなたは存在している。しかし、時間を超えて存続する単独唯一の意識的自己（魂？）が存在するという考え方は、大きな間違いかもしれない。実際、意識の謎の中でも最も目を引く側面の一つは、自己という性質である。自己意識なしに意識は可能なのか、もし可能であったとして、それでも意識はとても大切なままだろうか。

このような難問に答えることは、世界とそこに含まれる生命をどう考えるかについて、多くの示唆を与えてくれる。意識はいつから発生するのか？　意識は誕生時に現れるのか、それとも子宮の中にいるときでさえ存在するのか？　人間以外の動物の意識――霊長類や哺乳類だけでなく、タコのような別世界の生き物や、線虫や細菌のような単純な生物にさえ、意識はあるのか？　自らが大腸菌やスズキであると感じられるようなものはあるだろうか？　未来の機械はどうだろう？　ここでは、新しい人工知能が獲得しつつある力についてだけでなく、私たちがそれらに対して倫理的な姿勢をとる必要があるかどうか、またいつとるべきかということにも関心を持つべきである。私にとっては、こうした疑問は、映画『二〇〇一年宇宙の旅』でデヴィッド・ボーマンが記憶装置をひとつずつ取り外してHAL〔意識を持つコンピュータ〕の人格を破壊するのを見たときに感じた、不気味な共感を呼び起こす。『ブレードランナー』でリドリー・スコットの描いたレプリカントの苦境がさらに大きな共感を引き起こすことには、私たちが意識的な自己であることを経験する上で、生きる機械としての性質が重要であることを示す手がかりがあるのだろう。

本書は、意識の神経科学について書かれたもので、主観的な経験の内的宇宙が、脳や身体で展開される生物学的、物理学的プロセスとどのように関連し、どのように説明できるかを理解しようと試みるものである。このプロジェクトは、私のキャリアを通じて私を魅了し続けてきたものであり、現在では、答えが垣間見えるところまで来ていると思う。

このように垣間見えることだけでも、私たちを取り巻く世界やその中にいる自分自身に対する意識的な経験についての考え方はすでに変化し、劇的に変化している。意識についてどう考えるかは、私たちの生活のあらゆる側面に影響を及ぼす。意識の科学とは、私たちが誰なのか、私であること、あるいはあなたであるということはどういうことなのか、そして、ともかくもそれ「である」と感じられるような何かがあるのはなぜなのか、ということを説明することにほかならない。

これからお話しするのは、長年にわたる研究、思索、対話を通じて形成された個人的な見解である。私の考えでは、意識は、ヒトゲノムが解読されたり、気候変動の実態が明らかになったりしたのと同じような形で「解決」されることはないと思う。また、その謎が突然、わかった《ユリイカ》！というような一つの洞察で解決されることもない。ユリイカは、科学的理解の進歩に関する、喜ばしいが、通常は不正確な神話である。

私にとって、意識の科学は、意識のさまざまな特性が、私たちの頭の中にある神経細胞のウェットウェアの作用にどのように依存し、どのように関連しているかを説明するものでなければならない。意識の科学の目標は、そもそもなぜ意識が宇宙の一部となったのかを説明することでないほうがいい。少なくともそれを第一の目標としないほうがいい。また、脳がどのように複雑な働きをしているのかを理解することや意識の謎を一掃することを目標にしないほうがいい。私が皆さんに示したいのは、意識の特性を、脳や身体のメカニズムという観点から説明することなのだ。そうすれば、意識の深い形而上学的な「なぜ」と「どうして」が、少しずつ神秘的でなくなっていくと思う。

私は「ハードウェア」や「ソフトウェア」ではなく「ウェットウェア」という言葉を使ったが、それは、脳は単に肉でできたコンピュータではないことを強調したいからだ。脳は電気的なネットワークであると同時に、化学的な機械でもある。これまで存在したすべての脳は、生体の一部であり、環境に組み込まれ、環境と相互作用してきた。その環境には、多くの場合、他の身体化された脳が含まれている。

意識の特性を生物物理学的なメカニズムで説明するには、脳を、そして意識を持った心を、身体化され、組み込まれたシステムとして理解することが必要であろう。

最後に、私たち一人ひとりにとって、おそらく最も意味のある意識の側面である自己についての新しい概念を伝えておきたい。少なくともデカルトの時代にまでさかのぼる有力な伝統では、人間以外の動物には、行動を導く理性的な心がないため、意識的な自己という性質が欠如しているとされた。彼らは「動物機械」であり、自分自身の存在について反省する能力を持たない肉の自動機械だというのである。

私はそうは思わない。私の考えでは、意識は知的であることよりも、生きていることと関係がある。私たちは、まさに動物機械であるがゆえに、意識ある自己なのである。私である、あるいはあなたである、という経験は、脳が身体内部の状態を予測し、制御する方法から生まれると私は考えている。自己という性質の本質は、理性的な心や非物質的な魂ではない。それは、深く身体化された生物学的プロセスであり、このプロセスが「生きている」という単純な感じを下支えし、私たちのあらゆる自己の経験の、実際にはあらゆる意識的な経験の、基礎となっている。私であることは、まさに私の身体に関わることなのだ。

本書は四つのパートに分かれている。第1部では、私がとっている意識の科学的な研究アプローチについて説明する。この第1部では、意識のレベルの問題、つまり、誰かや何かがどの程度意識を持ちうるかという問題や、意識を「測定」する試みの進展についても扱う。第2部では、意識の内容、つまり、意識があるときに何を意識しているのか、というテーマを取り上げる。第3部では、焦点を内側にむけ、自己に焦点を当てて、意識的な自己という性質に伴うさまざまな経験について考察する。最後の第4部、

「他者」では、この新しい意識の理解の仕方が、他の動物や、感じることのできる機械の可能性について何を語ることができるかを探る。本書の終わりには、世界と自己に関する私たちの意識的経験は、脳による予測、つまり、「制御された幻覚」の一形態であり、私たちの体とともに、体を通じて、また体ゆえに生じるものだということが理解できるようになるだろう。

神経科学者の間では評判が悪いが、ジークムント・フロイトは多くの点で正しかった。フロイトは、科学の歴史を振り返り、人類という種が持つ自己の重要性に対してなされた三つの「打撃」を同定した。それぞれ、重要でありながら、当時は強く抵抗された科学の進歩を示すものである。一つ目はコペルニクスで、地球が太陽の周りを回っているのであってその逆ではないという地動説を示した。この説で、私たちは宇宙の中心にいるのではなく、広大な宇宙のどこかにある小さな点、深淵に浮かぶ青白い点に過ぎないという認識が芽生えた。次はダーウィンで、私たちが他のすべての生物と共通の祖先を持つことを明らかにした。この点については、驚くべきことに、今日でさえ、世界の一部の人たちが抵抗している。フロイトは、人間だけは例外であるとする考え方に対する第三の打撃として、遠慮することなく、無意識の心に関する彼自身の理論を打ち出した。この理論は、人間の精神生活が意識的、合理的なコントロールのもとにあるという考え方に疑問を投げかけるものだった。フロイトは、細かい点では的を射ていなかったかもしれないが、心と意識の自然主義的説明によって人類からさらに、そしておそらく最終的に、王冠は奪い取られるものであると指摘したことは、全く正しかった。

私たちが自分自身の見方をこのように変えることは、歓迎すべきことである。私たちの理解が進むたびに、新たな驚きの感覚が生まれ、私たち自身を自然界から切り離すのではなく、自然の一部として捉えることができるようになるからである。

私たちの意識的な経験は、私たちの体や世界がそうであるように、自然の一部なのだ。そして、生命が終わるとき、意識もまた終わる。このことを考えるとき、私は時折、麻酔の経験、――つまり私の存在が無くなった状態――に引き戻されるのである。その忘却の彼方へ、おそらくは心地よいのだろうが、それでも忘却には違いないところへ。小説家のジュリアン・バーンズは、死についての思索の中で、このことを完璧に言い表している。[1] 意識の終わりが来ても、恐れるべきものは何もない。本当に何もないのだ。

第1部　レベル

第1章　リアルプロブレム

意識とは何か？　意識のある生き物にとって、その生き物であると感じられるなにかがある。私であると感じられるもの、あなたであると感じられるものがあり、おそらく羊やイルカであると感じられるようなものもある。それぞれの生き物に主観的な経験が起こっている。それが私であることのようなものに感じられる。しかし、細菌、草の葉、おもちゃのロボットであると感じられるようなものがないことはほぼ確かである。これらのものには、（おそらく）主観的な経験が生じているということは一切なく、内的宇宙も、気づきも、意識もない。

これらの表現は、哲学者のトマス・ネーゲルに倣ったものである。彼は一九七四年に「コウモリであるとはどのようなことか」という伝説的な論文を発表し、「人間はコウモリのような経験をすることはできないが、それでもコウモリにとってコウモリであると感じられるようなものがあるはずだ」と主張した。[*] 私がネーゲルのアプローチを好むのは、それが現象性を重視しているからだ。このアプローチは、

＊　この論文は、すべての心の哲学の中で最も影響力のあるものの一つである。ネーゲルによれば、「生物が意識的な精神状態を持つのは、その生物であると感じられるような何かがある場合、つまり生物にとって感じられる何かがある場合に限られる」。Nagel (1974), p. 2（強調は原文）。

例えば、視覚的経験が、感情的経験や嗅覚的経験の主観的特性と比較して、なぜそのような形、構造、質を持つのかというような、意識的経験の主観的特性を重視する。このような特性は、哲学ではクオリアとも呼ばれる。赤色の赤さ、嫉妬の痛み、歯の鋭い痛みやズキズキする痛みなどの特性である。

生物が意識を持つためには、それ自体、何らかの現象性を持たねばならない。どんな種類の経験でも、つまりどんな現象的特性でも、他のものと同じように価値がある。経験があれば、そこには現象性があり、現象性があれば、そこには意識がある。一瞬しか存在しない生物でも、その生物であると感じられるようなものがある限り、たとえそれが痛みや喜びといった一瞬の感情であったとしても、意識を持つことになる。

意識の現象的な特性と、機能的、行動的な特性を区別することは有益である。後者は、私たちの心や脳の働きにおいて意識が果たす役割や、意識的な経験を持つことによって生物がとることのできる行動のことを指している。意識に関連する機能や行動は重要なテーマであるが、そこに定義を求めるのは最適とは言えない。意識は、何よりもまず主観的な経験であり、つまり現象性に関するものだからである。

これは当たり前のことのように思えるかもしれないが、必ずしもそうではなかった。過去にはさまざまな場面で、意識があることは、言葉を持つこと、知性があること、特定の行動をとることと混同されてきた。しかし、夢を見ているときや、全身が麻痺した状態にある人々の例から明らかなように、意識は外部の行動には依存しない。意識に言葉が必要だとすると、赤ちゃんや言語能力を失った大人、そして人間以外の動物のほとんどには意識がないということになる。そして、複雑な抽象的思考は、おそらく人間に特有ではあるだろうが、意識的であることのほんの一部分にすぎない。

意識の科学における幾つかの有力な理論では、現象性よりも機能や行動を重視し続けている。その最たるものが、心理学者のバーナード・バースや神経科学者のスタニスラス・ドゥアンヌらが長年にわたって展開してきた「グローバル・ワークスペース」理論[1]である。この理論によれば、精神的内容（知覚、思考、感情など）は、「ワークスペース」にアクセスしたときに意識的なものになる。ワークスペースは、解剖学的に言えば、大脳皮質の前頭部と頭頂部にまたがって分布している。（大脳皮質は脳の外表の膨大な数の襞のある構造で、ぎっしりと詰まった神経細胞でできている[*]）。この大脳皮質のワークスペースに精神的内容が流入すると、それを意識するようになり、無意識の知覚の場合よりもはるかに柔軟に行動を導くために利用できるようになる。例えば、私は目の前のテーブルの上にある水の入ったグラスに意識的に気づいている。それを手に取って飲んだり、コンピュータの上に投げたり（そうしたくなったり）、それについて詩を書いたり、何日もそこにあったことに気づいて台所に持っていったりすることができる。無意識の知覚では、このように柔軟に行動することはできない[2]。

もう一つの有力な理論は「高次の思考」理論[3]と呼ばれ、精神的内容が意識的なものになるのは、何らかの形でそれに向かう「高次の」認知過程が存在し、それによって意識化されたときであるという主張である。この理論では、意識はメタ認知（「認知についての認知」を意味する）のようなプロセスと密接に結びついており、これもまた現象性よりも機能的特性を重視している（ただし、グローバル・ワークス

＊　大脳皮質の各半球には四つの葉がある。正面が前頭葉。そこから後ろ側方に向かって頭頂葉があり、一番後ろに後頭葉、側方の耳の近くに側頭葉がある。また、脳の奥深くに第五の葉「辺縁葉」があるとする立場もある。

ペース理論ほどではない)。グローバル・ワークスペース理論と同様に、高次の思考理論も前頭葉の脳領域が意識の鍵であると強調する。

これらの理論は興味深く、影響力もあるが、本書ではどちらについてもこれ以上語ることはしない。というのも、両者とも意識の機能的・行動的側面を前面に押し出しているのに対し、私が取るアプローチは現象性、つまり経験そのものから出発し、そこからのみ、機能と行動について語ることができると考えているからである。

意識を「あらゆる種類の主観的経験」と定義することは、たしかに単純であり、取るに足りないことに聞こえるかもしれないが、こうするのがよいと思う。複雑な現象の理解が不完全である場合、早急に厳密な定義をすると、制約が多くなり、誤解に通じることさえある。科学の歴史は、有用な定義が科学的理解とともに発展し、定義それ自体は出発点でも終着点でもなく、科学の進歩のための足場として機能することを何度も示してきた。例えば、遺伝学では、分子生物学の進歩に伴い、「遺伝子」の定義が大きく変化してきた。[4] これと同じように、意識についての理解が深まるにつれて、その定義もまた進化していくことだろう。今のところ、意識がまず第一に現象性に関するものであることを受け入れるならば、次の問いに移ることができる。

意識はどのようにして起こるのだろうか? 意識的な経験は、私たちの脳や体の中の生物物理学的な機械とどのように関係しているのだろうか? 原子の渦やクォーク、超ひもなど、あるいは私たちの宇宙全体を究極的に構成しているものとどう関係しているのだろうか?

この問題の古典的な定式化は、意識の「ハードプロブレム」として知られている。この言い回しは、一九九〇年代初頭にオーストラリアの哲学者デイヴィッド・チャーマーズによって作られたもので、それ以来、この表現が多くの意識科学の課題の方針を定めた。チャーマーズは、この問題を次のように説明している。[5]

いくつかの生物が経験の主体であることは否定できない。しかし、これらのシステムがどのようにして経験の主体となるのか、という疑問は込み入ったものである。私たちの認知システムが視覚や聴覚の情報処理を行うことで、深い青の質感やドの音の感覚といった、視覚的・聴覚的な経験が得られるのはなぜなのか？　精神的イメージを楽しんでいるように感じられること、もしくは、ある情動を経験しているように感じられることがなぜあるのかを、どのように説明すればよいのか？　経験が物理的な基盤から生まれることは広く認められているが、なぜ、どのようにして経験がそのように生まれるのかはうまく説明できない。一体なぜ物理的な処理が豊かな内面を生み出すのか？　客観的に見て不合理なことのように思えるが、実際にそうなのだ。

チャーマーズは、この意識のハードプロブレムを、脳のような物理システムがいかにして多数の機能的、行動的特性を生み出すことができるかを説明することに関わる、いわゆるイージープロブレムと対比させている。[6]これらの機能的特性には、感覚信号の処理、行動の選択と制御、注意を向けること、言語の生成などが含まれる。イージープロブレムは、私たちのような生き物ができることや、機能（入力がどのように出力に変換されるか）あるいは行動という観点から特定することができるすべてのことをカバーしている。

もちろん、イージープロブレムは、全く簡単ではない。この問題を解くことに、今後何十年、何百年にもわたって神経科学者は悩むことになるだろう。チャーマーズが言いたいのは、イージープロブレムは原理的には解くのが簡単だが、ハードプロブレムはそうではないということだ。より正確には、チャーマーズにとって、イージープロブレムには概念的な障害がなく、最終的に物理的なメカニズムに基づく説明を与えられる。これに対して、ハードプロブレムでは、そのような説明で事足りるというわけにはいかないように思われるということである。（「メカニズム」[7]とは、因果的に相互作用して結果を生み出す部品のシステムと定義することができる）。イージープロブレムを一つ一つ解いて、全てが片付いたとしても、ハードプロブレムは手つかずのままになるだろう。「知覚的弁別、カテゴリー化、内的アクセス、言語的報告など、経験の周辺にあるすべての機能の遂行を説明しても、さらに未解決の問題が残るかもしれない。なぜ、これらの機能の遂行には経験が伴うのか」[8]。

ハードプロブレムのルーツは古代ギリシャに、そして、おそらくそれ以前にまで遡るだろうが、一七世紀にルネ・デカルトが、宇宙を思考するもの（res cogitans）と延長するもの（res extensa）に分けたことで、特に目につくようになった。この区別は二元論の哲学を創始し、それ以来、意識に関するあらゆる議論を複雑かつ混乱させるものにしている。この混乱は、意識について考えるためのさまざまな哲学的枠組みが乱立していることに最もよく表れている。

深呼吸しよう。「イズム（主義）」の登場だ。

私が好む哲学的な立場、そして多くの神経科学者のデフォルトの前提は、物理主義である。これは、宇宙は物理的なものでできており、意識状態はこの物理的なものの特定の配置と同一であるか、あるいは何らかの形でそこから生まれるという考えである。哲学者の中には、物理主義ではなく唯物論という言葉を使う者もいるが、ここでは同義に扱う。(9)

物理主義とは対極にあるのが観念論である。これは、一八世紀の司教ジョージ・バークレーとしばしば結びつけられる考え方で、意識または心が現実の究極の源であって、物理的なものや物質が究極の源ではないとされる。問題は、物質からどのように心が生まれるかではなく、心からどのように物質が生まれるかとなる。

両者の中間に決まり悪そうに位置付けられるのが、デカルトのような二元論者で、彼らは意識(心)と物理的な物質が別々の物質あるいは存在様式であると考え、それらがどのように相互作用するかという厄介な問題を提起する。現在では、このような見解を明確に支持する哲学者や科学者はほとんどいない。しかし、少なくとも西洋の多くの人々にとって、二元論は魅力的なものであり続けている。意識的な経験は物理的でないように見えるという魅惑的な直感は、「素朴な二元論」を助長し、この「見えるということ」が物事の実際のあり方についての信念を後押しする。本書を通じてわかるように、物事の見え方は、実際のあり方を知るには、往々にして不十分な指針である。

物理主義の中でも特に影響力があるのが機能主義である。物理主義同様、機能主義も多くの神経科学者の共通の、そしてしばしば明言されない仮定である。物理主義を当然視する人の多くは、機能主義を当然視する。(10) しかし、私自身は、不可知論者であり、少し疑わしいと思っている。

機能主義とは、意識はシステムが何でできているかには（つまりその物理的構造には）依存せず、システムが何をするかに、それが遂行する機能に、それが入力をどのように出力に変換するかにのみ、依存するという考え方である。機能主義の原動力となる直感は、心や意識は脳によって実現される情報処理の一形態であって、そのために生物学的な脳は厳密に言えば必要としない、というものである。

ここで、「情報処理」という用語が予告なしに入り込んでいることに注目してほしい（数ページ前のチャーマーズの引用でもそうだった）。この用語は、心、脳、意識に関する議論では非常によく使われるため、つい見過ごしてしまいがちである。これは間違いのもととなる可能性がある。なぜなら、脳が「情報を処理する」と示唆することには、いくつかの強い前提が隠されているからである。その前提とは、脳はある種のコンピュータであり、心（と意識）はそのソフトウェア（あるいは「マインドウェア」）であるという考えから、情報それ自体が実際には何であるかについての仮定まで、人によって様々である。これらの前提はすべて危険なものである。脳はコンピュータとは全く異なるものであり、少なくとも私たちがよく知っている種類のコンピュータとは異なる。[11] そして、情報とは何かという問いは、本書の後半で述べるように、意識とは何かという問いと同じくらい厄介なものだ。こうした心配があるからこそ、私は機能主義を疑っているのである。

多くの人がそうであるように、機能主義を額面通りに受け取ると、意識はコンピュータでシミュレーションできるものだという驚くべき含意を持つことになる。機能主義者にとって意識は、システムが何をするかによってのみで決まるのであって、何でできているかにはよらないということを忘れてはならない。つまり、機能的な関係を正しく理解すれば、つまり、システムが正しい「入出力マッピング」を持っていることを確認すれば、それだけで意識が生じるには十分だということになる。つまり、機能主義者にとって、シミュレーションとはインスタンス化[12]を意味し、現実に存在することを意味するのである。

これはどの程度合理的なのだろうか。あるものについては、シミュレーションは確かにインスタンス化とみなされる。例えば、イギリスの人工知能企業ディープマインド社が開発した世界最高峰のアルファ碁ゼロのような囲碁を打つコンピュータは、実際に囲碁を打っている。[13]しかし、そうでない状況もたくさんある。天気予報を考えてみよう。コンピュータによる気象システムのシミュレーションは、どんなに詳細になっても、雨を降らしたり風を吹かせたりすることはない。意識は囲碁に近いのだろうか、それとも天候に近いだろうか。答えを期待しないでほしい。少なくとも今のところ、答えはない。ここでは、もっともな疑問があるということを理解するだけで十分であろう。[14]これが、私が機能主義について不可知論の立場をとる理由である。

あと二つ「イズム」があり、それで終わりにする。

一つ目は、パンサイキズム〔汎心論〕だ。汎心論とは、意識は質量やエネルギー、電荷といった他の基本的な特性と並ぶ、宇宙の基本的な特性であり、あらゆる場所やあらゆるものにある程度存在するという考え方である。汎心論は、石やスプーンといったものにも、あなたや私と同じように意識があると主張して、揶揄されることがあるが、これはたいてい、汎心論をばかばかしく見せるために意図的に誤訳したものである。この考え方にはもっと洗練されたバージョンがあり、後の章でそのいくつかを紹介するが、汎心論にまつわる主な問題は、その見かけのクレイジーさにあるのではない。最終的には、クレイジーな考え方が真実となったり、少なくとも役に立つとわかることもある。主な問題点は、それが実際には何も説明していないこと、そして、検証可能な仮説につながっていないことである。これは、ハードプロブレムによってもたらされた明白な謎から簡単に逃れるものであり、この立場をとると、意識の科学は実証面で行き止まりに追い込まれることになる。[15]

最後に、哲学者コリン・マッギンが提唱するミステリアニズム〔神秘主義〕がある。これは、チャーマーズのハードプロブレムに対する完全な解は存在するかもしれないが、私たち人間はその解を発見できるほど賢くないし、今後も賢くはならないし、超賢い宇宙人からその解を提示されても認識すらできない、という考え方である。意識の物理的な理解は存在するが、仮想通貨を理解することがカエルの理解を超えているのと同じように、私たちのはるか彼方にある。それは、私たちの種に特異的な精神的限界によって、認知的に閉ざされているのだ。

ミステリアニズムについて、どのようなことが言えるだろうか。私たちの脳と心の限界によって、決して理解できないことがあるかもしれない。すでに、エアバスA380の仕組みを完全に理解することは、一人の人間にはできなくなっている。（しかし、私はドバイからの帰りにA380の座席に気楽に座る）。物理学の超ひも理論のように、原理的には人間に理解できることでも、認知的にアクセスできないことがあるのは確かである。脳は有限な資源を持つ物理システムであり、脳が理解できない事柄があることも確かだと思われるので、事実であっても人間が決して理解できない事柄があると考えざるをえない。しかし、意識を、種に特異的な無知という、この未知の領域に先取りして含めるのは、不当に悲観的である。

科学的手法のすばらしい点のひとつは、それが累積的で漸増的であることだ。私たちの祖先や、ほんの数十年前の科学者や哲学者にとって、原理的にすら全く理解できないと思われたことでも、今日、私たちの多くが理解できるようになっている。長い時間をかけて、謎に次ぐ謎が、理性と実験の体系的な適用に屈してきた。もし私たちがミステリアニズムを真面目に受け取るなら、皆、諦めて家に帰るべきだろう。だから、この立場は取らないでおこう。

これらの「イズム」は、意識と宇宙全体との関係について、さまざまな考え方を提供している。それぞれの長所と短所を比較検討する際、最も重要なのは、証明できる真実であるという意味でどの枠組みが「正しい」のかではなく、意識の理解を深めるために最も有用なのはどれなのかを認識することである。それで私は、物理主義の中でも機能的に不可知論の趣がある立場に傾倒するのである。私にとって、これは意識の科学を追求する際に採用すべき最も実用的で生産的な考え方だ。また、私が考えるところでは、最も知的に誠実な考え方でもある。[16]

物理主義は、その魅力にもかかわらず、意識研究者の間で普遍的に受け入れられているわけではない。物理主義に対する最も一般的な反論のひとつに、いわゆる「ゾンビ」思考実験がある。ここで問題にしているゾンビは、映画に出てくる脳みそを食べる半死体ではなく、「哲学的ゾンビ」である。しかし、ゾンビはすべて取り除く必要がある。というのも、そうしなければ、意識の自然な物理主義的説明の見込みは、始める前に水泡に帰してしまうからである。

哲学的ゾンビとは、意識のある生物と見分けがつかないが、意識がない生物のことである。ゾンビのアニル・セスは、私のように見え、私のように行動し、私のように歩き、私のように話すが、それであると感じられるようなものは何もなく、内的宇宙もなく、感じられる経験を持ったこともないだろう。ゾンビのアニルに意識があるかどうか尋ねれば、「はい、意識はあります」と答えるだろう。ゾンビ・アニルは意識の神経科学についてさまざまなエッセイを書き、その中には哲学的ゾンビとこのトピックとの関連性について疑問視する意見も含まれていることだろう。しかし、そのどれもが意識的な経験とは全く無縁である。[17]

　ゾンビという考え方が、物理主義的な意識の説明に対する反論になるとされている理由はここにある。ゾンビを想像できるということは、私たちの世界と区別がつかないが、意識が存在しない世界を想像できることを意味する。そして、もしそのような世界を想像できるのであれば、意識は物理的な現象ではありえないということになる。

　そして、ここに、その考え方がなぜうまくいかないのかの理由がある。ゾンビ論は物理主義を標的とする多くの思考実験と同様、想起可能性の議論であり、想起可能性の議論は本来、弱いものである。多くのそのような議論と同様に、この議論も、人が持つ知識の量が増えるにつれ、そのもっともらしさが失われていく。

　A３８０が後ろ向きに飛んでいるところを想像できるだろうか？　もちろんできる。空中にある大きな飛行機が後ろ向きに動くのを想像してみてほしい。そんなシナリオが本当に考えられるだろうか？　しかし、航空力学や航空工学を知れば知るほど、そのようなことは想定できなくなる。この場合、このテーマについて最低限の知識を持つだけでも、飛行機が後ろ向きに飛ぶことがありえないことは明らか

になる。まさに不可能なのだ。(*)

ゾンビも同じである。ある意味、哲学的なゾンビを想像するのは容易いことだ。何の意識も持たずに彷徨っている自分の姿を思い浮かべるだけでいいのだから。でも、現実に私はこれを考えられるだろうか？　しなければならないのは、現実に、何十億ものニューロン、途方もない数のシナプス（ニューロン間の結合）、さらにはグリア細胞、神経伝達物質の濃度勾配、その他の神経生物学的要素からなる膨大なネットワークが、他者の体の中にある他者の脳を含む世界と相互作用する身体に組み込まれていることの可能性と限界を考えることである。[18] 私にこれができるだろうか？　できる人がいるだろうか？　できるとは思えない。A380のように、脳について、また脳と意識的経験や行動との関係について知れば知るほど、ゾンビは考えにくくなる。(**)

考えることができるかどうかは、考える人の心理的な観察であって、現実の本質を洞察するものではないことが多い。これがゾンビの弱点である。私たちは、想像できないことを想像するよう求められ、この錯覚的な理解という行為を通じて、物理主義者の説明の限界について結論を引き出してしまう。[19]

---

*　後方飛行が可能なヘリコプターは、飛行機ではない。「ヘリコプター helicopter」の語源を、私はずっと「ヘリ heli」と「コプター copter」の組み合わせだと思っていたが、そうではなく、「ヘリコ helico」（螺旋）と「プター pter」（翼）だと知って、妙にうれしくなった。これで意味がはっきりしたからだ。

**　成人の脳には、約八六〇億個の神経細胞と、その約一〇〇〇倍の数の接続があると推定されている。仮に一秒ごとに一つの接続を数えたとすると、約三〇〇〇万年かかることになる。さらに、一つの神経細胞でさえ、それだけで非常に複雑な機能を発揮できることが明らかになってきている。

これで、私が意識のリアルプロブレムと呼んでいるものに出会う準備が整った。これは、他の多くの人々の洞察を吸収し、それを基にしながら、長年にわたって私の中で形作られてきた、意識の科学についての考え方である。[20] リアルプロブレムに取り組むことこそ、意識の科学が成功する可能性が最も高いアプローチであると思う。

リアルプロブレムによれば、意識科学の第一の目標は、意識的経験の現象的特性を説明し、予測し、制御することである。つまり、ある特定の意識的経験がなぜそのような形を取るのか、なぜそのような現象的特性を持つのかを、脳や身体における物理的なメカニズムやプロセスの用語で説明することである。このような説明によって、特定の主観的経験がいつ起こるかを予測し、その基礎となるメカニズムに介入することによって、その制御を可能にすることができるはずだ。つまり、リアルプロブレムに取り組むには、ある特定の脳の活動パターン（あるいは他の物理的プロセス）が、特定の種類の意識的経験になぜ対応するのかを説明する必要があるのであって、単に対応することを立証するだけで終わるのではない。

リアルプロブレムはハードプロブレムとは区別される。なぜなら、リアルプロブレムは、少なくとも最初の段階では、そもそもなぜ、どのようにして意識が宇宙の一部となったのかを説明することに関することではないからである。単なるメカニズムではないものにする（あるいはその逆の）スペシャル・ソースを探し求めるのではない。また、機能や行動よりも現象性に焦点を当てているため、イージープロブレムとは一線を画している。意識の主観的な側面を絨毯の下に一掃してしまうことはしない。また、メカニズムやプロセスを重視するため、リアルプロブレムは、物質と心の関係についての物理主義的な世界観とも自然に一致する。

この違いを明確にするために、「赤さ」という主観的な経験を、それぞれのアプローチでどのように説明しようとしているのかを考えてみよう。

イージープロブレムの観点からは、赤さを経験することに関連した機械的、機能的、行動的な特性の全てを説明することが課題となる。つまり、特定の波長の光がどのように視覚系を賦活するか、「あの物体は赤い」と言う時の条件、赤信号の典型的な行動、赤いものが特定の種類の情動反応をいかに引き起こすか、などなどである。

このような機能的、機械的、行動的特性が、なぜ、どのように現象性を、この場合は「赤さ」の現象性〔赤いという主観的経験〕を、伴うことになるのかについては、イージープロブレムのアプローチでは意図的に手つかずのまま残される。主観的な経験の存在は、経験がない場合とは違って、ハードプロブレムの領野にある。どれほど機械的な情報を与えられようとも、「それはそうだが、どうしてこのメカニズムが意識的な経験と結びつくのか」と問うことは決して不合理にはならない。ハードプロブレムを心に留めておくと、機械論的説明と「赤く見える」という主観的経験の間に説明上のギャップがあるのでは、と常に疑うことになる。

リアルプロブレムは、意識的な経験が存在することを受け入れ、主にその現象的な特性に焦点を当てる。例えば、赤さの経験は視覚的なものであり、いつもというわけではないが通常は物体に付着していて、表面の特性のように見え、さまざまな彩度のレベルがあり、他の色の経験の中であるカテゴリーを定義するものであるが、そのカテゴリーの中でもグラデーションがある、といったことに焦点を当てる。重要なことは、これらはすべて経験そのものの特性であり、その経験に関連する機能的な特性や行動の特性ではないことだ。リアルプロブレムでは、これらの現象的な特性を、脳や身体で起こっていることとして説明し、予測し、制御することが課題となる。私たちが知りたいのは、ある経験、たとえば赤さを経験することが、なぜ他の方法ではなく、その特定の方法でなされるのかを説明（予測、制御）する、脳内の特定の活動パターン、たとえば視覚野の複雑なループ状の活動(*)、についてである。それはなぜ、青さや歯痛、嫉妬などとは違うのか。

説明、予測、制御。これらは、対象となる現象が最初はいかに神秘的に見えようとも、他のほとんどの科学的プロジェクトを評価する基準である。物理学者は、宇宙の秘密を解明し、その特性を説明し、予測し、制御することで、大きな進歩を遂げたが、宇宙が何でできているのか、なぜ存在するのかということについては、いまだに謎のままである。それと同じように、意識の科学は、意識的な経験の特性と本質を明らかにすることで、それがなぜ、どのようにして私たちの住む宇宙の一部であるのかを説明する必要なしに、大きな進歩を遂げることができる。

また、科学的な説明が常に直感的に納得のいくものであることを必ずしも期待する必要はない。物理学では、量子力学は直感に反することで有名だが、それでも物理的現実の本質を現在最もよく捉えているものとして広く受け入れられている。同じように、意識の科学が成熟すれば、「そうだ、これは正しい、もちろんこうでなければならない！」と直感的に感じることなく、現象的特性を説明、予測、制御できるようになるということもありうる。

重要なのは、意識のリアルプロブレムは、ハードプロブレムへの敗北を認めるものではないということである。リアルプロブレムは、ハードプロブレムを間接的に追いかけるが、それでも追いかけるものではある。その理由を理解するために、「意識の神経相関物」を紹介しよう。

ほんの三〇年前でさえ、意識の科学がいかに評判の悪いものであったかを思うと、今でも驚きを禁じ得ない。一九八九年、私がケンブリッジ大学で学士号を取得する一年前、第一線の心理学者であるスチュアート・サザーランドは、「意識は魅力的だが捉えどころのない現象である。それが何であるか、何をするか、なぜ進化したかを特定することは不可能である。読むに値するものは何も書かれていない」と書いた。[21] この手厳しい要約は、『国際心理学辞典』ほどのものにも掲載され、私が学問の世界に足を踏み入れたときにしばしば遭遇した、意識に対する姿勢をよく捉えている。

ケンブリッジから遠く離れた別の場所では、当時は知らなかったが、状況はもっと有望だった。（ロザリンド・フランクリン、ジェームズ・ワトソンと共同でDNAの分子構造を発見した）フランシス・クリックとその同僚クリストフ・コッホは、カリフォルニア州サンディエゴを拠点に、意識科学の台頭で主流となる手法、すなわち意識の神経相関物の探求に取り掛かっていた。[22]

意識の神経相関物（NCC）の標準的な定義は、「ある特定の意識的知覚に共同する十分な最小の神経細胞メカニズム」である。[23] NCCアプローチでは、「赤を見る」という経験のような、あらゆる経験

＊　視覚野は、脳の背部の後頭葉にある。

に、その原因となる神経活動のパターンが存在すると主張する。この活動が存在すると必ず、「赤さ」の経験が起こり、存在しないと起こらない。

NCCアプローチの大きなメリットは、研究を行うための実践的なレシピを提供してくれることだ。NCCを特定するために必要なのは、ある特定の意識的経験をするときとしないときがあるという状況を作り上げることであり、それ以外の条件はできるだけ一致させることである。そして、fMRI（機能的磁気共鳴画像）やEEG（脳波）などの脳画像計測法を用いて、二つの状態の脳活動を比較するのである。(*)「意識的」な状態に特有の脳活動は、その特定の体験のNCCを反映している。(24)

その例として、「両眼視野闘争」という現象が参考になる。両眼視野闘争では、左目には顔の絵、右目には家の絵というように、それぞれの目に異なる画像が表示される。このとき、意識的な知覚は「顔家」という奇妙な合成イメージに落ち着くことはない。顔と家の間を行ったり来たりして、それぞれに数秒ずつ滞在する。まず家が見え、次に顔が見え、また家が見える……といった具合である。ここで重要なのは、感覚入力は一定であっても、意識的な知覚は変化するということだ。したがって、脳で何が起こっているかを見ることで、意識的知覚を跡づける脳活動と、生じている感覚入力をともかくも跡づける活動を区別することができる。こうして、意識的な知覚に伴う脳活動が、その知覚のためのNCCであると同定されるのである。(25)

NCC戦略は長年にわたり目覚しい成果を上げ、多くの魅力的な知見をもたらしてきたが、その限界も明らかになりつつある。問題の一つは、「真の」NCCをさまざまな潜在的交絡因子から切り離すことが困難であり、おそらく最終的には不可能であることである。(26) この交絡因子の中でも最も重要なのは、

ＮＣＣの前提条件となる神経現象、あるいはＮＣＣそのものの結果である神経現象である。両眼視野闘争の場合、意識的な知覚に伴う脳活動は、「注意を払う」といった上流の（前提）プロセスや、下流側では「報告する」という言語行動（家や顔が見えると言葉に出して言うこと）の痕跡も入っているかもしれない。意識的知覚の流れに関連しているとはいえ、注意や言語による報告、あるいはその他の前提条件や下流の結果の原因となる神経メカニズムを、意識的知覚そのものの原因となる神経メカニズムと混同してはならない。[27]

より深い問題は、相関関係は説明ではないということである。単なる相関関係は因果関係を立証しないことは周知の事実だが、相関関係は説明にはならないこともまた事実である。実験デザインを工夫しても、脳イメージング技術を駆使しても、相関関係だけでは決して説明には到達しない。このように考えると、ＮＣＣ戦略とハードプロブレムは自然に結びつく。脳で起こっていることと経験で起こっていることの相関関係を集めることに限定するのであれば、物理的なものと現象的なものの間の説明のギャップを常に疑うことになるのは当然である。しかし、リアルプロブレムのアプローチが提唱するように、相関関係の確立にとどまらず、神経メカニズムの特性と主観的経験の特性とを結びつける説明を発見しようとするのであれば、このギャップは縮小し、完全に消滅するかもしれない。赤さの経験が、

＊機能的ＭＲＩ（ｆＭＲＩ）は、神経活動に関連する代謝信号（血液の酸素化）を測定するもので、高い空間解像度が得られるが、神経細胞が行っていることとは間接的にしか関係がない。脳波は、皮質表面付近のニューロンの大きな集団の活動によって生成される微小な電気信号を測定する。この方法はｆＭＲＩよりも直接的に脳活動を追跡できるが、空間的な特異性は低くなる。

なぜ、どのようにして、そのような特定の形で経験されるのか、青さや嫉妬とは異なるのかを予測（説明、制御）できるようになれば、赤さがどのように起こるかという謎は、より謎めいたものではなく、あるいは、もはや全く謎ではないものになるだろう。

リアルプロブレムのアプローチが目指すものは、物理的なものから現象的なものへの説明の橋渡しをより強固なものにすること——意識が物理学的用語では決して理解できないというハードプロブレムの直感が薄れ、最終的には形而上学の煙の中に消えていくことである。そうなれば、私たちは意識的経験に関する満足のいく、そして完全に納得のいく科学を手にすることができる。[28]

この目的を正当化するものは何だろうか。この一、二世紀の間に、生命に関する科学的理解がどのように成熟してきたかを考えてみてほしい。

少し前までは、生命は、現在の意識がそうであるように、神秘的だと思われていた。当時の科学者や哲学者は、物理的あるいは化学的なメカニズムで「生きている」という特性が説明できるのかと疑っていた。生物と非生物、生きているものと無機物の違いは、あまりにも根源的なものであり、機械的な説明では到底埋められないと考えられていたのである。

このバイタリズム〔生気論〕の思想は、十九世紀にピークを迎える。ヨハネス・ミュラーやルイ・パスツールといった一流の生物学者に支持され、二十世紀に入っても存続した。バイタリストは、生きているという特性は、何かスペシャル・ソース、つまり生命の閃光、生の躍動 élan vital に訴えることでしか説明できないと考えたのである。[29] しかし、今、私たちが知っているように、スペシャル・ソースは必要ない。今日の科学界では、バイタリズムは徹底的に拒否されている。生命については、例えば細胞がどのように機能するかなど、まだ不明な点がたくさんあるが、生きているということが何か超自然的な要素を必要とするという考え方は、全く信用されなくなった。バイタリズムの致命的な欠陥は、想像できない部分を、別の必需品をもってきて埋め合わせようとしたことである。これは、ゾンビに関する議論の核心にある欠陥と同じである。

生命科学は、実用的な進歩に焦点を絞ることで、つまり生きているということが何を意味するのかという「リアルプロブレム」に重点を置くことで、近視眼的なバイタリズムから脱することができた。バイタリズムの悲観論に惑わされることなく、生物学者は、生命システムの特性を記述し、次に、これらの特性のそれぞれを物理的、化学的メカニズムによって説明する（と同時に予測し、制御する）という仕事に取り掛かった。生殖、代謝、成長、自己修復、発達、恒常性維持のための自己調節、これらすべてが、個々に、また集合的に、機械論的な説明の対象となった。詳細が明らかになるにつれて、そして今なおも明らかにされつつあるが、「生命とは何か」という基本的な謎が薄れるだけでなく、生命という概念そのものが複雑化し、「生きている」ということが、もはや単一の全か無かの特性とは考えられなくなったのである。そしてグレーゾーンが出現している。ウイルスが有名だが、今では合成生物も、油滴の集まりでさえ、それぞれが生物系の特徴的な性質を、すべてではないが、そのいくつかを持っている。生命は自然化され、そうなったことでより魅力的になった。

これと並行して考えれば、楽観主義を抱くこともできるし、意識のリアルプロブレムに取り組むための実践的な戦略も得られる。

楽観主義とは、今日の意識研究者は、ほんの数世代前に生命の本質を研究していた生物学者と同じような状況に置かれているのかもしれない、との立場である。今、謎とされていることが、必ずしも謎であるとは限らないのだ。意識のさまざまな特性を、その根底にあるメカニズムという観点から説明していくうちに、「生命とは何か」という謎が消えていったように、「意識はどのようにして起こるのか」という根本的な謎も消えていくのかもしれない。

もちろん、生命と意識の並列は完璧ではない。最も顕著なのは、生命の特性は客観的に記述可能であるのに対し、意識科学の説明対象は主観的なものであり、一人称でしか存在しないことである。しかし、これは乗り越えられない障壁ではなく、それが意味しているのは、たいてい主観的であるがゆえに、関連するデータは収集するのが難しい、ということにすぎない。

この実用的な戦略は、意識も生命と同じように、ただ一つの現象ではないという洞察からきている。生物学者が、その焦点を、生命をひとつの大きな謎としてとらえることからずらすことで、ひとつの驚異的な解決策を望んだり求めたりする傾向が弱まった。[30] その代わりに、生物学者たちは、生命という「問題」を、関連はしているが区別できるいくつかのプロセスに分割した。同じ戦略を意識に適用し、本書では、私であることの本質についての核となる特性として、レベル、内容、自己に焦点を当てる。そうすることで、すべての意識的経験に関する満足のいく図式が浮かび上がってくるだろう。

意識のレベルは、昏睡状態や脳死のように意識が全くない状態から、通常の覚醒生活に伴う鮮明な気づきの状態まで、「どの程度意識があるか」を示すものである。

意識の内容とは、私たちが意識しているもの、つまり私たちの内なる宇宙を構成している風景、音、匂い、情動、気分、思考、信念のことである。意識的な内容とは、一切の多様な知覚、つまり感覚信号の脳に基づく解釈であり、それが集合的に私たちの意識的な経験を構成している。（知覚は、後ほど説明するように、意識的なものと無意識的なものの両方がある）。

そして、本書の指針となるテーマは意識的自己、つまり、私であるという特定の経験があるということである。「自分である」という経験は、意識的な内容の一部であり、特定の身体、一人称の視点、一連の独自の記憶、さらには気分、情動、「自由意志」を持つといった経験も含むものである。自己という性質は、私たちが最も強く執着する意識の側面で、非常に密接に結びついているので、自己意識（自分であることの経験）と意識そのもの（あらゆる種類の主観的経験やあらゆる現象性の存在）を混同したくなる。

このような区別をすることで、意識のこれらの側面が完全に独立していると主張しているわけではない。実際、そうではないし、それらがどのように関連しているかを解明することは、意識科学にとってもう一つの重要な課題である。

にもかかわらず、意識の問題をこのように大まかに分けることには、多くの利点がある。説明の対象を明確にすることで、説明、予測、制御という必要な仕事を行うことのできるメカニズムを提案することがより現実的になる。同じく重要なのは、意識は、科学的な説明を完全に逃れてしまうただ「一つのもの」であり、自信をなくさせるような謎だという、制約となる考えを跳ね除けることができる点である。その代わりに、意識のさまざまな特性が、種を超えて、さらには異なる人々の間で、どのように組み合わされるかを見ていく。意識のある生物の数と同じだけ、意識のあり方もさまざまである。

いずれはハードプロブレムそのものも屈するかもしれない。そうすれば、現象学と物理学がどのように関連しているかを恣意的に規定する「イズム」を採用しなくても、意識を自然の他の部分と連続したものとして理解することができるようになるだろう。

これこそが、リアルプロブレムが約束することだ。それがどこまで可能なのかは、読んでのお楽しみとしたい。

第2章　意識を測る

あなたは今、どの程度の意識があるだろうか？　多少なりとも意識がある状態と、内的な宇宙を持たない生きた肉の塊、あるいは生命のないシリコンである状態とでは、何が違うのだろうか？　新しい理論と技術によって、科学者たちは初めて意識のレベルを測定することができるようになりつつある。この新しい研究をよく理解するために、その発展のルーツを見てみよう。

十七世紀のパリ、セーヌ川の左岸にある天文台の地下深くに、暗いひんやりとした地下室があった。この地下室は、科学の歴史において驚くべき役割を担っていた。それは、知識の進歩における測定の重要性を示すものであった。

当時の哲学者や科学者は、まだ科学者とは呼ばれていなかったが、信頼できる温度計を開発し、それによって熱の性質について物理的に理解しようと競い合っていた。熱は物体に出入りする物質であるという「熱量説」が一般的であったが、この説は支持されなくなりつつあった。この理論を修正するには、物体の「熱さ」と「冷たさ」を体系的に評価できる精密な実験が必要だった。このような実験には、「熱」のようなものを測定する手段と、異なる測定値を比較するための尺度が必要であった。そこで、信頼性の高い温度計と温度の尺度を開発するための競争が始まった。しかし、温度計の信頼性を証明するためには、まず十分に検証された尺度が必要である。また、信頼できる温度計がないのに、どうやって温度の尺度を開発すればよいのだろうか。

この難問を解決するためには、まず、温度が一定であると仮定できる不変の基準点、つまり定点が必要であった。しかし、これさえも難しい。水の沸点のような有望な候補は、高度や天候によって変化する気圧や、ガラス容器の表面の粗さなどの微妙な影響に左右されることがわかっていた。そんなもどかしさもあって、一時期、パリの地下室という一見涼しさが持続する場所が温度定点として妥当と思われた。（変わった提案はこれだけではなかった。最も奇妙だったのは、ヨアヒム・ダランセという人物で、バターの融点を提案した[1]）。

やがて、信頼性の高くて精密な水銀温度計が発明され、熱量理論は熱力学という新しい科学に取って代わられた。この発展は、ルードヴィヒ・ボルツマンやケルビン卿などの伝説的な人物に関連するものである。熱力学では、温度は物質内の分子の動きを大きなスケールで見た時の特性であり、具体的には平均分子運動エネルギーである。運動が速いほど温度は高くなる。「熱」は、温度の異なる二つのシステムの間で移動するエネルギーとなる。重要なことは、熱力学は単に平均運動エネルギーが温度と相関していることを証明しただけでなく、これが実際の温度であると提唱したことである。この新しい理論によって、科学者は太陽の表面の温度について語れるようになり、理論上、すべての分子運動が停止する「絶対零度」を同定することもできるようになった。特定の物質の測定に基づく初期の尺度（摂氏、華氏）は、基本的な物理的特性に基づく尺度（ケルビンという、卿の名前から命名された呼び方）に取って代わられた。温度と熱の物理的な基礎は、もはや神秘的なものではなくなった。

私がこの話を初めて読んだのは、ロンドン大学の歴史学者であるハソク・チャンの著書『温度の発明』だった[2]。それまで私は、科学の進歩がいかに測定に依存しているかを十分に理解していなかった。温度計の歴史と、それが私たちの熱の理解に対して与えた影響を見ると、定点で定義された尺度で詳細な定量的測定を行う能力が、神秘的なものを理解可能なものに変える力を持つことが鮮やかに描き出されていることがわかるだろう。

同じようなアプローチが意識にも有効だろうか？[3]

哲学者は、別の人間、動物、あるいは機械など、何かが意識を持っているかどうかを判断することができる仮想の「意識測定器」について話すことがある。ハードプロブレム全盛の時代だった一九九〇年代のある学会で、デイヴィッド・チャーマーズは古いドライヤーを手に取り、自分の頭に当てて、もしそんなものが存在したらどんなに便利かと主張したのである。意識測定器を何かに向けて、結果を読み上げる。意識の魅力的な輪がどこまで広がっているのかについての謎はなくなるだろう。

しかし、温度の話が示すように、測定の価値は、ある特性の有無について「イエス／ノー」の答えを与えることにあるだけでなく、科学的理解を一変させる可能性を秘めた詳細で定量的な実験を可能にすることにあるのだ[4]。

もし、意識が温度と同じようなものであることがわかれば、つまり、「意識がある」ことの根底にあってそれと同一の物理的プロセスが存在するのであれば、その見返りは相当なものになるだろう。ある人が「どの程度意識的か」を判断できるだけでなく、意識の具体的な「レベル」や「程度」について、また、人間の意識という狭小な例とはかけ離れた意識の多様性について、感知できる形で話すことができるようになるだろう。

しかし、たとえ意識に関する話が、それとは別の、温度というより生命に近いものであったとしても、精密な測定を行う能力は、説明上のギャップに橋をかける、つまり主観的な経験の性質を説明し、予測し、制御する上で、不可欠のステップであることに変わりはないと思う。どちらのシナリオにせよ、測定は質的なものを量的に、曖昧なものを正確なものに変えてくれるのである。

測定には、実用的な動機もある。毎日四〇〇万人以上に施されている麻酔の技術は、過剰投与することなしに、一時的に忘却の状態を維持するための微妙なバランスを必要とする。[5]この微妙なバランスをとるために、特に、麻酔には一時的な麻痺を引き起こす神経筋遮断剤を併用することが多いので、信頼性の高い精密な意識測定器が必要なのは明らかだ。神経筋遮断剤のおかげで、外科医は筋肉反射に邪魔されずに仕事をすることができるからである。また、この後で述べるが、重度の脳損傷後に「植物状態」や「最小意識状態」といった恐ろしい診断が下された場合のことを思うと、意識が残っているかどうかを判断する新しい方法の必要性は火急の課題である。

実は、脳に基づく意識モニターは、すでに何年も前から手術室に配備されている。最も一般的なのは、「バイスペクトル指数」モニターである。[6]詳細は特許に隠されているが、基本的なコンセプトは、さまざまな脳波測定値を組み合わせて、連続的に更新される一つの数値にし、手術中に麻酔科医を誘導することである。これは素晴らしい考えであるが、バイスペクトル指数モニターは、患者が目を開けたり、手術中に外科医が話していたことを思い出したりするなど、他の意識の行動的徴候と測定値が一致しない例がいくつかあったため、依然として論争の的になっている。[7]意識科学に関して言えば、バイスペクトル指数は原理的な理論に基づいていないことがより大きな問題である。

ここ数年、状況は変わり始め、新世代の意識測定器が、手術室ではなく神経科学の研究室で形を整え始めている。これまでの意識モニターとは異なり、これらの新しいアプローチは、意識を持つことの脳内基盤に関する新たな理論的理解と密接に結びついており、すでに実用的な価値を示しつつある。

人間の意識レベルを測定することは、その人が目覚めているか眠っているかを判断することとは違う。意識レベルは生理的覚醒と同じものではない。この二つはしばしば高い相関関係にあるが、意識（気づき）と目覚めていること（覚醒）はさまざまな形で離れてしまうことがあり、このことは、両者が同じ生物学的基礎によると考えることはできないことを示すのに十分である。夢を見ているとき、あなたは定義上眠っていることになるが、同時に豊かで多様な意識的経験をしている。もう一方の極端な例としては、植物状態のような（現在では「無反応性覚醒症候群」とも呼ばれる）破局的な状態がある。この状態では、人は依然として睡眠と覚醒を繰り返しているが、意識的な気づきの兆候を示す行動は示さない。次ページの図は、正常な状態から病的な状態にまたがる、さまざまな条件下の、気づきと覚醒の関係を示している。

意識レベルを把握するためには、単に目が覚めているだけでなく、脳の中で意識されていることの根底にあるものを知る必要がある。それに関わるニューロンの数だけの問題だろうか？　そうではなさそうだ。小脳（大脳皮質の後ろにぶら下がっている「小さな脳」）には、脳の他の部分を合わせた数の約四倍の神経細胞があるが[8]、意識にはほとんど関与していないと思われるからである。まれに、小脳が正常に

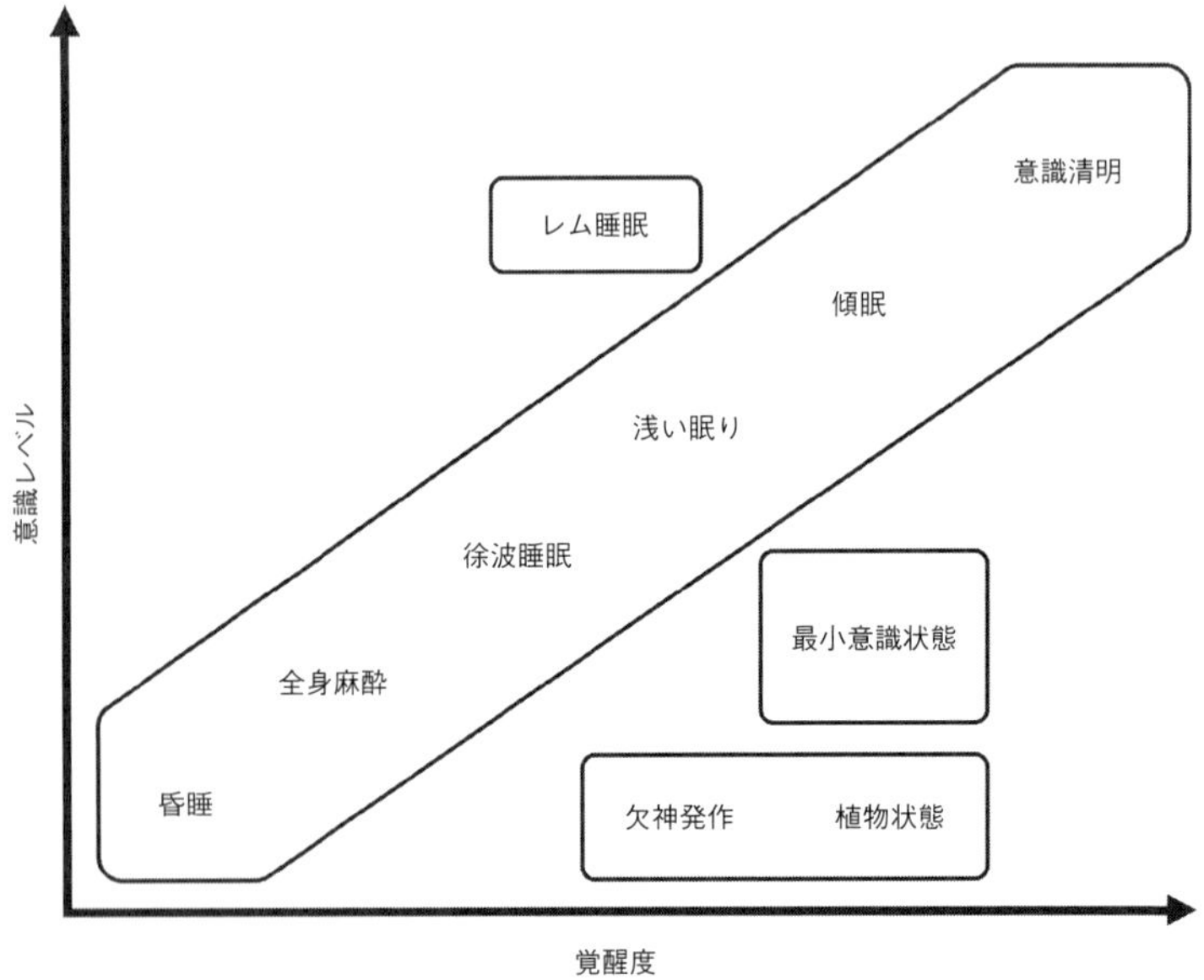

図1　意識レベル（気づき）と目覚め（覚醒）の関係

発達しない小脳無発生症という病気があるが、この場合でも、ほぼ通常の生活を送ることができる。彼らが意識的であることを疑う理由は何もないことは確かだ[9]。

神経細胞の全体的な活動の程度はどうだろうか？　一般に、脳は無意識の状態よりも意識のある状態の方が活動的なのだろうか？　まあ、多少の差はあるかもしれないが、それほどでもない。意識レベルの違いによって脳のエネルギー消費量に差はあるが、その差はむしろ小さいもので、意識が薄れたときに脳が「シャットダウン」するというようなことはない[10]。

そうではなく、意識は、脳のさまざまな部位が互いにどのように語り合っているかに依存しているようだ。そして、それには脳全体が必要というわけではない。大脳皮質と視床（大脳皮質のすぐ下にあり、大脳皮質と複雑に結びついた卵形の脳構造、「核」）の組み合わせである視床皮質システム内の活動パターンが重要だと思われる。意識レベルを測定し、覚醒と区別するための最新かつ最もエキサイティングなアプローチは、この相互作用の追跡と定量化に基づいている。このアイデアの最も野心的なバージョンは、人がどの程度意識的であるかを示す単一の数値を提供するものである。ちょうど体温計のように。

　この新しいアプローチは、イタリアの神経科学者マルチェロ・マッシミーニが、最初はウィスコンシン大学マディソン校の有名な意識研究者ジュリオ・トノーニと、そして最近ではミラノ大学の自身のグループと共同で開拓したものである。彼らが行ったことは、シンプルでエレガントなものだった。大脳皮質のさまざまな部位が互いにどのように会話しているかを調べるために、ある場所の活動を刺激し、この活動のパルスが時間の経過とともに他の皮質部位にどのように広がっていくかを記録したのである。これは、二つの技術を組み合わせることによって行われた。脳波と経頭蓋磁気刺激（ＴＭＳ）である。ＴＭＳ装置は、研究者が頭蓋骨を通して脳に直接、短くて鋭いエネルギーのパルスを注入できるように精密に制御された電磁石であり、ＥＥＧはこの状況で、この磁気ショック《ザッピング》に対する脳の反応を記録するために使用される。電気ハンマーで脳を叩いて、そのエコーを聞くようなものである。

　おそらく驚くべきことだが、動作を制御する運動野に磁気を当てて動作を誘発したり、視覚野を活性化させて「フォスフェン」と呼ばれる単純な眼内閃光を起こすなど、何か明白なことをしない限り、ＴＭＳによる磁気ショックそのものに気づくことはほとんどない。磁気ショックによって顔や頭皮の筋肉が痙攣すれば、その痛みに気づくだろう。しかし、ほとんどの場合、ＴＭＳによって引き起こされる脳活動の大きな乱れは、意識的な経験に全く変化をもたらさない。もしかしたら、これはそれほど驚くべきことではないのかもしれない。それはただ、自分の神経細胞がしていることに私たちは気づかないということを示しているにすぎないのだから――そして、なぜ気づかねばならないのか？

ＴＭＳパルスを直接感じなくても、マッシミーニとトノーニは、その電気的なエコーを利用して、意識レベルの違いを見分けることができることを発見した。夢のない睡眠や全身麻酔のような無意識の状態では、これらのエコーはとても単純である。磁気ショックを受けた部分の脳は、最初は強く反応するが、この反応は、静かな水に石を投げたときに起こる波紋のように、すぐに消える。しかし、意識があるときの反応は全く違っていて、典型的にはエコーが皮質表面に広く広がり、複雑なパターンで消えたり現れたりする。このような複雑なパターンは、脳のさまざまな部分、特に視床皮質系において、無意識の状態よりも意識のある状態の方が、より高度な方法で互いにコミュニケーションが行われていることを示唆している。(11)

二つの状態の違いは、データを目で見るだけで簡単にわかることが多いが、この研究で真にエキサイティングなのは、エコーの複雑性を数値化できることだ。複雑性の大きさを数値で指定することができるのだ。この手法は「ザップ・ジップ」と呼ばれている。ＴＭＳを用いて大脳皮質に磁気ショックを与え〔ザップ〕、コンピュータアルゴリズムを使って反応である電気エコーを一つの数値に「圧縮」〔ジップ〕するからである。

「ジップ」の部分で使われるアルゴリズムは、デジタル写真をより小さなファイルに圧縮〔ジップ〕するのに使われるものと同じである。夏休みの写真であれ、脳内で時間とともに広がる電気的エコーであれ、どんなパターンも1と0の列として表現することができる。ランダムではない配列にはすべて圧縮表現が存在し、それを使えば元の配列を完全に再生することができる。[12]可能な限り短くした圧縮表現の長さは、その数列の「アルゴリズムの複雑性」と呼ばれる。アルゴリズムの複雑性は、完全に予測可能な配列（1だけ、または0だけで構成された配列など）では最も小さく、完全にランダムな配列では最も大きく、予測可能な構造をある程度含む配列では中間の値になる。レンペル・ジヴ・ウェルチ複雑性Lempel-Ziv-Welch complexity（略して「LZW複雑性」）と呼ばれるものを計算する「ジップ」アルゴリズムは、任意の配列に対するアルゴリズムの複雑性を推定する一般的な方法である。

マッシミーニたちは、実験で記録されたエコーの測定値を「摂動的複雑性指数perturbational complexity index」（PCI）と呼んでいる。これは、LZWの複雑性を利用して、TMSパルスという摂動に対する脳の反応のアルゴリズムの複雑性を測る指標である。

彼らはまず、夢のない睡眠や全身麻酔などの無意識状態でのPCI値が、ベースラインの意識状態である安静状態の覚醒時よりも確実に低いことを示すことで、その測定法が妥当であると示した。これは心強いことだが、PCIアプローチの真の力は、連続的な尺度を定義することで、より細かな区別が可能になることである。二〇一三年の画期的な研究で、マッシミーニのチームは、意識障害のある多数の脳損傷患者のPCI値を測定した。[13]その結果、PCIの大きさは、神経科医がPCIとは独立して診断した意識障害のレベルと極めて高い相関があることがわかった。例えば、覚醒状態は保たれていても意識がないとされる植物状態の人は、意識の行動的兆候が現れたり消えたりする最小限の意識状態の人よりも、PCIのスコアが低かった。さらに、意識があることを示すPCI値と、ないことを示すPCI

値との間に、境界線を引くことさえできた。

サセックス大学の私の研究グループでも、同様の方法で意識レベルを評価することに取り組んできた。しかしながら、TMSを使って大脳皮質にエネルギーのパルスを注入するのではなく、持続する自然な、私たちが「自発的」と呼ぶ脳活動のアルゴリズムの複雑性を測定してきた。「ザッピング」せずに「ジッピング」しているようなものだと考えていただければよい。同僚のアダム・バレットと当時博士課程の学生だったマイケル・シャートナーが主導した一連の研究で、脳波で測定される皮質活動の自発的な複雑性は、睡眠初期と麻酔の両方で確実に低下することを発見した。[14] また、急速眼球運動（REM）睡眠中の複雑性は、通常の意識的な覚醒時とほぼ同じであることも分かった。これは、レム睡眠が夢を見る可能性が最も高く、夢見の間は意識があることを考えると、理にかなっている。マッシミーニ博士のチームは、PCI測定でも同じパターンの結果を得ており、[15] これらの測定が覚醒度ではなく意識レベルを追跡しているという主張をさらに裏付けている。

覚醒度とは独立して意識レベルを測定できることは、科学的に重要なだけでなく、神経科医やその患者にも大きな変化をもたらす可能性がある。マッシミーニの二〇一三年の研究では、植物状態と最小意識状態とを区別できることがすでに実証されている。PCIのような測定値は、目に見える行動に依存しないため、この文脈では非常に強力だ。単に目覚めている状態、つまり生理的覚醒は、行動によって定義される。臨床の場で神経科医が患者が目覚めていると判断するのは、通常、患者が大きな音や腕をつねられるなどの感覚的な刺激に反応したときである。しかし、意識は内的な主観的経験で定義されるため、外から見えるものとは間接的にしか関連づけられない。

脳障害者の意識状態を判断するための標準的な臨床的アプローチ[16]は、依然として行動に依存している。一般に神経科医は、患者が生理的覚醒の指標である感覚刺激に反応するだけでなく、命令に応じたり、随意的な行動をとったりして、環境と相互作用することができるかどうかを判断材料とする。患者が二段構えの要求に応じ、自分の名前と日付をはっきり言えれば、意識は完全にあると判断される。この方法の問題点は、患者によっては、内的な生命を持っていても、それを外部に表現することができない場合があることである。このような場合、行動だけで判断すると、実際には意識が残っているにもかかわらず、意識がないと診断してしまうことになる。

極端な例として、体が完全に麻痺しているにもかかわらず、意識が完全に存在する「閉じ込め症候群」がある。この稀な疾患は、脳の底部（および脊髄の最上部）にある脳幹の損傷に伴うものだが、その部位の働きの一つに、体や顔の筋肉の制御を媒介するということがある。[17]閉じ込め症候群の患者は、複雑な解剖学的構造のおかげで、制限はあるが目を動かすことができ、診断とコミュニケーションのための行動の窓が開かれるが、その窓は狭くて見逃しやすい。『エル』誌の元編集者ジャン＝ドミニック・ボービーは、一九九五年に脳出血で閉じ込め症候群となったが、この窓を用いて『潜水服は蝶の夢を見る』という一冊の本を書き上げた。[18]いわゆる「完全」閉じ込め症候群の患者は、こうしたコミュニケーションの窓すら持たないため、診断がより困難になる。行動だけを頼りにすると、閉じ込め症候群を完全で永久的な意識の欠如と勘違いしてしまいやすい。しかし、ボービーのような人を脳スキャナーに入れると、彼らの脳活動全体がほぼ完全に正常であることが容易にわかるだろう。マッシミーニの二〇一三年の研究では、閉じ込め症候群の患者は、年齢をマッチさせた健康な対照者と区別がつかないほどのPCI値を示し、意識が完全に元のままであることを示した。

より困難なケースは、植物状態や最小意識状態など、生と死の間のグレーゾーンで発生する。このような境界領域では、意識の行動的徴候がなかったり、一貫性がなかったり、脳の損傷が広範囲に及ぶため、脳スキャンでも結論が出ないことがある。PCIのような測定値が真価を発揮するのは、このような状況下である。PCIの値が意識を示唆する値を示せば、患者についての他のすべての情報が意識がないことを示していたとしても、その見解を見直す価値があるということになる。

マルチェロ・マッシミーニは、PCIを測定することですべてが変わったある事例を話してくれた。ミラノの病院に、頭部に重傷を負った若い男性が入院してきた。彼は簡単な質問や指示に反応しないので植物状態と診断された。しかし、彼のPCIは健康で意識のある人と同じくらい高かった。閉じ込め症候群ではなかったので、その結果は特に悩ましいものであった。そこで、医療チームは、親戚を探し、彼の家族が住む北アフリカから旅行でイタリアに来ていた叔父がいることを突き止めた。この叔父が甥にアラビア語で話しかけると、すぐに反応があった。ジョークに微笑み、映画を見ているときには親指を立てることさえあった。イタリア語では無反応だったのにもかかわらず、ずっと意識があったのだ。なぜ、そうなるのかはわからない。マッシミーニは、彼にはイタリア語の世界が意味を持たなくなったかのような、「文化的無視」の珍しいケースかもしれないと考えている[19]。いずれにせよ、この青年の物語は、PCIで測定された電気的エコーがなければ、全く違った結末を迎えていたかもしれない。

脳損傷者の残存意識の診断は、医学では日進月歩の分野である。マッシミーニのPCIに加え、いくつかの方法が研究室から臨床へと移行しつつある。私のお気に入りは、神経科学者のエイドリアン・オーウェンとそのチームが二〇〇六年に行った、神経学の世界では有名な「ハウステニス」の実験に基づくものである。オーウェンは実験で、交通事故に遭い行動面で反応が無くなった二三歳の女性をfMRIスキャナーに入れ、言葉で一連の指示を与えた。あるときはテニスをするイメージを、またあるときは自宅の部屋を歩き回るイメージを求めた。このような患者は、複雑な言葉の指示はもちろん、何に対しても反応しないので、一見すると、奇妙な指示を出しているように思われる。しかし、健常者を対象とした研究から、テニスのような流暢な動作を想像したときに働く脳領域と、空間を移動することを想像したときに働く脳領域は非常に異なることが示されていた。[*] 驚くべきことに、オーウェンの患者もまったく同じパターンの脳反応を示し、彼女もまた、非常に具体的な心象風景を描きながら、積極的に指示に従っていることがわかった。無意識の状態でこのようなことができるとは考えにくいので、オーウェンは、植物状態という行動学的診断は誤りであり、この若い女性には実際に意識があるのだと結論づけた。[20] つまり、オーウェンとそのチームは、脳スキャナーを再利用して、身体ではなく脳を使って環境と相互作用できるようにしたのである。

その後の研究では、さらに先に進み、オーウェンの方法を診断だけでなく、コミュニケーションにも

＊ 流暢な動きを想像すると（そしてそれを実行すると）、補足運動野などの皮質領域が活性化され、空間移動を想像すると、海馬傍回などの他の領域が活性化される。解剖学的には、これらの脳領域は互いにかなり離れている。当然ながら、どちらの課題でも聴覚と言語処理に関わる領域が活性化される。

用いるようになった。マーティン・モンティが主導した二〇一〇年の研究では、植物状態と診断されて入院していた患者が、「イエス」の時はテニスをするところを想像し、「ノー」の時は家の中を歩くところを想像するよう指示して、イエス／ノーの質問に答えられるようになった。確かに手間のかかるコミュニケーション方法だが、自分を理解してもらう方法が他にない人にとっては、人生を変えるような展開だ[21]。

神経科病棟や老人ホームで、無反応だが意識のある人が何人くらい忘れ去られたままになっているのだろうか？　それはわからない。オーウェンの方法はＰＣＩより歴史が古いのでより多く調査されてきたが、植物状態の患者の一〇から二〇％が何らかの形で密かに意識を保持している可能性があるという最近の分析[22]をもとに計算すると、この数字は世界中で何千人にもなる。しかし、この数字は過小評価である可能性が高い。オーウェンテストに合格するためには、患者はまだ言語を理解し、ある程度時間、心的な想像をする必要があるが、意識があっても、それができない者もいる。ＰＣＩのような新しい方法が特に必要とされるのはこのような場合である。というのも、ＰＣＩは、患者に何もさせることなく、残存する気づきを検出することができるからである。まさに、真の意識測定器のあるべき姿であろう。

これまで述べてきた「意識のレベル」という概念は、個人の意識のあり方について、通常の覚醒状態と、全身麻酔もしくは植物状態との違いのような、比較的全体的な変化を拾い上げるものであった。しかし、意識レベルが何を意味するかについては、別の考え方もある。赤ちゃんは大人より意識が低いのか？　亀はどちらかというと意識が低いのだろうか？

もちろん、この線上で考えていくことには危険がある。このような問いは、健康な成人から逸脱した意識の形はどんなものであれ、どこか劣ったもの、あるいは低いものであると想定することになりかねないからである。このような考え方には、生物学を繰り返し悩ませてきた、人間例外主義の兆しがあり、それはあらゆる場所で人間の思想史を曇らせてきた。意識には多くの特性があり、健康な成人に典型的な一連の特性の発現を、意識の全形態の本質的な性質と混同し、健康成人が一次元の尺度の頂点に位置していると思い込むのは間違いである。意識的な経験は、（人間であろうとなかろうと）ひとつの動物の発達過程で、あるいは進化の広大な広がりにまたがって、時間の経過とともに確かに出現してくる。しかし、どちらのプロセスも、意識は一本の線に沿って展開するとか、意識とはあなたと感じられるようなものである、あるいは私であると感じられるようなものであるという、ヒトの成人の理想的な形に極まるものであると述べてしまうと、大きく外れてしまう。このことは、この章の冒頭で述べた意識と温度の類似に限界があることを示す一例である。[23]

それに関連して、意識は照明がついたり消えたりするような「全か無か」のものなのか、それとも意識と無意識の間に明確な境界線がない「段階的」なものなのか、という問題もある。この問いは、進化や発展の過程で意識が出現するときにも、麻酔や夢のない眠りから覚めたときにも、同様に当てはまる。この問いは魅力的ではあるが、私は誤解を招くと思う。意識の「全か無か」と「段階的」の区別は、どちらか一方である必要はない。進化においても、発生においても、日常生活においても、神経病棟においても、私は、意識が全くない状態から、少なくとも何らかの意識的経験がある状態へと急激に移行し、こうして少なくとも内なる光がかすかに見えるようになると、意識的な経験はさまざまな程度で、おそらくはさまざまな次元で現れるようになる、と考えたいと思っている。

典型的なヒトの成人を例にとってみよう。夢を見ているときの意識レベルは、しっかりと昼食をとった後でデスクに座り、集中できずにウトウトしているよりも高い（あるいは低い）だろうか。このような問いに、ストレートに答えることはできない。夢は、ある意味では「より意識的」かもしれないが（たとえば知覚現象の鮮明さ）、別の意味では「より意識的でない」かもしれない（たとえば、起こっていることに対する内省的洞察の度合いなど）(24)(*)。

意識の多次元的なレベルをつきつめていくと、意識のレベルと意識の内容の鮮明な区別がなくなる、という重要な結論にいたる。どの程度意識があるかということと、何を意識しているかということを完全に分けて考えることは無意味になる。温度の例えを文字通りに解釈したときに期待されるような、「一律に」意識を測るような尺度では決して十分とは言えないだろう。

意識レベルと意識内容の相互作用の一例として、私たちが数年前に行ったサイケデリック状態での脳活動の研究がある。サイケデリック・ドラッグは、その多くの用途の中でも、意識科学にまたとないチャンスを提供してくれる。なぜなら、サイケデリック・ドラッグは、脳への単純な薬理学的介入によって、意識内容に深い変化をもたらすからだ。

リゼルグ酸ジエチルアミド（LSD）を発明したスイスの化学者アルバート・ホフマンは、一九四三年四月一九日、バーゼルの製薬会社サンドの研究所から帰宅する途中の記録で、この変化がいかに劇的であったかを語っている。この日は、現在では「自転車の日」として記憶されているが、彼は発見したばかりのその物質を少量服用することにしていた。その直後から、体調がおかしくなり、自転車で帰宅した。そして、さまざまな苦悩に襲われながらどうにか帰ってきた彼は、気が狂いそうになりながら、ソファに横になって目を閉じた。

閉じた目の奥に続く、今までにない色や形の戯れを少しずつ楽しめるようになった。[25] 万華鏡のような幻想的なイメージが、私の中に押し寄せてきた。交互に、多彩に、円や螺旋に開いたり閉じたり、色のついた噴水が爆発したり、絶え間ない流れの中で並べ替えたり混ざったりしながら……。

サイケデリックな状態では、鮮明な知覚の幻覚が、しばしば「自我の溶解」と表現されるような自己の異常な経験を伴い、自分と世界の間の境界や自分と他の人々の間の境界が移動したり溶けたりする。「正常な」意識的経験からのこのような逸脱は、広く浸透しているので、サイケデリックな状態は、意識内容の変化だけでなく、意識レベル全体の変化も表しているのではないかと思われるほどである。この考えを私たちは、インペリアル・カレッジ・ロンドンのロビン・カーハート・ハリスとオークランド大学のスレッシュ・ムトゥクマラスワミの共同研究で検証することにした。

二〇一六年四月、ロビンと私はアリゾナ州ツーソン郊外のサンタ・カタリナ山脈の麓で開催された学

＊ 反省的洞察は、「明晰夢」状態という珍しい状態では保たれている。明晰夢では夢を見ていることを自覚し、自分の行動を自発的に指示できる。最近の驚くべき研究では、明晰夢を見ている人の目の動きを窓として利用することで、先に述べた閉じ込め症候群の患者のように、明晰夢を見ている人とコミュニケーションをとることができた。[26] これらの夢見手は、簡単な数学の問題や、さまざまなイエス／ノーの質問に正しく答えることができたという。

会に参加していた。私たち二人は自分の研究の講演に招待されていて、この機会を利用して、意識に関する私たちの関心がサイケデリックの文脈でどのように重なり合うかを探った。LSDやシロシビン（マジックマッシュルームの有効成分）などのサイケデリック化合物に関する科学的、医学的研究は、数十年の不遇の時代を経て、つい最近になって再開された。ホフマンが自ら実験した後、LSDがアルコール依存症やその他の依存症を含むさまざまな精神疾患の治療に役立つという研究が一時的に花開き、非常に有望な結果が得られていた。しかし、その後、ティモシー・リアリーらが、LSDを娯楽薬として、また反抗の象徴として広めたため、一九六〇年代の終わりには、こうした研究のほとんどが停止された。その後、新しい研究が再開されたのは二〇〇〇年代に入ってからであり、この間は科学の進歩が失われた時代であった。[27]

神経化学のレベルでは、LSD、シロシビン、メスカリン、ジメチルトリプタミン（DMT、南米の幻覚酒「アヤワスカ」の有効成分）などは、主に脳のセロトニン系に作用して効果を発揮する。セロトニンは脳の主要な神経伝達物質のひとつで、脳の回路を流れ、ニューロンのコミュニケーションに影響を与える化学物質である。サイケデリック薬は、脳のいたるところに存在するセロトニンに特異的な受容体、5-HT_{2A}受容体に強く結合することで、セロトニン系に影響を与える。サイケデリック研究の主な課題のひとつは、こうした少量の薬理学的介入によって、脳活動のグローバルなパターンがどのように変化し、意識的経験に深い変化がもたらされるかを理解することである。

ロビンのチームは、サイケデリックな状態になると、プラセボ対照群の状態と比較して、脳のダイナミクスに著しい変化が生じることをすでに発見していた。[28]普段は協調して活動している脳領域のネットワーク、いわゆる「安静状態ネットワーク」の協調が乱れ、普段は多かれ少なかれ独立している他の領域と連携するようになるのだ。全体として、通常状態の脳を特徴づける結合パターンが崩れているという図になる。ロビンの考えでは、こうした破綻が、自己と世界の境界がなくなり、五感が混じり合うというサイケデリックな状態の特徴を説明するという。

ロビンと私は、彼のチームが集めていたデータが、サセックス大学の私のチームが行っていた、睡眠と麻酔に関するアルゴリズム複雑性解析に理想的なものであることに気づいた。特に、彼らの脳磁図（MEG）を使った脳スキャンのデータは、私たちが必要としていた高い時間分解能と脳の全体像を提供するものだった。[29] 彼らはシロシビン、LSD、低用量のケタミンを服用したボランティアの脳活動を測定するためにMEGを用いていた。（ケタミンは高用量では麻酔薬として作用するが、低用量では幻覚作用が強い）。これらのデータを使って、次のような問いに答えることができるだろう。サイケデリック・トリップの時のように意識内容が劇的に変化するとき、意識レベルの尺度はどうなるだろうか？

サセックス大学に戻り、マイケル・シャートナーとアダム・バレットは、三種類のサイケデリック状態すべてについて、脳内のさまざまな領域にわたるMEG信号のアルゴリズムの複雑性の変化を計算した。結果ははっきりしていて、驚くべきものだった。[30] シロシビン、LSD、ケタミンのいずれも、プラセボ対照群と比較すると、増加することがわかったからである。これは、覚醒時の安静状態を基準としたときに、意識レベルの測定値が上昇することを確認した初めてのケースであった。これまでの比較では、睡眠、麻酔、意識障害のいずれでも、これらの指標は減少していたからである。

この結果の意味を理解するためには、私たちが用いたアルゴリズムの複雑性を表す尺度は、その尺度が適用される脳信号のランダム性、つまり「信号の多様性」を表す尺度であると考えるのが最も適切である。完全にランダムな配列は、アルゴリズムの複雑性が最も高く、多様性が最も高いということになる。それゆえ、私たちの発見は、サイケデリックな状態における脳活動は、時間とともにランダム性が増していくことを示すことでロビンのかつての研究を補強することになった[31]。これは、サイケデリックな状態にある人がしばしば報告する、知覚経験の自由奔放な再編成と一致する。また、意識レベルと意識内容の関連性についても新たな光を当てることになった。これは、サイケデリックな状態を特徴づける意識内容の広範な変化に反応するような意識レベルの尺度の例である。意識レベルの尺度が意識内容の変化に影響を受けるという事実は、両者が意識の独立した側面ではないことを明確にしている。

サイケデリックの解析結果は、不安な予感を抱かせるものだった。アルゴリズムの複雑性によって測定されるような、最大限のランダムな脳活動は、最大限のサイケデリックな経験につながるのだろうか？　あるいは、別の種類の意識の「レベル」につながるのだろうか？　このような外挿はありそうにない。フリージャズがある時点で音楽でなくなるように、すべてのニューロンが不規則に発火している脳は、意識的な経験を全く生まない可能性が高いように思われる。

ここで問題なのは、アルゴリズムの複雑性という場合、「複雑であること」が通常意味することとはあまり似ていないということである。直感的には、複雑性とランダムさとは同じではないことはわかるだろう。より満足のいく複雑性の概念としては、秩序と無秩序の中間にあって、無秩序の極点ではないということになろうか。ニーナ・シモンやセロニアス・モンクであり、ボンゾ・ドッグ・ドゥー・ダー・バンドではない[*]。このように、複雑性についてより洗練された考え方をもつとどうなるだろうか。

ジュリオ・トノーニと私の元ボスで恩師のジェラルド・エーデルマンが一九九八年に『サイエンス』誌に発表した論文が、まさにこれを解明している。[32] もう二〇年以上も前のことだが、私はこの論文を読んだときのことを今でも覚えている。この論文は、私が意識について考える上で画期的な出来事であり、私がサンディエゴの神経科学研究所で働くことになった大きな理由でもある。

トノーニとエーデルマンは、「意識の神経相関物」（NCC）の手法のように、「赤い色を見る」というような単一の典型的な意識的経験に焦点を当てるのではなく、意識的経験全般について何が特徴的なのかを問うた。彼らは、意識的経験は、いや、すべての意識的経験は、情報的であると同時に統合的であるという、単純だが深遠な観察を行った。ここを出発点として、彼らは、赤い色を見るとか、嫉妬を感じるとか、歯痛に苦しむといった特定の経験だけでなく、あらゆる意識的経験の神経基盤について主張したのである。

意識は情報的であると同時に統合的であるという考え方は、少し解説する必要がある。まず、情報から始めよう。意識的な経験が「情報的」であるとは、どういうことだろうか。エーデルマンとトノーニは、新聞を読めば情報が得られるというような意味ではなく、一見些細なことに見えても、非常に豊かなものが隠されているという意味で言った。意識的な経験が情報的であるのは、すべて

＊　一九六七年のデビューアルバム『ゴリラ』で、ボンゾ・ドッグ・ドゥー・ダー・バンドは、できるだけひどい演奏を試みることで、伝統的なジャズ音楽をパロディ化した。ゴリラについては、本書の後半で詳しく紹介する予定だ。

の意識的な経験が、これまでに経験した、あるいはこれから経験する、あるいはこれから経験しうる、他のすべての意識的な経験とは異なっているからである。

目の前の机の後ろの窓から向こうを眺めているとき、コーヒーカップ、コンピュータのモニター、そして雲がこのように配置されることは今まで経験したことがない。この経験は、背景にある私の内的宇宙に同時に存在する他のすべての知覚、感情、思考と組み合わせると、さらに際立つものになる。どの時点をとっても、膨大な数の意識的経験をする可能性の中から、たった一つの意識的経験をしている。したがって、すべての意識的経験は、不確実性の大幅な削減をもたらす。今この経験をしていて、それはあの経験でもその経験でもない、といった具合に。そして、不確実性を減らすことが、数学的には「情報」の意味するところである。

ある特定の意識的な経験の情報は、それがいかに豊かで詳細であるかということでも、その経験をしている人にとっていかに啓発的であるかということでもない。ジェットコースターでイチゴを食べながらニーナ・シモンを聴くことは、無音の部屋で目を閉じて座り、ほとんど何も経験しないことと同じように、多くの代替となる経験を排除する。それぞれの経験は、可能な経験の範囲に対する確実性を同じだけ低下させる。

この観点からすると、ある特定の意識的経験の「それと感じられるようなもの」は、それが何であるかによってではなく、それが何でないかという、実現されていないが可能性のあるすべてのものによって定義される。純粋な「赤さ」の経験は、「赤さ」の本質的な特性によってではなく、赤が青や緑やその他の色、匂い、思考、後悔の念、その他あらゆる形式の精神的内容ではないことから、そのようになるのである。赤が赤であるのは、赤でないすべてのものによってであり、同じことが他のすべての意識的な経験にも当てはまる。

情報が多いだけでは十分ではない。意識的な経験は情報が多いだけでなく、統合されている。意識が「統合」されているということが何を意味するかについては、まだ多くの議論があるが、基本的には、それぞれの意識的な経験が統一された光景として現れるということである。私たちは、色をその形と切り離して経験することはないし、物体をその背景と切り離して経験することもない。今、私が経験しているコンピュータやコーヒーカップ、廊下のドアの閉まる音、次に何を書こうかと考えていることなど、私の意識的経験のさまざまな要素は、ひとつの包括的な意識的光景として、根本的に不可避の形で結びついているように見える。[33]

トノーニとエーデルマンが行った重要なことは、もしすべての意識的経験が情報的であり、かつ現象的なレベルで統一されているならば、意識的経験の基盤となる神経メカニズムもこの両方の特性を示すはずだと提案したことである。神経メカニズムがあらゆる意識的経験の中核的な特徴と単に相関するだけでなく、実際に説明するのは、この両方の性質を表現することによる、ということになる。

メカニズムが統合され、かつ情報が多いとはどういうことだろうか。少し脳を離れて、その要素が何であるかは気にせず、多数の相互作用する要素からなるシステムを考えてみよう。図2に示すように、どんなシステムに対しても、二つの端点を持つ尺度を定義することができる。一方の端（左側）では、すべての元素が気体の分子のようにランダムに独立して振る舞う。この種のシステムは、最大限の情報、最大限のランダム性を持っているが、すべての要素が互いに独立しているため、統合は全く見られない。

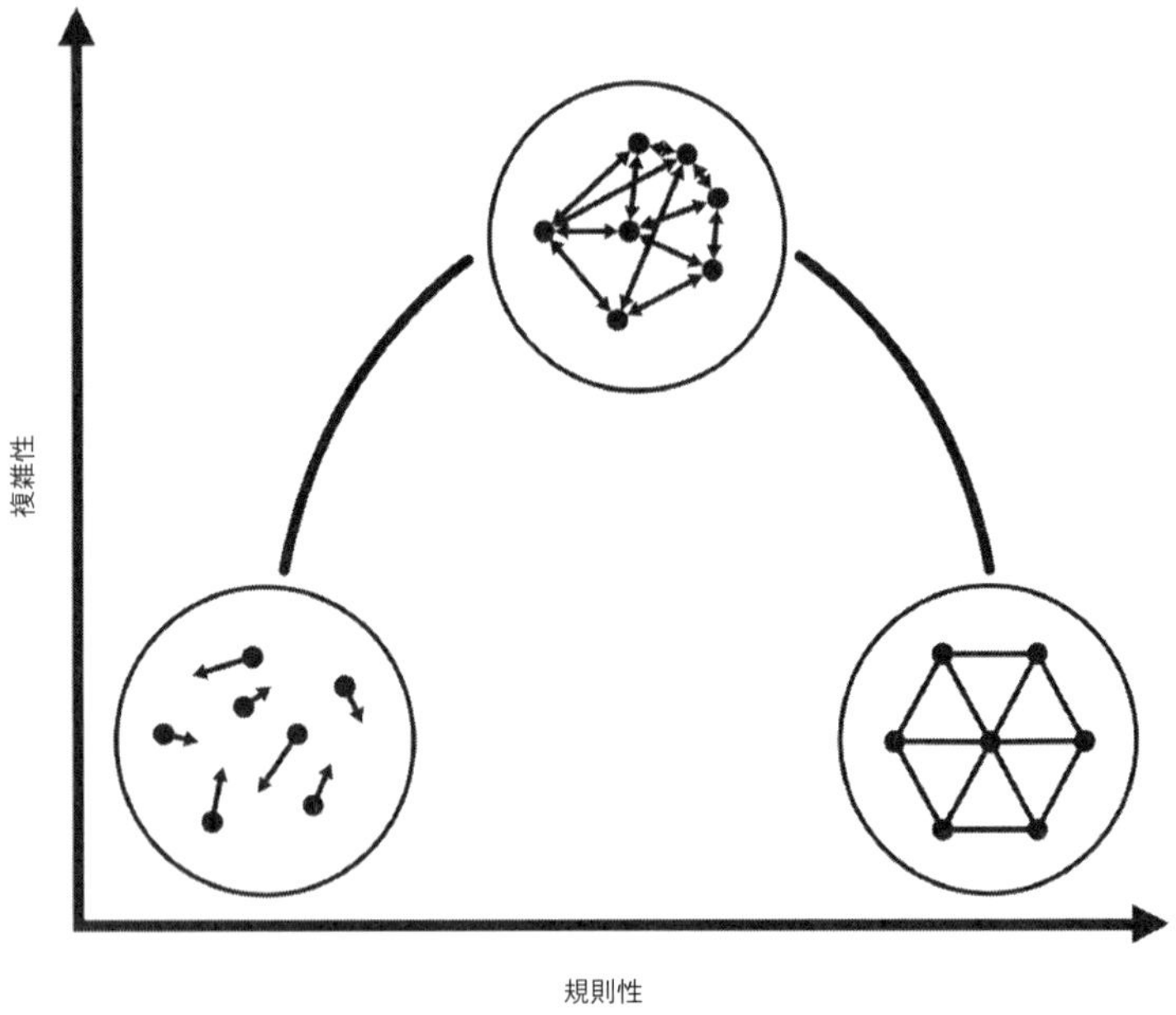

図２　複雑性と規則性の間の関係

他方の端（右側）では、すべての要素が全く同じことを行うので、各要素の状態はシステム内の他の要素の状態によって完全に決定される。ランダム性は全くない。これは、結晶格子の中の原子の配置のようなもので、個々の原子の位置は、他のすべての原子の位置によって定義される格子構造によって完全に決定される。このような配置では、統合性は最大でも、情報性はほとんどない。なぜなら、システムが取りうる状態が非常に少ないからである。

その中間では、個々の要素は異なることを行うが、ある程度の協調があるので、結果としてシステムがある程度全体として動作する。これは、統合と情報の両方を見出すことのできる領域である。また、秩序と無秩序の中間領域でもあり、一般的にシステムが「複雑」と呼ばれるのはこの領域である。

これらの記述を脳に当てはめると、意識の神経基盤にどのように光を当てればよいかがわかる。情報が最大に多い脳では、すべてのニューロンが独立して振る舞い、あたかも全く接続されていないかのようにランダムに発火する。このような脳では、LZW複雑性のようなアルゴリズムの複雑性を表す指標は非常に高いスコアを示すだろう。しかし、このような脳は、情報は多いが統合されていないため、意識的な状態を維持することはできない。もう一方の極端な脳では、すべてのニューロンが全く同じことを行い、おそらくは同時に発火し、てんかんの大発作が発生するような状態になる。この場合、アルゴリズムの複雑性は非常に低くなる。この脳にも意識はないが、理由は異なる。高度に統合されているが情報がないために意識がなくなるからである。

したがって、目的に適った意識レベルの尺度については、情報そのものではなく、情報と統合がどのように連合して表現されるかを追跡する必要がある。このような尺度、すなわち真の意味での複雑性の尺度は、メカニズムの特性と経験の特性とを明示的に結びつけることで、意識に対するリアルプロブレムのアプローチを例証することになるであろう。

これまで見てきたように、LZW複雑性のようなアルゴリズムの複雑性の近似値は、この点でうまくいかない。情報についてはは多くのことを語るが、統合については全く何も語らないからである。PCIはもう少しましである。PCIスケールで高得点を得るには、TMSによって注入されたエネルギーのパルスが、圧縮困難な脳活動のパターンを生成しなければならない。また、パルスは「エコー」を発生させるためには大脳皮質を広く移動する必要があり、それによって圧縮性を評価することができる。しかし、この皮質の広がりは統合を示唆するものではあるが、私たちが理想とする統合の指標にはほど遠い。PCI尺度は、脳の活動がかなり曖昧な形で統合されていることに依存している。統合されていなければエコーは生じないからである。しかし、情報を測定するのと同じように定量的に統合を測定することはできない。私たちが求めているのは、同じデータから、同じ方法で、同じ時間に、統合と情報の両方に直接的に感応する尺度である。

少なくとも理論的には、これらの条件を満たす尺度がいくつかある。一九九〇年代に、トノーニとエーデルマンは同僚のオラフ・スポーンズと共に「神経の複雑性」[34]と呼ぶ尺度を考え出し、一〇年後に私は別の種類の数学を使って「因果密度」[35]と呼ぶ独自の尺度を導き出した。新しい尺度は（そのうちのいくつかは次章で紹介する）、これらの基礎の上にますます洗練された方法で数多く構築されている。これらの尺度はすべて、あるシステムが、統合された情報が見出されるような、秩序と無秩序の中間領域をどの程度占めているかを、何らかの方法で定量化しようとするものである。しかし、問題は、実際の脳画像データに適用した場合、あまりうまく機能する指標がないことである。

現状には不思議なところがある。理論的原則に忠実な尺度の方が、アルゴリズムの複雑性のような基礎となる理論との結びつきが弱いものより、良い結果を出すと考えるのが当然だ。しかし、実際にはそうではない。では、何が起こっているか？　一つの可能性は、理論そのものが誤っているということが考えられる。しかし、私の直感では、数学を洗練させてその尺度が期待通りのことを行えるようにすると同時に、理論に適したデータを提供できるように脳画像法を改良する必要があるのではないかと思う。[36]

それゆえ、真の意識測定器の探求は続く。これまでの進歩は相当なものであることを強調する価値はある。意識レベルと覚醒度は別物であることが広く認識されるようになり、脳に基づく意識レベルの尺度もすでに数多く登場している。これらの尺度は、異なるグローバルな意識状態を追跡したり、脳障害患者に残存する気づきを検出するのに優れた性能を発揮する。マッシミーニが開発したPCIは特に重要である。PCIは臨床的に有用であるだけでなく、情報と統合に関する健全な理論的原理に基づいており、神経メカニズムと意識的経験の普遍的特性との橋渡しを効果的に行う――これが「リアルプロブレム」のスタイルである。この他にも、異なるが関連した原理に基づく尺度が登場し続けている。[37] また、自発的な脳データのアルゴリズムの複雑性を推定するなど、使いやすい近似値によって、意識レベルと意識内容の間の魅力的なつながりが明らかにされつつある。

しかし、まだ根本的な疑問が残っている。意識は温度のようなもので、物理的（あるいは情報的）な宇宙の基本的な特性に還元され、同定できるものなのだろうか。それとも、生命のように、多くの異なる特性の集合体であり、そのそれぞれを根本的なメカニズムから説明すべきものなのだろうか。私たちがこれまで出会った意識を測るアプローチは、温度の話からヒントを得ているが、私の直感では、最終的には生命からの類推の方がしっくりくるような気がする。私にとっては、「統合」と「情報」は、ほとんどの、おそらくすべての、意識的な経験の一般的な特性なのである。しかし、これは、温度が平均分子運動エネルギーであるのと同じように、意識が統合された情報であることを意味するものではない。

この直感の原動力は何なのか、意識と温度のアナロジーをどこまでも突き詰めて、それがいつ破綻するのかを見極める必要がある。意識の「統合情報理論」に出会う時がきた。

第3章　ファイ

二〇〇六年七月、私はラスベガスでジュリオ・トノーニと一緒にジェラートを食べていた。ベネチアンホテルにいたが、何が起こっているのかほとんどわからなかった。私は前日にロンドンから飛行機で到着した。ベネチアンホテルの奥はいつも永久に続く夕暮れのようで、作り物の星が作り物の紺碧の空に煌めき、作り物のゴンドラが作り物のパラッツォ〔イタリアの比較的大きな建築物〕の前を流れている。そんなふうにして、人々は、いつまでもアペリティーボ〔食前酒〕の状態で、時間が経つのも忘れて、そこにとどまり、お金を使う。私は時差ボケで、長い夕食の後、少し酔ってここに移動してきた。そして、もう数時間も、意識に関する非常に野心的な「統合情報理論」（integrated information theory, IIT）の詳細について議論してきた。これはトノーニの独創的な考えで、他のどの神経科学的知見から生まれた理論よりも、意識のハードプロブレムに正面から取り組んでいる。IITは、主観的経験は原因と結果のパターンの特性であり、情報は質量やエネルギーと同じくらいリアルなもので、原子でさえも少しは意識を持っているかもしれないと述べている[1]。

互角の議論にはならない。私は、彼の理論の初期バージョンを批判した私の最近の論文[2]を弁護することに多くの時間を費やした。ジュリオは、なぜ私が間違っているのかを優しく、しかし執拗に説明しようとする。時差ぼけのせいか、ワインのせいか、それともジュリオの容赦ない論理のせいかわからないが、行きの飛行機に乗っていたときよりも自分に自信が持てなくなっていた。翌朝、私はもっとよく考え、もっとよく理解し、もっとよく準備し、そして飲むのは控えめにしようと心に決めた。

当時も今も、IITは魅力的だと思う。意識と温度のアナロジーを例証しているからだ。IITによれば、意識は統合された情報にすぎない。この理論は、心と物質がどのように関係し、意識がどのように宇宙の構造に織り込まれているかについて、強固な直感を覆すものである。

二〇〇六年当時、IITはあまり知られていなかった。しかし現在では、意識科学の分野で最もよく知られ、最も熱い議論を呼んでいる理論の一つとなっている。トノーニ自身はもちろん、この分野の大物たちからも評価されている。NCCアプローチの元チャンピオンとも言えるクリストフ・コッホは、この理論を「古くからある心身問題の最終的な解決に向けた巨大な一歩だ」[3]と評している。しかし、その野心と卓越性は、かなりの反発も招いた。その理由の一つは、そのアプローチが深く数学的であり、紛うことなく複雑であることだ。もちろん、これは必ずしも悪いことではないし、意識の解明が単純でなければならないというわけでもない。もう一つの反論は、その主張があまりにも直感に反しているため、理論が間違っているに違いないというものだ。これもまた、意識のような不可解な現象に直面したときに頼るには危険な直感である[4]。

私にとってより大きな問題は、IITの並外れた主張には並外れた証拠が必要であるにもかかわらず、IITの最も特徴的な主張を実際には検証不可能にしているのは、まさにハードプロブレムを解決するという野心にほかならないということである。必要とされる並外れた証拠は得ることができないものである。しかし幸いなことに、すべてが失われているわけではない。これから説明するように、IITの予測には、少なくとも原理的には検証可能なものがある。また、IITの代替的な解釈として、ハードプロブレムよりもリアルプロブレムに近いものがあり、それが、理論的に原理に基づき、かつ実際に適用可能な、意識レベルの新しい尺度の開発を後押ししている。

その名前からもわかるように、IITの中心は「情報」と「統合」の概念である。この理論は、前章で紹介した意識レベルの測定に関する考え方を基礎としているが、実に特徴的な方法でそれを実現している。

IITの核となるのは、「Φ」（ギリシャ文字でファイと発音する）という一つの尺度である。Φについて考える最も簡単な方法は、システムがその部分の「総和」よりもどれだけ情報が多いかを測定することである。では、どのようにすれば「部分」の総和を超えることができるのだろうか。鳥の群れは、それを構成する鳥の総和を超えた存在であり、「それ自身の生命」を持っているように見える。IITは、この考えを採用して情報の領域に翻訳したものといえる。IITでは、Φはシステムが生み出す情報を、その各部分が独立して生み出す情報の総和を超えて、「全体として」測定する。これは、システムは、その全体が部分よりも多くの情報を生成する分だけ意識的であるという理論の主要な主張を支えるものである。[5]

これは、単なる相関関係についての主張でもなければ、システムの機械的特性が現象的特性をどのように説明するかというリアルプロブレム形式の提案でもないことに注意されたい。これは同一性についての主張である。IITによれば、Φのレベルはシステムに内在し（外部の観察者に依存しないことを意味する）、そのシステムに関連する意識の量と同一である。Φが高ければ意識が多くあり、Φがゼロならば、意識はない。だからＩＩＴは、温度に基づく意識の見方の究極の表現なのである。(6)

高いΦを持つためにはどうすればよいか？　核となる考え方は前章で理解していただいたと思うが、重要な違いもあるので、最初から説明することにしよう。

単純化された人工的な「ニューロン」のネットワークを想像してほしい。各ニューロンは、「オン」にも「オフ」にもなる。高いΦを持つためには、ネットワークは主に二つの条件を満たさなければならない。まず、ネットワークのグローバルな状態、つまり「ネットワーク全体」として、代わりとなり得る多くの全体的な状態を排除しなければならない。これが情報であり、すべての意識的経験は代わりとなり得る非常に多くの意識的経験を除外しているという、現象性からの観察を反映している。第二に、システムを部分（個々のニューロン、またはニューロンのグループ）に分割してすべての部分を個別に検討するよりも、システムを全体として検討する方が、より多くの情報がなければならない。これが統合であり、すべての意識的な経験は統一されており、「一つのものとして」経験されるという観察を反映している。Φは、これら二つの次元でどれだけスコアが高いかを測るシステムに数字をつける方法である。

システムが高いΦを持てない理由はたくさんある。(7)　一つは、情報が少ないこと。最小限の例は、シングルフォトダイオードである。これは「オン」か「オフ」のどちらかになる単純な光センサーだ。どの時点をとっても、その状態は何かについてほとんど情報を運ばないので、このΦは低いかゼロとなる。どのような状態（1か0、オンかオフ）であっても、一つの選択肢（0か1）を除外するだけである。そ

れゆえ、一つのフォトダイオードが伝える情報は、せいぜい1ビットということになる。(*)
システムのΦが低くなるもう一つの理由は、統合のスコアが低くなることである。携帯電話のカメラのセンサーのような、大きなフォトダイオードの配列を想像してほしい。システムの全体としての状態は、配列全体の状態であり、これは多くの情報を持ちうる。十分に大きなセンサー配列は、世界のさまざまな状態に遭遇するたびに、異なる全体としての状態に入ることになるので、カメラが役に立つことになる。しかし、この全体としての情報は、センサーそれ自身とは関係ない。センサーの個々のフォトダイオードは因果的には互いに独立しており、その状態は、それぞれが遭遇する光のレベルにのみ依存するからである。センサーを、(因果的に独立した)フォトダイオードの束に切り分けても、同じように機能する。(8) センサー配列が全体として伝える情報は、すべてのセンサー、すべてのフォトダイオードが独立して伝える情報より多くならない。つまり、それが生成する情報は、その部分の総和より多くはならないので、そのΦもゼロになる。

Φがゼロになるもう一つの参考になる例として、いわゆる「分離脳」の状況がある。ネットワークが完全に二つに分かれた状態を想像されたい。このネットワークの各半分のΦはゼロではないが、ネットワーク全体のΦはゼロになる。これは、ネットワークを、全体が部分の総和より多くならないように部分に分割する方法があるからである。(この場合は二つの半球に分けることがそれに相当する)。この例は、Φが、全体が行うことと部分が行うことの差を最小にするようにシステムを「切り分ける」ことができ

* 情報理論では、「ビット」が情報の基本単位である。

る最適な方法に依存することを強調している。これは、前章で説明した複雑性の尺度とは異なる、IITの特徴的な側面の一つである。

また、この例は、他に治療法がない〔ために分離脳手術を受けた〕てんかんの症例に見られるように、大脳半球を分割する手術を受けた現実の分離脳には、二つの独立した「意識」が存在するかもしれないが、両半球にまたがる単一の意識体は存在しないことを示唆している。[9] 同じように、あなたと私はどちらも意識を持っているが、私たちは情報として真二つに分かれることができるので、私たち二人にまたがる集合的な意識体は存在しないということになる。

実際の脳に話を戻すと、IITは意識レベルに関する多くの観察結果をうまく説明することができる。[10] 前章で、小脳は脳の全ニューロンの約四分の三を含んでいるにもかかわらず、意識にはあまり関与していないように見えると述べたことを思い出してほしい。これは、IITによれば、小脳の解剖学的構造がカメラのセンサー配列と同じであり、膨大な数の、Φとは無関係の半独立回路が存在するからだと説明される。一方、大脳皮質には、高密度に相互接続された配線が詰まっていて、高いΦと関連していると思われる。では、この配線が変化しないのに、なぜ夢を見ない睡眠、麻酔、昏睡のときに意識が減衰するのだろうか？　IITによれば、これらの状態では、皮質ニューロンが他のニューロンと相互作用する能力が、Φが消失するような形で損なわれているからだという。

IITは、意識に対する「公理主義的」なアプローチだ。実験的なデータではなく、理論的な原理から出発しているからである。公理とは、論理学では、追加の正当化が不要であると一般に認められているという意味で、自明な真実を述べた文のことである。ギリシャの哲学者ユークリッドの「同一の空間を満たす二つの形は同一の形である」がその良い例である。IITは、意識に関する公理（主に、意識的な経験は統合的であると同時に情報的である）を提唱し、この公理を用いて、これらの経験の根底にあるメカニズムがどのような特性を備えていなければならないかについての主張を支えている。[11] IITでは、脳であろうとなかろうと、生物であろうとなかろうと、これらの特性を持つメカニズムのΦはすべて、ゼロではなく、意識を持つことになる。

原則はここまでにする。他の理論と同様、IITも、その予測が検証可能かどうかにかかっている。この理論の第一の主張は、あるシステムの意識レベルはそのΦによって与えられるというものである。これを検証するには、実際のシステムに対してΦを測定する必要があるが、ここから問題が始まる。Φを測定することは極めて困難で、ほとんどの場合、ほぼ、あるいは全く不可能であることが判明した。その主な理由は、IITが「情報」を異常な方法で扱っていることにある。

一九五〇年代にクロード・シャノンが開発した、数学における情報の標準的な使い方は、観測者に相対的である。観測者に相対的な情報（または外在的情報）とは、観測者の視点から、特定の状態のシステムを観測することによって、不確実性が減少する度合いのことである。例えば、一つのサイコロを何度も振ることを想像していただきたい。そのたびに、六つの可能性のうち一つの結果が観察され、五つの選択肢は除外される。これは、（ビットで測定される）特定の量の不確実性の減少に相当し、観測者「に対して」の情報である。

観測者相対情報を測定するためには、通常、あるシステムがどのように振る舞うかを一定期間観察すれば十分である。サイコロの場合、新しく投げるたびに何が出るかを書き留めれば、特定の数字を投げることでどれだけの情報が生成されるかを計算することができる。システムがニューロンのネットワークであれば、ニューロンの活動を時系列で記録すれば十分である。外部の観察者は、ニューロンが入る異なる状態をすべて記録し、各状態に関連する確率を計算し、ネットワークがこれらの状態のいずれかにあることに関連する不確実性の減少を測定することができる。[12]

　しかし、IITでは、情報をこのような観測者相対的なやり方で扱うことはできない。なぜなら、IITの情報、すなわち統合された情報Φは、実際には意識であり、したがって、もし情報を観測者相対的に扱うなら、意識も観測者相対的であることを意味するからである。しかし、意識は観測者相対的なものではない。私が意識を持つかどうかは、あなたや他の誰かが私の脳をどのように測定するかには依存しないはずであり、事実、依存していない。

　したがって、IITにおける情報は、外部の観測者に相対的なものとしてではなく、システムに内在するものとして扱われなければならない。それは外部の観測者に依存しない形で定義されなければならない。それは、システムそのもの「に対して」の情報であり、他の誰かや何かに対しての情報ではない。そうでなければ、IITの核心であるΦと意識の同一的な関係は成り立たない。

　内在的な情報を測定するためには、システムが時間とともにどのように振る舞うかを観察するだけでは十分ではない。あなたは、科学者として、外部の観察者として、システムが振る舞い得るさまざまな方法をすべて、システムが実際にそのように振る舞うことがないとしても、知る必要がある。違いがどこにあるかというと、外在的な情報では、あるシステムが時間とともに実際に何をするかを知ればよかったが（これは少なくとも原理的には簡単で、観測者に依存する）、内在的な情報の場合、あるシステムがたとえそれをしなくても何をしうるかを知らねばならない（これは不可能ではないにしても通常困難で、観測者に依存しない）。

情報理論の言葉で言えば、これらの状況の違いは、システムの状態の「経験的」分布とその「最大エントロピー」分布の違いとなる。（後者は、システムに関する不確実性の最大レベルを反映することからその名がついた）。二つのサイコロを数回振ることを想像してほしい。たとえば、7、8、11やその他いくつかの数字が出たかもしれないが、12は一度も出なかったとする。この場合、経験的分布には12は含まれないが、最大エントロピー分布には含まれる。なぜなら、この特定のサイコロ投げで12が出なかったとしても、12が出る可能性はあるからである。つまり、特定の結果は、7、8、11のいずれであっても、経験的分布（12を含まない）よりも、最大エントロピー分布（12を含む）の観点から見る方が、多くの情報を生み出す（不確実性をより多く減らし、選択肢をより多く除外する）ことになる。

あるシステムの経験的な分布は、時間をかけて観察するだけで測ることができるのに比べ、最大エントロピー分布を測定することは、一般に非常に難しい。それを始める方法は二つある。一つは、子供が新しいおもちゃのボタンを全部押して、できることを全部確認するように、システムに可能な限りの摂動を与えて、何が起こるかを見ることである。もう一つは、システムの物理的メカニズム、つまりその「因果構造」を徹底的に知り尽くして、最大エントロピー分布を推測することである。あるメカニズムについてすべてを知っていれば、実際にはそれが行わないことでも、そのメカニズムができることのすべてを知ることは可能となることもある。[13] 例えば、サイコロの面が六つあることを知っていれば、二つのサイコロを一度も投げずに2から12までのすべての数を出せることはわかる。

しかし、残念なことに、私たちが手にすることができるのは、システムが行いうることに対するダイナミクスというよりも、システムが行うことに対するダイナミクスなのである。これは確実に脳にも当てはまる。私はあなたの脳が行うことを、さまざまなレベルで詳細に記録することはできるが、その物理的な構造を完全に知ることはできないし、その活動にあらゆる方法で摂動を与えることもできない。このような理由から、「Φは実際に意識である」という、IITの最も特徴的な主張は、最も検証しにくい主張でもある。

このほかにも、どのような情報を選ぶにせよ、Φを測定する試みが直面する課題がある。ひとつは、何を測るにしても、「全体」と「部分」を最もよく比較できるようにシステムを分割する適切な方法を見つけることが必要だということである。[14] 分離脳のようないくつかのシステムでは、これを簡単に行うことができる（真ん中を分割すればよいのだから）。しかし、一般的には、これは非常に難しい問題である。なぜなら、システムを分割する方法の数は、システムの大きさに応じて指数関数的に増えていくからである。

そして、さらに根本的な問題もある。そもそも何をもってシステムとしているのかという問いである。計算しようとしている空間と時間の適切な粒度（要素の大きさ）は何だろうか？　神経細胞とミリ秒なのか、原子とフェムト秒（一〇〇〇兆分の一秒）なのか？　国全体が意識を持つことができるのか、ある国が他の国より多くの意識を持つことができるのか？[15]　地質学的な時間スケールでの地殻プレートの相互作用を、惑星規模での情報の統合と考えることはできるだろうか?

このような課題(観測者相対的な外在的情報ではなく、内在的情報を測定するという課題を含む)は、科学者として、外部の観測者として、計算しようとする私たちにとってのみ問題となることを認識することが重要である。IITによれば、どのようなシステムであっても、ただΦを持つだけである。ちょうど、石を投げると、重力の法則に従って、その軌道を計算する必要なく、空に向かって弧を描くのと同じように、情報を統合してその業務を行うことができる。ある理論を検証するのが難しいからといって、それが間違っているということにはならない。ただ、検証しにくいだけなのだ。

測定することの難しさはさておき、もし理論が正しければ、IITが暗示するものは何かと問いかけてみよう。IITをずっと追っていくと、非常に奇妙な結果に行き着くことがわかる。

私があなたの頭蓋骨を開けて、あなたの脳に一掴みの新しいニューロンを装着し、それぞれがあなたの既存の灰白質に何らかの方法で接続するとしよう。さらに、あなたが一日を過ごす間、これらの新しいニューロンは実際には全く何もしないと想像してほしい。何が起きても、何をやっても、誰に会っても、これらのニューロンは決して発火しないとする。新たに増強されたあなたの脳は、どこから見ても古いものと同じように見える。しかし、ここで重要なのは、あなたの新しいニューロンは、あなたの脳の残りの部分が実際には決して遭遇しないある特定の状態に遭遇しさえすれば、発火しうるような方法で組織化されていることだ。

例えば、北海道にしかない珍しい果物、でんすけスイカを食べたときだけ、この新しいニューロンが発火するとしよう。実際にでんすけスイカを食べることはなく、この新ニューロンが発火することはないと仮定しても、IITは、あなたのすべての意識的経験が、非常に微妙ではあるが、変化すると予測する。というのも、新しいニューロンが発火する可能性があるため、脳がとりうる状態がより多くなり、Φも変化するはずだからである。

このシナリオを裏返せば、同様に奇妙な予言が導き出される。視覚野の奥深くに静かに位置しているニューロンの束を想像してみよう。このニューロンは、他のニューロンに接続されているため、適切な入力があれば発火する可能性があるにもかかわらず、何もしていない。ところが、ある巧妙な実験的介入によって、これらのニューロンは発火しないように積極的に抑制されたとする。つまり、単に活動していないというよりも、不活性化されたのである。この場合、脳の全体的な活動はまったく変化していないにもかかわらず、IITは再び意識的な経験の変化を予測することになる。脳が取りうる状態が少なくなったからである。

驚くべきことに、光遺伝学という新しい技術によって、この種の実験がまもなく可能になるかもしれない。この技術によって、研究者は正確に狙ったニューロンの活動を精密に制御することができる。光遺伝学は、遺伝学的手法を使って特定のニューロンを修飾し、特定の波長の光に対して感受性を持つようにさせる。そして、遺伝子操作した動物の脳にレーザーやLEDアレイで光を照射し、神経細胞のスイッチを入れたり切ったりすることができる。[16] 原理的には、光遺伝学を使って、すでに活動していないニューロンを不活性化し、意識的知覚への影響がもしあれば評価することもできる。これは単純な実験ではないし、Φを測定する方法も提供するものでもない。しかし、IITのあらゆる側面を検証できるという見通しはエキサイティングで、私は幸運にも最近、ジュリオ・トノーニや他の人たちと、実際にそれを実現するための議論に参加することができた。[17]

視野を広げると、IITのもう一つの奇妙な点は、Φが意識であると強く主張することによって、IITは、情報そのものが存在すること、つまり、質量／エネルギーや電荷のように、情報は私たちの宇宙において何らかの明確な存在論的地位を占めていることも示唆している点である。（存在論とは「何が存在するか」を研究する学問である）。ある意味、これは物理学者ジョン・ホイーラーが提唱した、いわゆる「ビットからのイット」という見解に一致する。[18] ホイーラーは、存在するものはすべて最終的には情報に由来するという考え方、つまり情報が一義的で、他のすべてはそれに付随するという考え方の、最も有名な提唱者である。

そして、これが最後の難題、汎心論を意味するものとなる。あるシステムに正しい種類のメカニズム、正しい種類の因果構造がある限り、ゼロでないΦが存在し、意識が存在することになる。IITの汎心論は、抑制された汎心論であり、意識がジャムの薄い層のように宇宙全体に広がっているようなものではない。むしろ、意識は、統合された情報、Φが見出せるところならどこにでも見出されるものである。それは、ここでもあそこでもあり得るが、どこでもいいというわけではない。

IITは独創的で、野心的で、知的興奮に満ちている。意識のハードプロブレムに真剣に取り組んだ唯一の神経科学的理論である。IITが奇妙に思われることは明らかである。しかし、何かが奇妙であるということは、それが間違っているということを意味しない。現代物理学のほとんどすべてが、過去の物理学よりも奇妙であるが、間違ってはいない。しかし、現代物理学の中で、より間違いが少ないことが確立されている部分の成功は、すべて実験的に検証可能であることと結びついている。そして、これがＩＩＴの問題点である。その大胆さには、Φと意識レベルを等しいものとみなすという、その主要な主張を検証することが不可能かもしれないという重い代償が伴っているのである。

私の考えでは、意識的な経験は情報的であり統合的であるというＩＩＴの基本的な洞察を維持しつつ、Φが意識であるという主張は平均分子運動エネルギーが温度であるのという主張とは別だと考えることが、今後進むべき最良の道だと思う。そうすることで、意識的経験の構造に関するＩＩＴの洞察を、リアルプロブレムの観点と再調整することができる。この考え方を採用することで、最終的に前章の最後に紹介した複雑性の尺度と多くの共通点を持つことになる、代替的で実用的なΦの尺度を開発する道が開かれる。

同僚のアダム・バレットとペドロ・メディアノと私は、もう何年も前からこの戦略をとってきた。私たちは、内在的な情報ではなく、観測者相対的な情報によって作動するΦのバージョンをいくつか開発した。これにより、システムが一度も行ったことはないが行う可能性のあることのようなものを気にすることなく、時間の経過とともに観察可能な振る舞いに基づいて測定することができるようになった。現状では、非常に単純なモデルシステムであっても、さまざまなバージョンのものがかなり異なる振る舞いをする。[19] このことは、実際に機能するΦのバージョンを開発する上で、まだやるべきことがあることを意味しており、理論的原理に基づいているにもかかわらず、ではなく、理論的原理に基づいているがゆえに、経験的に把握することができるようになると望んでいるのである。私たちの観点からすると、このことは、「統合」と「情報」を、意識が実際に何「である」かについての公理的主張としてではなく、説明すべき意識的経験の一般的特性として扱うことを意味する。言い換えれば、意識を温度ではなく、生命に近いものとして扱うということだ。

意識のレベルを巡る旅は、麻酔や昏睡の忘却から、植物状態や最小意識状態という奥地、睡眠と夢という断絶された世界、完全に目覚めた覚醒状態の日光、そしてさらに遠くサイケデリアの奇妙な超現実へと、私たちを連れて行ってくれた。これらのレベルをつなぐのは、あらゆる意識的経験は情報的であると同時に統合的であり、秩序と無秩序の間の複雑な中間領域に宿るという考えである。この核となる考え方は、ＰＣＩなどの新しい尺度を生み出した。ＰＣＩは実用的であると同時に、物理的なものと現象的なものの間にリアルプロブレムのスタイルでの説明の橋をかけることができるものである。ＩＩＴによって、私たちは意識科学の最もエキサイティングで論争の的となっている前線に到達した。ここでは、大胆にも検証が不可能であるような限界に踏み込み、意識と温度との間の類似性が最終的には崩れてしまうかもしれない。私はこの挑発的な理論の大きな主張には懐疑的だが、ジュリオ・トノーニとジェラートを食べていたあの頃と同じように、今はこの理論がどのように発展していくかを見守りたいと思っている。(20)

今にして思えば、ラスベガスはまさにＩＩＴを論じるにふさわしい場所だった。情報は実在するのか？　意識はどこにでもあるのか？　ラスベガスでは、経験そのものの生《なま》の感触以外に、何かが本物であることを信じるのは難しい。何年かたった今でも、ベネチアンホテルの永久に続く夕暮れ時に、時計仕掛けのパターンをなぞる偽ゴンドラに乗っている自分を想像することができる。私は確かに意識している。しかし、何について意識しているのだろうか。ベネチアンでは、あらゆるものが一種の幻覚であると考えたくなる。

そして、これから見るように、この奇妙な思考には思いがけない真実があるのだ。

第2部　内容

第4章　逆向きの知覚

目を開けると、世界が現れる。私はカリフォルニア州サンタクルーズから北に数マイル離れた糸杉の森の中にある、古びた木造家屋のデッキに座っている。早朝だ。外を見ると、背の高い木々が、毎晩やってきて気温を下げる冷たい海霧に包まれている。地面が見えないので、デッキも木々も、霧の中に一緒に浮かんでいるように見える。古いプラスチックの椅子があり、私はそれに座っている。テーブルと、コーヒーとパンが置かれたトレイがある。鳥のさえずりが聞こえ、奥のほうでは一緒に泊まっている人たちのざわめきが聞こえ、遠くから意味のとれないつぶやきが聞こえてくる。こんな朝はめったにない。いい朝だ。私は、初めてのことではないが、この並外れた世界は私の脳が作り出したものであり、一種の「制御された幻覚」だと自分に言い聞かせていた。

私たちが意識を持つときはいつも、何かについて、あるいは多くのことについて意識している。これらが意識の内容である。それらがどのようにして生まれるのか、そして私が制御された幻覚という言葉に込めた意味を理解するために、視点を変えてみよう。ちょっと想像してほしい、あなたは脳であると。上の方で頭蓋骨の骨格の中に閉じ込められて、どんな感じがするか、そこで外の世界を知ろうとするのはどんな感じなのか、実際に考えてみてほしい。そこは光も音も何もない、真っ暗で全く静かな世界である。知覚を形成しようとするとき、脳が頼りにするのは、電気信号の絶え間ない乱打だけで、その信号は、それが何であれ、その世界にあるものとは間接的にしか関係していない。これらの感覚入力にはラベルが貼られていない（「私は一杯のコーヒーから来ました」とか「私は木から来ました」といったラベルは貼ってない）。その感覚様式を示すラベルさえ貼られずにやってくる。視覚、聴覚、触覚はもとより、熱知覚（温度感覚）や固有知覚（姿勢の感覚）のようなあまり馴染みのない感覚様式でもラベルはない(*)。

脳はどのようにして、本来あいまいな感覚信号を、物や人、場所を含んだまとまりのある知覚世界に変換しているのだろうか。本書の第Ⅱ部では、脳は「予測機械」であり、私たちが見たり聞いたり感じたりするものは、感覚入力の原因に対する脳の「最良の推測」にほかならないという考えを探る。この考えに従うと、意識の内容は一種の目覚めた夢、つまり制御された幻覚であり、現実の世界が何であれ、現実より多くのものを含むと同時に、現実より少ないものしか捉えていないということがわかるだろう。

ここで、知覚に関する一般的な考え方を紹介する。これを「物事がどう見えるか」式の見方と呼んでおこう。

外界には、色や形、質感などの特性を実際に持つ物体や人、場所などで満たされた、心とは独立した現実がある。私たちの感覚は、この世界に対する透明な窓として働き、これらの物体やその特徴を検出し、その情報を脳に伝え、複雑な神経細胞のプロセスがそれを読み取って知覚を形成する。外の世界にあるコーヒーカップは、脳の中でコーヒーカップとして認識されるのである。知覚を行っている誰か、あるいは何か、そう、それは「自己」ということになるのではないか。「目の奥にいる私」と言ってもよい。感覚データの波を次々と受け取り、読み取った知覚を行動の指針にし、次に何をすべきかを決定する。あそこにコーヒーカップがある。私はそれを知覚し、手に取る。知覚し、考え、そして行動する。

これは魅力的な図式だ。何十年も、いや何世紀もかけて確立された思考パターンによって、脳は頭蓋骨の中に鎮座するある種のコンピュータであり、感覚情報を処理して、自分のためになるように外の世界の内的イメージを構築するという考えに、私たちは慣れきってしまっている。このような図式はあまりにも馴染み深いため、合理的な代替案を考えるのが難しいほどである。実際、多くの神経科学者や心理学者は、今でも知覚をこのように、つまり「ボトムアップ」の特徴検出プロセスであると考えている。

ボトムアップの仕組みはこうだ。光の波、音の波、味や匂いを伝える分子など、世界からの刺激が感覚器官を刺激し、電気的インパルスが脳に向かって「上へ」あるいは「内へ」と流れていく。これらの感覚信号は、図3の黒い矢印で示されるような、いくつかの区分された処理段階を通過するが、各段階において次第に複雑な特徴が分析される。視覚を例にとって考えてみよう。初期の段階では、輝度やエッジのような特徴に反応し、さらに深い段階では、目や耳、車輪やウィングミラーのような物体の部分に反応する。さらに段階が進むと、顔、車、コーヒーカップなど、物体全体、あるいは物体のカテゴリーに反応するようになる。

このように、物体や人などあらゆるものを含む外界は、脳に流れ込む感覚データの川から抽出された一連の特徴として再現される。それは、漁師が川に沿って進んで行くほど、捕まえる魚の大きさと複雑

＊「人間には五感しかない」という考えは、紀元前三五〇年頃に書かれたアリストテレスの『デ・アニマ』（「魂について」）にまで遡ることができるが、よく知られてはいるものの全く間違った考え方である。

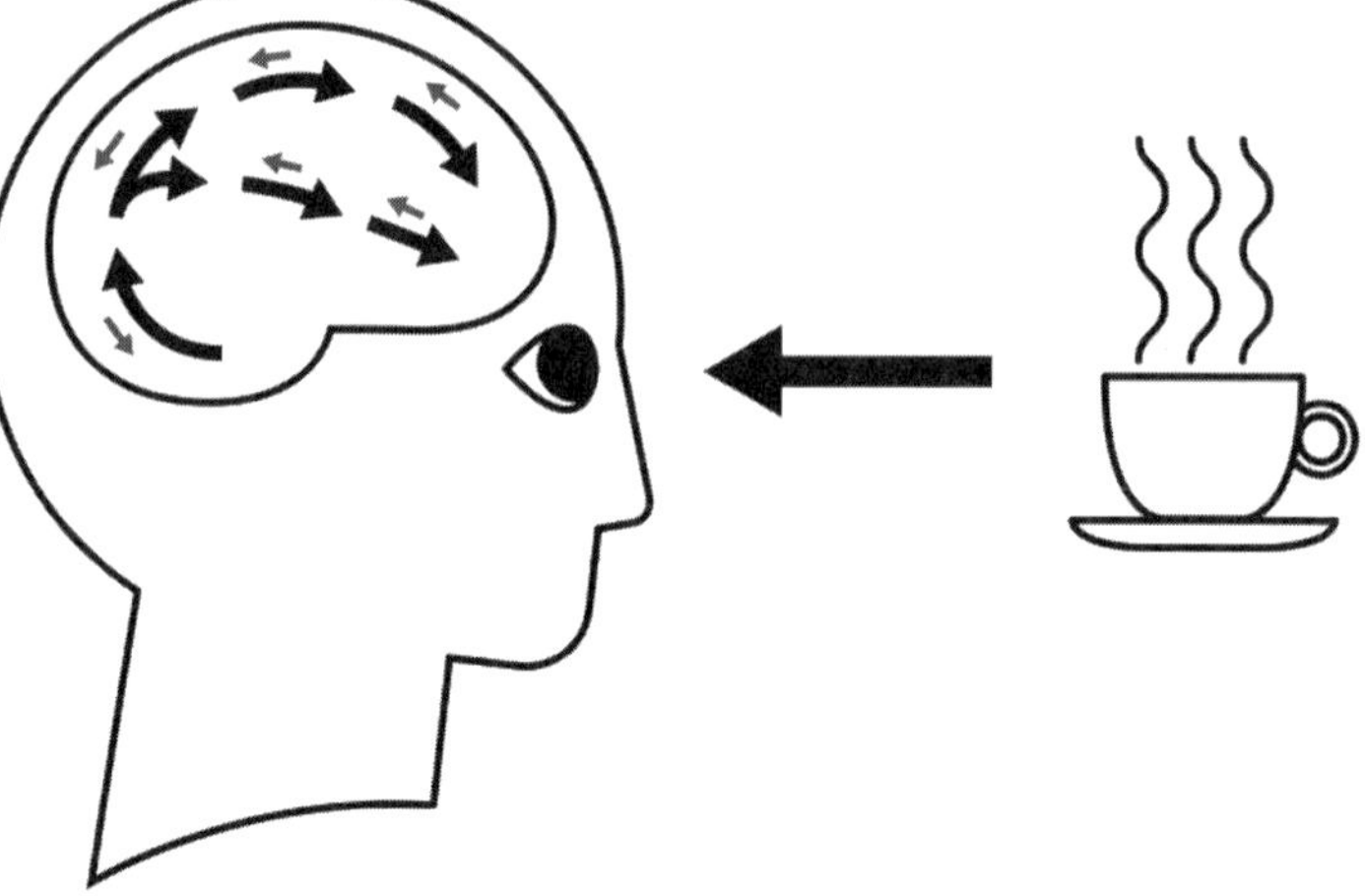

図３　ボトムアップの特徴検出としての知覚

さが増すかのようなものだといえる。逆の方向に流れる信号は、「トップダウン」もしくは「インサイド・アウト」といい、図の中では灰色の小さな矢印で示してあるが、重要なボトムアップの感覚情報を洗練させたり、制約したりする役割しかないとされている。

このようなボトムアップ式の知覚の見方は、少なくとも一見したところ、私たちが知っている脳の解剖学的構造とよく合っている。大脳皮質では、異なる知覚様式が視覚野、聴覚野などの特定の領域と関連付けられている。各領域の中では、知覚処理は階層的に組織化されている。視覚系では、一次視覚野のような下位レベルは感覚入力に近く、下側頭皮質のような上位レベルはそこから数段階の処理を経たところにある。接続性という点では、各階層からの信号は上のレベルにプールされるため、上位レベルのニューロンは、空間的または時間的に広がっていく特徴に反応することができる。[1] まさに予想通りだ。

また、脳活動の研究も、ボトムアップ式の見方に好意的であるようだ。猫やサルの視覚系を調査した数十年前の実験では、視覚処理の初期段階（下位）にあるニューロンはエッジなどの単純な特徴に反応し、後期段階（上位）にあるニューロンは顔などの複雑な特徴に反応することが繰り返し示されてきた。最近では、fMRIなどの神経画像法を用いた実験により、人間の脳でもほぼ同じことが明らかにされている。[2]

この方法で、少なくとも初歩的ではあるが、人工的な「知覚システム」を構築することも可能である。コンピュータ科学者のデビッド・マーが一九八二年に発表した視覚の計算理論は、知覚のボトムアップ的な見方を示す標準的な文献であると同時に、人工視覚システムの設計と構築のための実用的なマニュアルでもある。[3] 最近では、人工ニューラルネットワークを実装した機械視覚システム（「ディープラーニング」ネットワークなど）が、人間に匹敵するような素晴らしい性能を達成しつつある。[4] これらのシステムもまた、ボトムアップ理論に基づいたものであることが多い。

これらの点を考慮すると、知覚に関する、ボトムアップ的な「物事がどう見えるか」式の見方は、かなり確固としたものであるように思われる。

*　*　*

ルートヴィヒ・ヴィトゲンシュタイン：「なぜ人々は、地球が自転していると考えるよりも、太陽が地球を回っていると考える方が自然だと言うのだろう？」

エリザベス・アンスコム：「太陽が地球を回っているように見えたからでしょう」。

ルートヴィヒ・ヴィトゲンシュタイン：「では、地球が自転しているかのように見えるとしたら、それはどのように見えたのでしょうか？」

ヴィトゲンシュタインと彼に学んだ哲学者であり伝記作家でもあるエリザベス・アンスコムの楽しいやりとりの中で、この伝説のオーストリアの思想家はコペルニクス革命を用いて、物事の見え方が必ずしも物事の本当のあり方であるとは限らないことを説明している。[5] 太陽が地球の周りを回っているように見えるが、もちろん、昼と夜があるのは地球が自転しているからであり、太陽系の中心にあるのは地球ではなく、太陽である。何も目新しいことはない、と思うかもしれないし、その通りだ。しかし、ヴィトゲンシュタインはもっと深いところに目を向けていたのだ。ヴィトゲンシュタインがアンスコムに伝えたかったことは、物事の本当のあり方を理解しても、あるレベルでは、物事はいつもと同じように見えているということだ。太陽が東から昇り、西に沈む。いつもと同じように。

太陽系と同じように、知覚にも同じことが言える。目を開けると、そこに現実の世界があるかのように見えるのである。今日はブライトンの自宅にいる。サンタクルーズにあったようなヒノキの木はなく、机の上にはいつものように物が散乱し、隅には赤い椅子、窓の向こうには煙突がずらりと並んでいるだけだ。これらの物は、特定の形や色、手元にある物は匂いや手触りもあるように見える。そんなふうに見える。

私の感覚は、心とは独立した現実を見る透明な窓を提供し、知覚は感覚データを「読み取る」プロセスであるかのように見えるかもしれないが、実際は全く違うと私は考えている。知覚は、ボトムアップに、つまり外側から入ってくるのではなく、主にトップダウンに、つまり内側から外側へ向かう。私たちが経験することは、感覚信号の原因に対する脳の予測、つまり「最良の推測」から構築されるのだ。コペルニクス的革命のように、このトップダウン的な知覚の見方は、既存の証拠の多くと矛盾することなく、物事の見え方の多くの側面を変えることなく、同時にすべてを変えてしまうのである。

これは決して全く新しい発想ではない。知覚のトップダウン理論の萌芽は、古代ギリシャのプラトンの「洞窟の寓話」にみられる。囚人たちは、鎖につながれ、生涯真っ白な壁に直面しながら、背後で燃える火が照らしてできる物体の影の戯れだけを見、その影に名前を付ける。なぜなら、彼らにとっては、影こそが現実だからである。この寓意は、私たちの意識は、この影と同じように、決して直接出会うことのできない隠された原因を間接的に反映しているということである。

それから一〇〇〇年以上経ったとき、それでも今から一〇〇〇年前のことだが、アラブの学者イブン・アル・ハイサムは、「今ここにある知覚は、客観的現実に直接アクセスできるものではなく、判断と推定のプロセスに依存している」と書いている[6]。その数百年後、イマヌエル・カントは、無制限の感覚データのカオスは、空間や時間といったアプリオリな枠組みを含む既存の概念によって構造化されなければ、常に無意味なままであると認識した。カントの「ヌーメノン」という用語は、「物自体」、感覚的なベールに覆われて、人間の知覚が及ぶことのない心とは独立した現実のことを指す。

神経科学の世界では、ドイツの物理学者であり生理学者でもあったヘルマン・フォン・ヘルムホルツの話で始まる。一九世紀後半、ヘルムホルツは、一連の影響力のある貢献の中で、知覚を「無意識の推定」のプロセスであるとする考え方を提唱した。知覚の内容は、感覚信号そのものから与えられるのではなく、その原因に関する脳の予期や信念と組み合わせて推定されなければならない、と彼は主張した。

ヘルムホルツは、このプロセスを「無意識」と呼んで、私たちは知覚的推定が行われるメカニズムには気づかず、その結果だけを知っているのだと理解していた。知覚的判断、彼のいう「無意識の推定」は、新しい感覚データが到着すると、絶えず能動的に知覚の最良の推測を更新することによって、世界におけるその原因を追跡し続ける。ヘルムホルツは、自分がカントの洞察の科学版を提供したと思っていた。[7]つまり、知覚によって世界の物事を直接知ることはできず、感覚のベールの向こうに物事があると推測することしかできないと考えたのである。

ヘルムホルツの中心思想である「推定としての知覚」は、二〇世紀を通じてさまざまな形をとりながら、著しい影響を及ぼしてきた。一九五〇年代、心理学における「ニュールック」運動は、社会的、文化的要因がいかに知覚に影響を与えうるかを強調した。例えば、ある研究では、貧しい家庭の子どもはコインの大きさを過大評価し、裕福な家庭の子どもはそうでないことを示し、広く知られることとなった。[8]しかし、残念なことに、この種の実験の多くは、魅力的であるとはいえ、今日の方法論の基準を満たしておらず、その結果は必ずしも信用できるものではない。

一九七〇年代、心理学者のリチャード・グレゴリーは、ヘルムホルツの考えをもとに修正して、知覚を一種の神経の「仮説検証」であるとする理論を発表した。グレゴリーによれば、科学者が実験データを得ることによって科学的仮説を検証し、更新しているのと同様に、脳は過去の経験やその他の記憶された情報に基づいて、世界のあり方について知覚的仮説を常に立て、感覚器官からデータを得ることによってその仮説の検証を行っているという。グレゴリーにとって、知覚内容は、脳の最良の仮説によって決定される。[9]

それ以来、半世紀にわたって脚光を浴びることのなかった「推定としての知覚」という考え方が、ここ一〇年ほどで新しい勢いを増している。「予測符号化」や「予測処理」といった総称で、さまざまな新しい理論が開花した。これらの理論は、細部は異なるものの、知覚が脳による何らかの推定に依存しているという点では共通している。(10)

ヘルムホルツの風雪に耐えるアイデアとその現代版に対する私自身の考え方は、制御された幻覚としての知覚という概念に最もよく表されている。この言葉は、何年も前にイギリスの心理学者クリス・フリスから初めて聞いた言葉だ。(*) 私が考える「制御された幻覚」という見方の本質的な構成要素は以下の通りである。

まず、脳は感覚信号の原因について常に予測を行っている。予測は、脳の知覚階層〔図4の灰色の矢印〕を通じてトップダウンで連続的に伝えられ流れていく。もしあなたがたまたまコーヒーカップを見ていたら、視覚野はこのコーヒーカップから発せられる感覚信号の原因について予測を立てているはずだ。

第二に、感覚信号は、ボトムアップに、つまり外側から脳へ流れ込むが、この感覚予測を、その原因〔この場合はコーヒーカップ〕に有用な形で結びつけたままにする。これらの信号が予測誤差となり、あらゆるレベルの処理において、脳が期待するものと得られるものとの差を記録する。ボトムアップの予測誤差を抑制するようにトップダウンの予測を調整することで、脳の知覚の最良の予測は、世界の原因

＊ この言葉の由来は、一九九〇年代に行われたラメシュ・ジャインのセミナーまで遡ることができる。さらに遡ろうとしたが、うまくいかなかった。

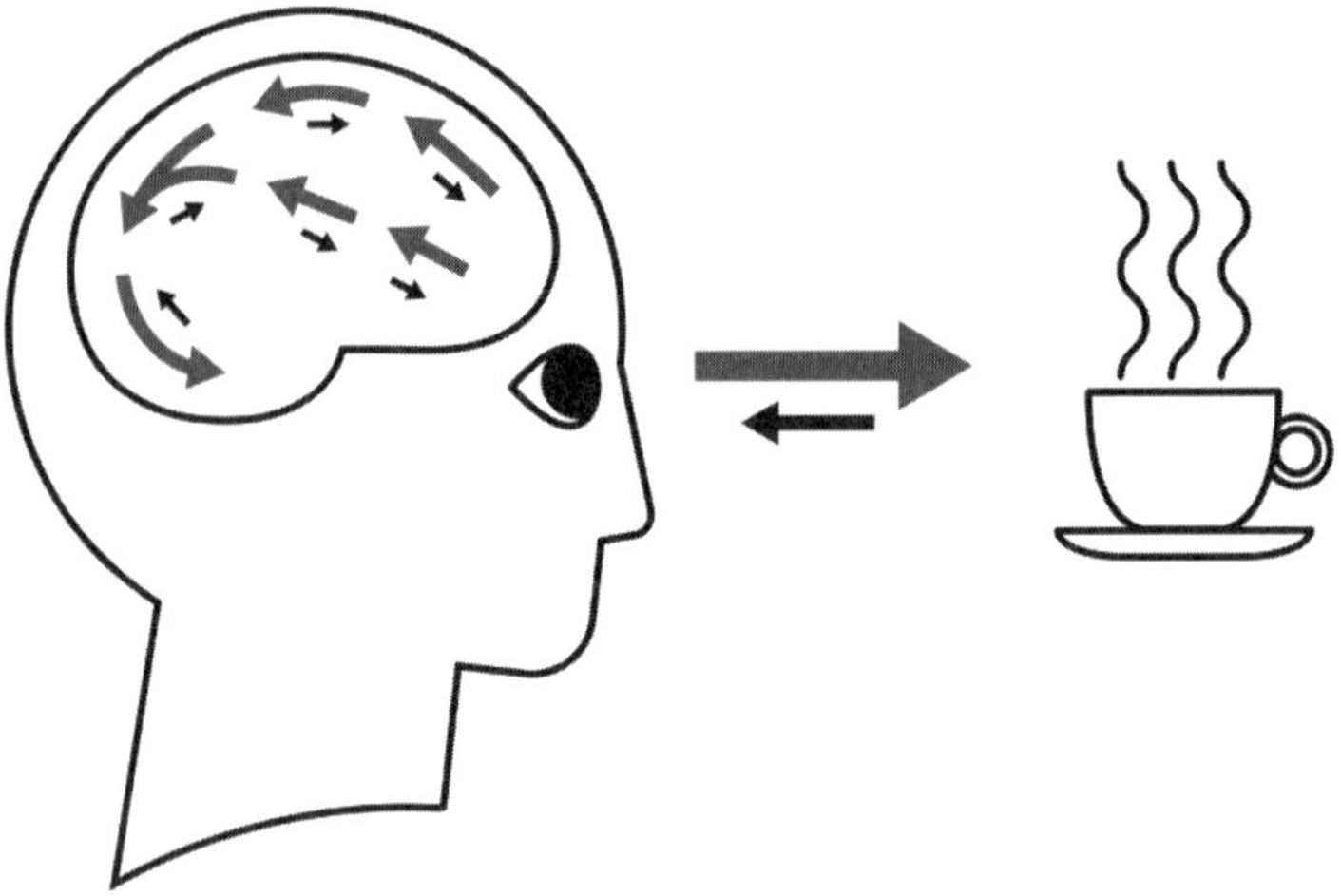

図４　トップダウンの推定としての知覚

を把握し続けることができる。[11] このように、知覚は予測誤差を最小化する継続的なプロセスを通じて行われるのである。

制御された幻覚の見方の最も重要な第三の要素は、知覚経験（この場合は「コーヒーカップが見える」という主観的経験）は、（ボトムアップの）感覚信号ではなく、（トップダウンの）予測内容によって決定されるという主張である。私たちは感覚信号そのものを経験することはなく、それに対する解釈を経験するだけである。

これらの要素を総合して考えると、知覚についての考え方をコペルニクス的に逆転させることができる。世界は感覚器官を通して直接私たちの意識に現れているように思われている。このように考えるなら、知覚とはボトムアップの特徴検出プロセス、つまり私たちを取り巻く世界を「読む」ことだと考えるのは自然なことである。しかし、私たちが実際に知覚しているのは、現実によって抑制された、トップダウンの、内から外へと向かう、神経が作り出したファンタジーであり、現実とされるありとあらゆる物を覗き込む透明な窓ではない。
ヴィトゲンシュタインの言葉をもう一度借りると、知覚がトップダウンの最良の推測であるかのように見えるとしたら、それはどのように見えるだろうか。知覚が制御された幻覚であるかのように見えるとしても、太陽が今でも東から昇り西に沈むのと同じように、テーブルの上のコーヒーカップは、そしてあらゆる人の知覚経験の全体も、いつもと同じように見えるだろうし、これからもずっとそうだろう。

幻覚について考えるとき、典型的には、統合失調症やアルバート・ホフマンが経験したようなサイケデリックな冒険を思い浮かべて、実際にはそこにないものを見たり聞いたりする、ある種の内部生成的な知覚のことだと考える。これらの連想は、幻覚を、世界に実在するものを反映すると想定される「正常な」知覚と区別している。トップダウンの知覚観では、この鮮明な区別は程度の問題となる。「正常な」知覚も「異常な」幻覚も、どちらも感覚入力の原因について内的に生成された予測であり、脳の中核的なメカニズムを共有している。しかし、「正常な」知覚の場合は、知覚したものが世界における〔その知覚の〕原因〔と想定されるもの〕と結びついており、それによって制御されているのに対し、幻覚の場合は、知覚したものがある程度、その原因に対する支配を失っているという違いがある。幻覚を見ているときは、私たちの知覚の予測が予測誤差に照らして適切に更新されないのである。

知覚が制御された幻覚であるとすれば、同じように、幻覚は制御されない知覚と考えることができる。両者は異なるものであるが、その線引きをどこにするかというのは、昼と夜の境界はどこかと問うようなものである。

では、色を経験することが知覚的には何を意味しているのかを考えながら、制御された幻覚説についてみていこう。

私たちの視覚システムは、驚くべきことだが、電磁波スペクトルのほんの一部分にしか、つまり赤から紫の間の波長にしか、反応しない。私たちが知覚するすべての色、つまり私たちそれぞれが経験する視覚世界の全体のあらゆる部分が、現実のこのわずかな部分に基づいているのである。このことを知るだけで、知覚経験が外部の客観的世界を包括的に表現するものではありえないことがわかる。それは、現実より少ないものしかとらえていないが、同時に現実より多くのことを含んでいる。

神経生理学者に尋ねれば、網膜にある色に感受性のある錐体細胞が一定の割合で活性化すると、特定の色を知覚すると言うだろう。これは間違いではないが、全体像からは程遠い。色に感受性のある細胞の活動と色を経験することとの間には、一対一の対応関係はないからである。あなたが経験する色は、表面から反射される光と、あなたがたまたまいる環境の全体の照度との間の、複雑な相互作用によって決まる。より正確にいえば、この相互作用がどのように行われているかを脳がどのように推定するかによって、つまり最良の推測によって決まるのである。

白い紙を屋外に持ち出すと、(青味がかった)太陽光と(黄色味がかった)室内の違いのために、反射する光のスペクトルの構成は大きく異なるにもかかわらず、それはやはり白く見える。視覚システムは自動的に周囲の明るさの違いを補正し、視覚研究者がよく言うように、「標準光源を割り引く」ことで、紙の不変的な性質、つまり紙の光の反射の仕方を抽出して色として経験する。脳はこの不変の性質を、絶えず変化する感覚入力の原因の最良の推測であると推定する。白さとは、この推定の現象的側面であり、この不変の特性に関する脳の推定が、私たちの意識的経験にどのように現れるかということである。

つまり、色は物自体が持っている決定的な特性ではない。むしろ色は、明るさの条件が変化しても脳が物を認識し、把握し続けることができるように進化してきた便利な装置なのである。部屋の隅にある赤い椅子を見たという主観的な経験は、その椅子が実際に赤いということを意味しない。なぜなら、椅子が赤さという現象的特性を持つことには何の意味もないと思われるからだ。椅子〔それ自体〕が醜悪でも古風でも前衛的でもない〔それを見る者の評価に依る〕のと同じように、椅子は赤くないのだ。むしろ、椅子の表面は、光の反射の仕方という特殊な特性を持っていて、それを私の脳が知覚のメカニズムを通して把握し続けているのである。赤さとは、このプロセスの主観的、現象的側面である。

これは、椅子の赤さが、世界の「外」から脳の中の「内」に移動したということだろうか。ある意味では、答えは明らかに「ノー」である。頭の中に赤い色素《ピグメント》や「形素《フィグメント》〔／（想像の産物）〕」があって、それを小型ビデオカメラで撮影し、その出力を別の視覚システムに送って、その視覚システムもまた小型カメラを内蔵している…というような素朴な意味での赤さは、脳の中には存在しない。外界の知覚特性（赤さ）が、知覚を可能にするために何らかの形で脳の中に再インスタンス化されなければならないと仮定することは、哲学者のダニエル・デネットが「二重転写」の誤謬と呼んだものに抵触することになる。この誤謬は、外界の「赤さ」は網膜によって電気活動のパターンに変換され、それが再び内界の「赤さ」に再構成されなければならない、と説明する。デネットが指摘するように、この種の推論は何も説明していない[12]。この説明で赤さを「脳の中」に位置づけることができるという意味は、単に、知覚経験の基礎となるメカニズムがそこに存在するということがその理由である。しかし、もちろん、これらのメカニズムが説明するのは赤さではない。

赤い椅子を見たとき、私が感じる赤さは、椅子の特性と私の脳の特性の両方に依存している。これは、ある特定の種類の表面の光の反射のさせ方についての知覚的予測の内容に対応するものである。世界にも脳にも、赤さそのものは存在しない。ポール・セザンヌが言ったように、「色は脳と宇宙が出会う場所」なのである。(13)

このことは、色の経験の領域をはるかに超えて適用されるというのが、ここでの大きな主張である。これは、知覚のすべてに当てはまる。まさに今ここでの、あなたの知覚の場面の多感覚の全景に浸ることとは、脳から世界へ触れようとすることであり、読むことと同じように書くことでもある。知覚経験の全体は、神経細胞の幻想であり、知覚の最良の推測や制御された幻覚の連続的な作成と再作成を通じて、世界と結びついている。

私たちは皆、常に幻覚を見ているとさえ言える。ただ、その幻覚が一致したとき、それが現実と呼ばれるのである。(14)

知覚的な予期が意識的な経験をどのように形成するかについて、三つの例を考えてみよう。

もしあなたが二〇一五年二月のある週に何らかの形でソーシャルメディアを見ていたり、新聞を読んでいたのであれば、「ドレス」という記事が話題になったことを覚えているだろう。その週の水曜日の朝、オフィスに出社すると、メールやボイスメールが大量に届いていた。私はその少し前に、視覚的錯覚に関する短編本を共著で書いていて、(15) メディアはインターネットで瞬く間に誰もが知るところとなったその現象についての説明を探そうと奔走していた。「ドレス」は、あるドレスが、ある人には青と黒に見え、別の人には白と金に見えるという、偶然見つかった写真を掲載していた。(*) それをどちらかの見方で見る人たちは、自分たちが正しいと確信しているので、誰も違う見方をするとは思えず、インターネット上で主張と反論が噴出した。

最初はデマかもしれないと思った。私にはそのドレスが青と黒にしか見えなかったし、研究室で最初に見せた四人にもそう見えたので、五人目が白と金と言ったときは、安心すると同時に驚いた。つまり、世間一般と同じように、研究室の約半数が青と黒を、残りの半数が白と金を選んだのである。

一時間後、私はBBCで何が起こっているのかを説明しようとしていた。見解の一致を見たのは、色を知覚する際に周囲の明るさを考慮する照度の割引が関係しているということだった。このプロセスは、人によって異なる働きをする可能性があり、通常は明らかにされず、これまで知られていなかった方法で、偶然にも「ドレス」の違いをもたらしたと考えられた。

写真としての「ドレス」は露出オーバーで、ドレスが画像の大半を占めているため、文脈から色を生成する脳の働きに原因があるのではないか、という指摘がすぐにあった。もし何らかの理由で、室内で過ごす時間が長すぎるなどして、あなたの視覚システムが黄色っぽい環境光に慣れている場合、視覚システムは黄色っぽい光源を想定して青と黒を推測する可能性が高くなる。一方、健康で幸せなアウトドア派で、視覚野が青みがかった日光を頻繁に浴びているならば、白と金に見えるかもしれない。

＊　「ドレス」のカラー画像はこちら。https://en.wikipedia.org/wiki/The_dress　何が見えるだろうか？

さっそく、さまざまな実験が行われた。薄暗い部屋で写真を見つめてから、急いで外に出てみるとか、各国の平均日照量と白と金を見た人の割合の相関を調べるとか、老人は若者より青と黒を見る人が多いかどうかなど。やがて、こうした仮説やその他何千という仮説の検証が、いつの間にか家内工業的に行われていた。(16)

同じ画像に対して、これほどまでに異なる経験をし、それを自信を持って報告するということは、私たちの知覚的な世界経験が、個人の生物学や歴史の特質によって形成された、内的な構築物であるという有力な証拠となる。私たちは、ほとんどの場合、世界をほぼ同じように見ていると思い込んでいるし、ほとんどの場合、そうしている。しかし、たとえそうだとしても、赤い椅子が現実に赤いからではなく、「ドレス」のような異常な状況でなければ、私たちの脳がどのように知覚の最良の推測を決定するのか、その細かい違いを浮き彫りにすることができないからなのである。

二つ目の例は、アデルソンのチェッカーボードと呼ばれる有名な錯視の例だ。この例は、予測が知覚に及ぼす影響が、「ドレス」のような奇妙な状況に限られたものではなく、どこでも、いつでも起こるものであることを示している。図5の画像の左側のチェッカーボードを見て、AとBのマスを比べてみてほしい。Aの方がBよりも暗く見えると思う。私も、これまで見せた人たちもそのように見えた。個人差はない。

実は、AとBは正確に同じ色合いである。右のチェッカーボードにみられるように、AとBを灰色でベタ塗りした長方形で繋ぎ合わせてみると、AとBが同じ色合いであることが証明される。よく見ても、

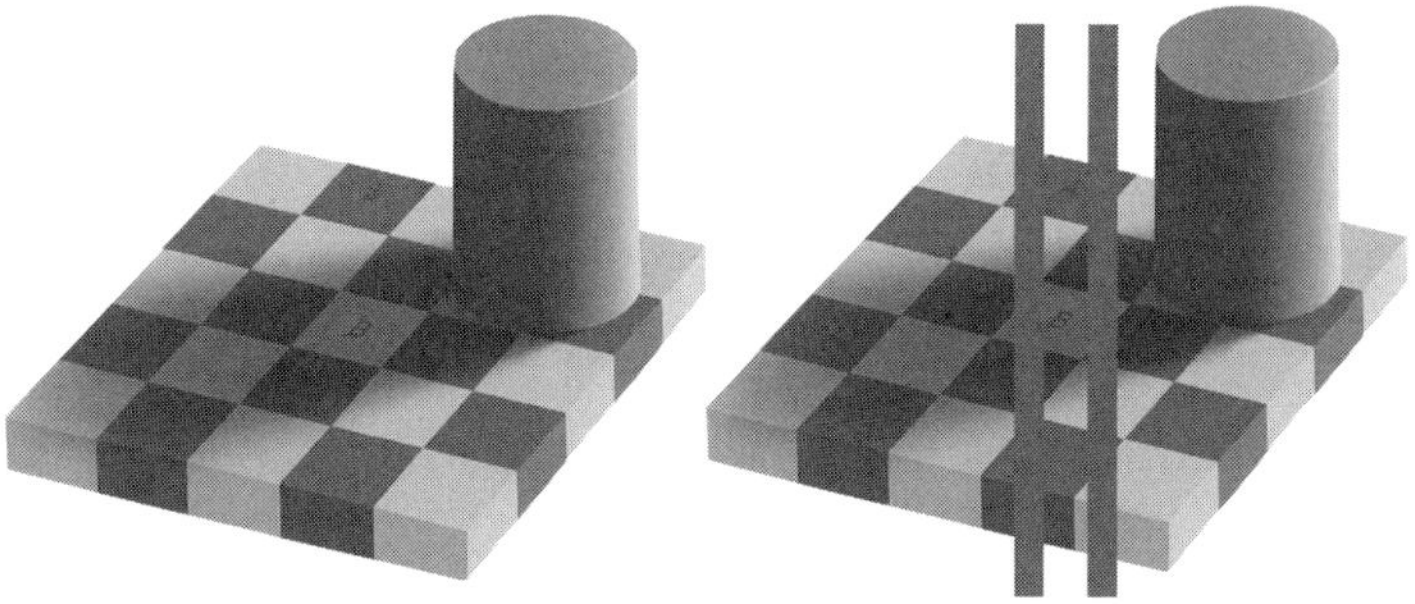

図5　アデルソンのチェッカーボード

色合いに違いはないし、その他の変化もない。AとBは同じ灰色だが、左側のチェッカーボードでは、違う色に見えてしまう。同じだとわかっていてもどうにもならない。この画像を何千回も見ているが、（左側の）AとBは、絶対に異なる灰色に見えてしまう(*)。

つまり、灰色の度合いの知覚は、AやBから届く実際の光の波ではなく、これらの特定の波長の組み合わせの原因に関する脳の最良の推測によって決定され、「ドレス」と同様、これは文脈によって決まる。Bは影になっているが、Aは影になっていない。脳の視覚システムは、影になっているものは暗く見えるという知識を回路の奥深くに刻み込んでいるのだ。脳が周囲の明るさに応じて知覚の推定を調整するのと同じように、Bの影についての推定も、影に関する予備知識に基づいて調整される。一方、右側のチェッカーボードでは、灰色の棒が重なっているため、影の文脈が混乱させられ、AとBが同一であるように見ることができるのである。

これは完全に自動的に行われる。あなたは、脳が知覚的予測をする際に、影に関する事前予期を持ち、それを使っていることに気づいていない、あるいは、少なくとも気づいていなかった。また、視覚シス

＊ 知識が知覚に影響を与えない場合、その知覚を「認知的に不可侵」と呼ぶ。

テムの故障もない。有用な視覚システムは、写真家が使うような光度計のようなものとは違う。知覚の機能は、少なくとも一次近似的には、感覚信号の最も可能性の高い原因を計算することであり、感覚信号が何を意味するにせよ、感覚信号そのものに気づきを与えることではない。

最後の例は、新しい予測がいかに早く意識的な知覚に影響を与えるかを明らかにするものである。図6を見てほしい。おそらく、あなたには黒と白の断片が混ざったようなものにしか見えていないだろう。そして、この文章の続きを読んだ後、110頁の図7の画像を見て、このページに戻ってきてほしい。

はい、戻ったかな。さて、このページの画像をもう一度見ていただきたい。以前はごちゃごちゃしていたのに、今ははっきりとした物体があり、事物があり、何かが起こっている。これは「ツートーン」あるいは「ムーニー画像」である。一度見たら、なかなか見えなくすることは難しい。ツートーン画像は、写真を撮影し、グレースケールでレンダリングし、慎重に閾値を設定して、細部を失わせて黒と白の両極端の「二つの色調《ツートーン》」にすることで作成される。正しい方法で正しい画像を作れば、何が写っているのか理解するのは非常に難しくなる。しかし、それも元の画像を見るまでのことで、元の画像を見た後は、ツートーンの画像は突然、筋の通った風景に変化する。

この例で注目すべきは、今、元のツートーン画像を見た時も、目に届く感覚信号は、最初に見たときと全く変わっていないことだ。しかし、変化したのは、この感覚データの原因に関する脳の予測であり、これがあなたが意識的に見るものを変えたのである[17]。

この現象は、視覚に限ったことではない。聴覚にも「正弦波スピーチ」として知られている説得力の

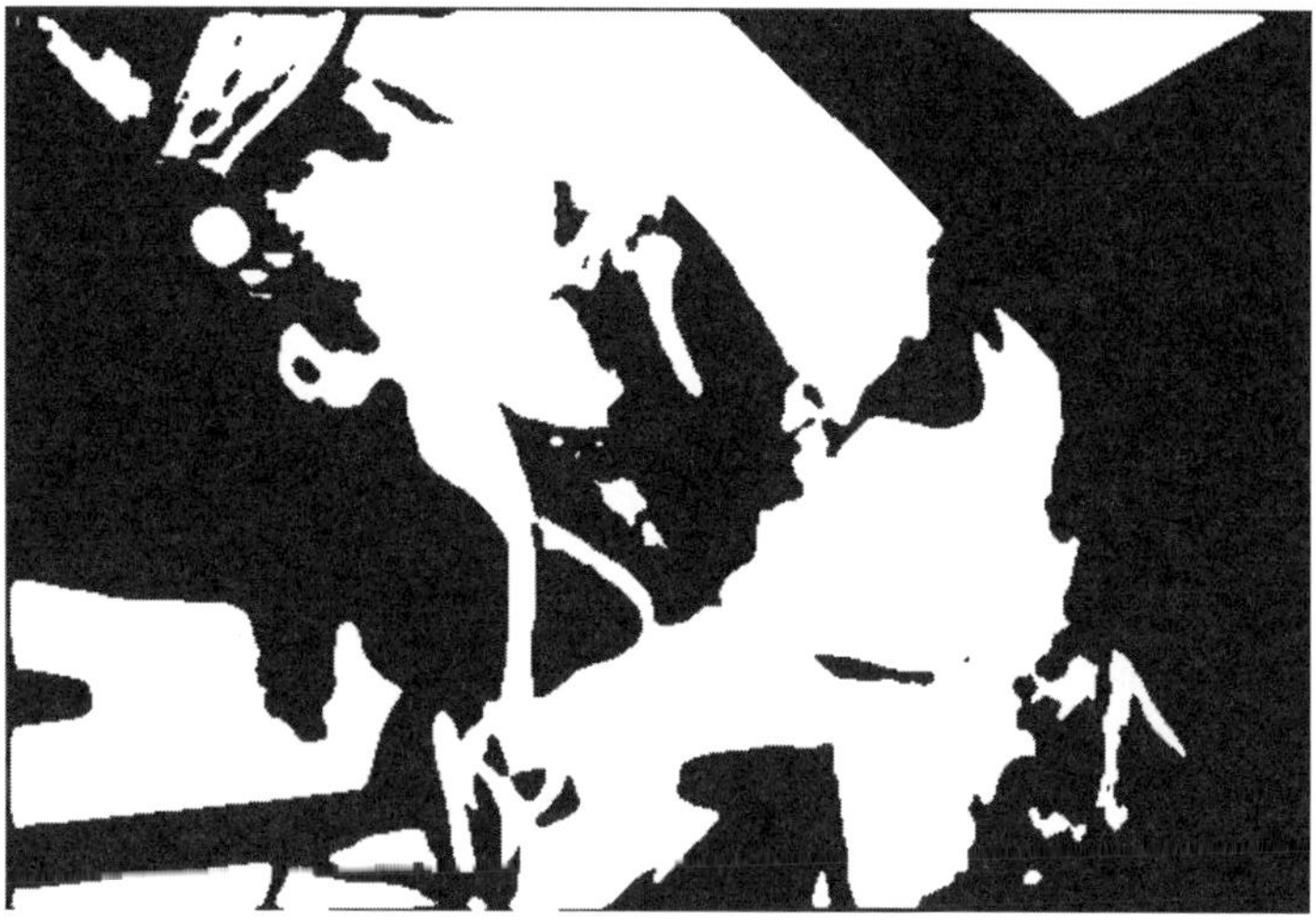

図6　これは何？

ある例がある。[18]これは、通常の会話のフレーズの高周波数の部分を全て削ぎ落として処理し、普通の会話を理解できないものに変換するというものである。その結果、ノイズの多い口笛のような、全く意味のない音になることが多い。これは、聴覚における ツートーン画像に相当する。しかし、加工されていない元の音声を聞き、さらに「正弦波」の音声を聞くと、突然、すべてが明らかになる。ツートーン画像と同じように、感覚信号の原因について強い予測を持つことで、知覚経験が変化し、豊かになるのだ。

これらの例は、確かに意図的にシンプルなものを選んだが、総合的に考えれば、知覚は生成的で創造的な行為であり、先取り的な、文脈を重視した感覚信号の解釈とその活用であることがわかる。そして、先に述べたように、知覚経験は脳に基づく予測から構築されるという原則は、視覚と聴覚だけでなく、私たちのすべての知覚に、常にあてはまる。[19]

この原則が意味する一つの重要なことは、私たちは決して世界を「あるがまま」に経験しているわけではないということである。実際、カントがヌーメノンで指摘したように、あるがままに経験するということが何を意味するのかを知ることは困難である。色のような基本的なものでさえ、これまで見てきたように、世界と心の相互作用の中でしか存在しないのである。だから、先ほどのような知覚の錯覚によって、見えるもの（聞こえるもの、触れるもの）とそこにあるものとの間に隔りがあることがわかったときには驚くかもしれないが、現実と直接一致するという「正確さ」だけで知覚経験を判断しないように気をつけなければならないのだ。正確な「真実の」知覚は、このように理解すると、キメラである。[20]私たちの知覚世界の制御された幻覚は、生存の可能性を高めるために進化によって設計されたものであり、外的現実の透明な窓、ともかくも概念的に意味のない窓としてあるのではない。次の章では、これらの考え方をより深く掘り下げていくが、その前に、いくつかの反論を頭に入れておくとよいだろう。

第一の反論は、知覚を制御された幻覚としてみる見方は、現実世界の否定できない側面を否定しているというものである。だから「もし私たちが経験するすべてのことが一種の幻覚に過ぎないのなら、電車の前に飛び出して何が起こるか見てきなさい」と反論することになる。

しかし、私が言ったことの中には、突進してくる列車であれ、猫であれ、コーヒーカップであれ、この世に存在するものを否定するものは何もない。制御された幻覚というときの「制御された」は、「幻覚」と同じくらい重要である。知覚をこのように記述することは、何でもありということではなく、知覚経験の中に世界の物事が現れる仕方を脳が構築しているという意味なのである。

このような言い方をする際、啓蒙思想家のジョン・ロックが「一次性質」と「二次性質」と呼んだものを区別して考えることは有用である。ロックは、対象の一次性質とは、空間を占める、固さを持つ、動くなど、観察者とは独立して存在する性質であるとした[21]。こちらに向かってくる列車はこの一次性質をふんだんに持っているから、それを観察しているかどうかに関わらず、また知覚の本質についてどんな信念を持っていようとも、列車の前に飛び出すのはよくないということになる。二次性質は、その存在が観察者に依存するような性質である。これは、心の中で感覚や「観念」を生み出す対象の特性であり、その対象から独立して存在するとは言えない。色は二次性質のよい一例である。色の経験は、ある種の知覚装置と対象との相互作用に依存しているからである。

制御された幻覚の観点からすると、対象の一次性質も二次性質も、能動的で構築的なプロセスを通じて知覚経験を生じさせることができる。しかし、いずれの場合も、知覚経験の内容は、対象の対応する性質と同一ではない。

第二の反論は、新しいものを認識する能力との関係である。私たちが知覚する可能性のあるあらゆるものに対して、あらかじめ最良の推測が必要であり、そのために私たちは永遠に、すでに予期された知覚の世界に閉じ込められるのではないかと心配する人がいるかもしれない。現実でも、テレビでも、映画でも、本の中ですらゴリラを見たことがないのに、突然、道を歩き回るゴリラに遭遇したとしよう。そのとき、あなたが今ゴリラを見ているというのは、新しい、そしておそらくはかなり怖い知覚経験になると私は保証する。〔知覚が最良の予測であるというのなら〕この既に予期された世界の中で、どうしてこんなことが起こるのだろう。

短い答えとしては、「ゴリラを見ること」は、決して全く新しい知覚経験ではないということだ。ゴ

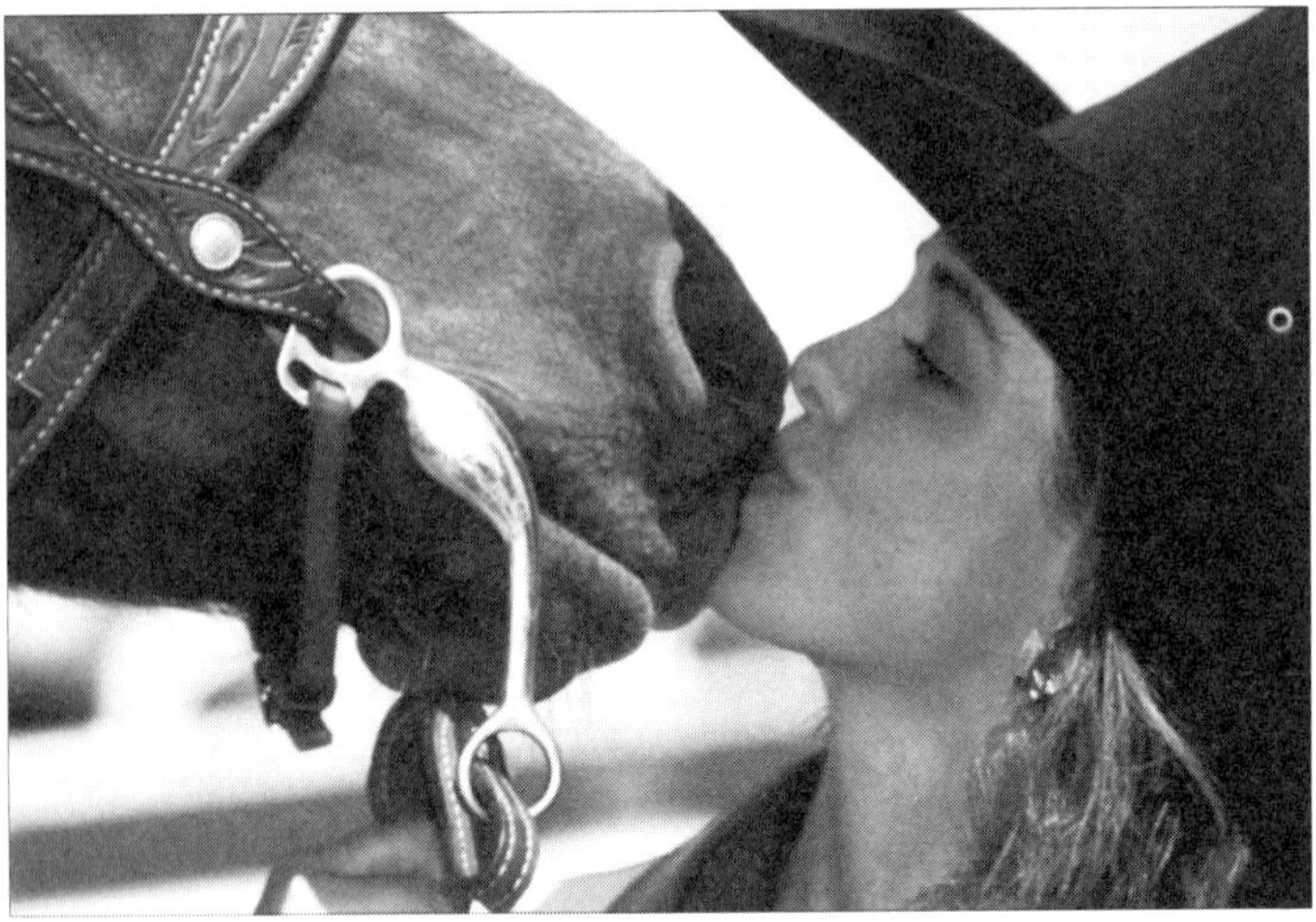

図7　これがその答えだ

リラは手足と毛皮を持つ動物であり、あなたやあなたの祖先は、これらの特徴の一部または全部を持つ他の生き物を見てきたはずだ。より一般的に言えば、ゴリラは（毛皮で覆われてはいるが）エッジがはっきりしていて、それなりに予測可能な動きをし、大きさや色、質感が似ている他の物体と同じように光を反射する物体である。「ゴリラを見る」という新しい経験は、輝度やエッジに関する予測から顔や姿勢に関する予測まで、さまざまな粒度と時間スケールで作動する知覚的予測から構築される。つまり、これらの予測が一緒になって、新しい全体的な知覚の最良の推測が作り上げられ、初めてゴリラを見たことになるのである。

長い答えとしては、そのためには、知覚の推定に関わる非常に複雑な神経の動きを、脳がどのように行っているかを知ることが必要である。次章ではまさにこの問題に向かうことにする。

第5章　オッズの魔法使い[1]

トーマス・ベイズ牧師（一七〇二年―一七六一年）は、長老派の牧師、哲学者、統計学者で、生涯の大半をイングランド南部のタンブリッジウェルズで過ごしたが、生前彼の名を不朽のものとした定理を発表することはなかった。彼の死後二年目にロンドンの王立協会で発表された「確率論の問題点を解決するためのエッセイ」は、同じく牧師で哲学者のリチャード・プライスが発表し、その後、フランスの数学者ピエール・シモン・ラプラスが数学的な課題の多くを解決した。しかし、「最良の説明への推定」と呼ばれる推論方法とその後ずっと結びつけられることになった名前はベイズである。この推論方法から得られる洞察は、意識的な知覚が脳に基づく最良の推測からどのように構築されるかを理解する上で重要なものである。

ベイズ推論は、確率を使った推論である。具体的には、不確実な状況下で最適な推定（これまで「最良の推測」と呼んできたもの）を行う方法に関わるものである。「推定」とは、すでに述べたように、証拠と理由に基づいて結論を出すことである。ベイズ推定は、仮説的推論の一例で、演繹的推論や帰納的推論とは異なる。演繹とは、論理だけで結論に達することである。もし、ジムがジェーンより年上で、ジェーンがジョーより年上なら、ジムはジョーより年上である。前提条件が正しく、論理規則に従うなら、演繹的推定は正しいことが保証される。帰納法では、一連の観察から外挿することで結論に達する。

記録された歴史の中で、太陽はずっと東から昇っているので、太陽は常に東から昇る、とするものである。演繹的推定とは違い、帰納的推定は間違う可能性がある。私が袋から出した最初の三つのボールは緑色だった、だから袋の中のボールはすべて緑色だ。これは正しいかもしれないし、正しくないかもしれない。

ベイズ推定によって定式化された仮説的推論とは、観測結果が不完全、不確実、あるいは曖昧な場合に、一連の観測結果に対する最良の説明を見出すことである。帰納的推論と同様に、仮説的推論もまた、物事を誤ることがある。仮説的推論は、「最良の説明」を探し求める際、演繹や帰納のように原因から結果へと前向きに推論するのではなく、観察された効果から最も可能性の高い原因へと後ろ向きに推論するものであると考えることができる。

ここで一例を挙げよう。ある朝、寝室の窓から外を見ると、芝生が濡れているのが見える。[2] 一晩中雨が降っていたのだろうか？　でも、庭のスプリンクラーを止め忘れたのかもしれない。目的は、あなたが見たものに対する最良の説明、つまり仮説を見つけることである。芝生が濡れているという前提で、（i）一晩中雨が降っていた確率、（ii）スプリンクラーをつけっぱなしにした確率はどれくらいだろうか？　つまり、観測されたデータに対して、最も可能性の高い原因を推定しようというわけである。

ベイズ推定は、この方法を教えてくれる。この方法は、新しいデータが入ってきたときに、何かについての信念を更新する最適な方法を提供するものである。ベイズの法則は、現在学んでいること（尤度）に基づいて、すでにわかっていること（事前）から次に信じるべきこと（事後）へと導くための数学的レシピである。事前、事後、尤度は、世界の状態ではなく、知識の状態を表すので、しばしばベイズ的「信念」と呼ばれる。（ベイズ的信念は必ずしも私個人が信じているものではないことに注意されたい。私の視覚野が目の前の物体をコーヒーカップだと「信じている」と言うのも、私がニール・アームストロングが月に降り立ったことを「信じている」と言うのと同じ意味である）。

事前とは、新しいデータが届く前に、何かがそうである確率のことである。例えば、あなたがラスベガスに住んでいるとして、一晩中雨が降る確率が非常に低いとする。スプリンクラーをつけっぱなしにしている確率は、スプリンクラーを使う頻度や、忘れやすいかどうかに依存する。この確率も低いが、雨の事前確率ほど低くはない。

尤度は、大雑把に言うと事後の反対にあたる。尤度は、原因から結果への「前向きの」推論を定式化する。一晩中雨が降っていた場合、あるいは一晩中スプリンクラーが回っていた場合、芝生が濡れている確率はどのくらいだろうか？　事前と同様に、これらも変化しうるが、ここでは、雨でもスプリンクラーでも、芝生を濡らす確率は等しいと仮定しよう。

ベイズの法則は、事前確率と尤度を組み合わせて、各仮説の事後確率を算出するものである。この法則自体は簡単で、事後確率は事前確率に尤度を掛け、それを二つ目の事前確率で割ったものである[3]（二つ目の事前確率は「そのデータに関する事前確率」で、この場合は芝生が濡れていることの事前確率である。ここでは各仮説で同じとしているので気にしなくてもよい）。

朝、芝生が濡れているのを見たとき、優秀なベイズ学者は事後確率が最も高い仮説を選ぶはずである。これがデータの最も可能性の高い説明である。この例では、一晩中雨が降る事前確率は偶然にスプリンクラーが回りっぱなしになる確率より低いので、雨が降る事後確率も低くなる。したがって、優秀なべイズ学者はスプリンクラー仮説を選択する。この仮説は、観測されたデータの原因に関するベイズ的な最良の推測であり、「最良の説明への推定」である。

もしこれがほとんど常識のように思えるなら、この特定の例では結果が常識と一致したからだ。しかし、ベイズ推定が常識から外れる場面は多々ある。例えば、医学的検査が陽性であることを根拠に、自分が厄介な病気にかかっていると間違って結論付けてしまうことはよくあることで、これは珍しい病気にかかっている事前確率を過大評価する傾向があるためである。[4] たとえ検査の精度が99%であっても、その病気の有病率が十分に低い場合、陽性の検査結果は、その病気に罹患している事後確率をわずかに増加させるにすぎない。

芝生が濡れるというシナリオに戻り、もう少し話を進めてみよう。自分の芝生を点検した後、隣の家の芝生に目をやると、そこも濡れているのがわかったとする。これは重要な新情報だ。スプリンクラー仮説では自分の芝生だけが濡れているはずだが、雨の仮説では両方の芝生が濡れているからである。（尤度は、想定された原因から観測されたデータに至るものであることを忘れてはならない）。優秀なベイズ学者であるあなたは、事後確率を更新し、一晩中の雨はあなたが見たものの最良の説明であることがわかったので、考えを改めることになる。

ベイズ推定の強力な特徴は、最良の推測を更新する際に、情報の信頼性を考慮することである。信頼できる（と見積もられる）情報は、信頼できない（と見積もられる）情報よりも、ベイズ的信念に大きな影響を与えることになる。寝室の窓が汚れており、眼鏡をなくしてしまったとする。隣の家の芝生が濡れているように見えるが、あなたの視力はとても悪いし、窓はとても汚れているので、この新しい情報は非常に信頼性が低く、あなたはそのことがわかっている。この場合、フェンス越しに見ると雨の仮説の可能性が少し高くなるが、たまたまスプリンクラーを消し忘れたという元の仮説の方がまだ優勢ということになるかもしれない。

多くの場合、新しいデータでベイズ的な最良の推測を更新するプロセスは、何度も何度も繰り返され、推定が無限に繰り返される。各反復において、以前の事後が新しい事前となる。この新しい事前を利用して、次にくるデータを解釈し、新しい事後確率、つまり新しい最良の推測を形成し、このサイクルが繰り返される。芝生が二日続けて濡れていた場合、二日目の原因に関する最良の推測は、一日目の最良の推測によって情報を得ることになり、新しい日が来るたびにこのようなことが繰り返されるのである。

ベイズ推定は、医療診断から行方不明の原子力潜水艦の捜索まで、あらゆる場面で大きな効果を発揮しており、新しい応用例も次々と生まれている。[5] 科学的手法そのものも、ベイズ的なプロセスとして理解することができ、実験から得られる新しい証拠によって科学的仮説が更新されていく。このような科学の考え方は、矛盾する証拠が積み重なるにつれて科学的体系全体が覆されるというトーマス・クーンの「パラダイム・シフト」や、風船を空に飛ばして撃ち落とすように仮説を一つ一つ検証していくというカール・ポパーの「反証主義」とは一線を画すものである。科学哲学の分野では、ベイズの考え方はハンガリーの哲学者イムレ・ラカトシュの見解と最も共通するものがある。彼の分析は、科学的研究プログラムが理想的に構成されているかということよりも、むしろ、それが実際に機能するのはなぜかということに焦点をあてている。[6]

ベイズ的な科学観とは、もちろん、理論の妥当性に関する科学者の事前の信念が、新しいデータによって理論が更新されたり、損なわれたりするその度合いに影響を与えるということである。例えば、私は、「脳はベイズ的な予測機械である」という強い事前信念を持っていると自覚している。この強い信念は、私が実験的証拠をどのように解釈するかを決めるだけでなく、私の信念に関連する新しい証拠を生み出すために、どのような実験を行うかも決定する。脳は基本的にベイズ的であるという私のベイズ的信念を覆すには、どれだけの証拠が必要だろうかと考えることがある。[7]

私たちの想像上の脳に戻ろう。頭蓋骨の中は静かで暗く、外の世界に何があるのかを探ろうとしている。この課題は、ベイズ推定を引き合いに出す理想的な機会だと言える。脳が、ノイズの多い曖昧な感覚信号の原因について最良の推測をしているとき、それはトーマス・ベイズ牧師の原則に従っているのである。

知覚の事前確率は、多くの抽象度と柔軟性をもって符号化される。これらは、「光は上から来る」といった非常に一般的で比較的固定された事前確率から、「近づいてくる毛皮の物体はゴリラだ」といった状況特有の事前確率に及ぶものまでさまざまである。脳内の尤度は、感覚信号に対する潜在的な原因からのマッピングを符号化したものである。これは知覚的推定の「前方推論」の構成要素であり、事前確率と同様に、さまざまな時間、空間のスケールで動作することが可能である。脳はこれらの事前確率と尤度をベイズの法則に従って継続的に組み合わせ、一秒に何度かの割合で新しいベイズ事後推定（知覚的な最良の推測）が形成される。そして、それぞれの新しい事後確率は、刻々と変化する次の感覚入力のための事前確率として機能する。知覚は、静的なスナップショットではなく、回転プロセスなのである。

ここでも感覚情報の信頼性が重要な役割を果たしている。たまたま動物園にいるのでなければ、遠くに黒くて毛のあるものがぼんやりと見えたとき、「ゴリラ」と答える事前確率は非常に低くなるはずだ。それが何であれ遠方にあるため、この視覚的入力の信頼度も低く見積もられ、知覚的な最良の推測が直ちに「ゴリラ」に落ち着くことはないだろう。しかし、動物が近づくにつれ、視覚信号の信頼性と情報量が増すと、あなたの脳の最良の推測は、大きな黒い犬、ゴリラの着ぐるみを着た男、実際のゴリラという一連の選択肢を辿る。ついに、あなたが自信を持ってゴリラを認識したときに、まだ逃げるのに十分な時間があることを願うが。

ベイズの信念（事前確率、尤度、事後確率）について考える最も簡単な方法は、0（確率ゼロ）と1（確率100％）の間の単一の数字であるときである。しかし、感覚信号の信頼性が知覚的推定にどのように影響するかを理解し、実際にベイズの法則が脳内でどのように実装されているかを知るためには、もう少し深く、代わりに確率分布の観点から考える必要がある。

図8は、変数Xの確率分布の例である。数学における変数とは、異なる値を取り得る記号に過ぎない。Xの確率分布は、Xの値が特定の範囲に存在する確率を記述する。図にあるように、曲線で表すことができる。Xがある範囲に存在する確率は、その範囲に対応する曲線の下の領域で与えられる。この例では、Xが2～4の間にある確率は、4～6の間にある確率よりはるかに高い。すべての確率分布と同様に、曲線の下の面積の合計はちょうど1になる。これは、すべてのありうべき結果を考慮したとき、何かが起こるはずだからである。(8)

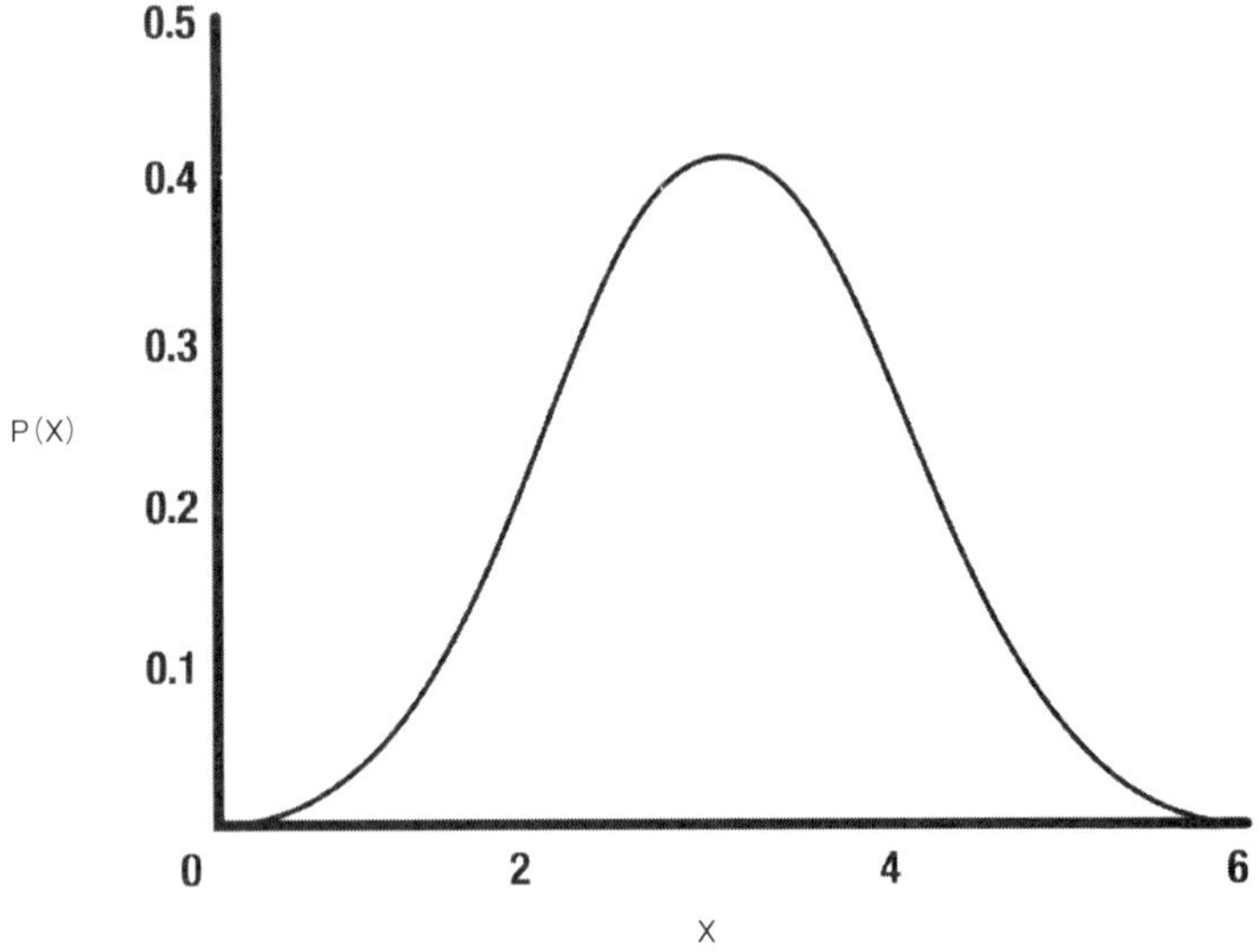

図８　ガウス確率分布

確率分布にはさまざまな形状がある。一般的な形状として、図の曲線もその一例だが、「正規分布」「ガウス分布」「ベル曲線」などがある。これらの分布は、平均（どこで曲線がピークを迎えるかを表す数値。この場合は３）と精度（どの程度裾野が広がっているか。精度が高いほど広がりが少ない）で完全に特定される。これらの量（平均と精度）は分布のパラメータと呼ばれる(*)。

ここでの考えは、ベイズの信念は、このようなガウス型確率分布で表現するのが有効であるというものである。直感的には、平均は信念の内容を表し、精度は脳がこの信念に対して抱く信頼度を表す。分布が鋭く尖った（精度の高い）ものは、信頼度の高い信念に対応する。後述するように、ベイズ推定が威力を発揮するのは、この信頼度を表現する能力である。

ゴリラの例に戻ろう。ここで、関連する事前確率、尤度、事後確率は、それぞれ平均と精度で指定される確率分布と考えることができる。各分布の平均は「ゴリラ」の確率を表し、精度はこの確率の見積もりに対する脳の信頼度に相当する。(9)

新しい感覚データが届くとどうなるのか？　ベイズ更新のプロセスは、グラフで見るのが一番わかりやすい。図9では、点線の曲線がゴリラに遭遇する事前確率を表している。この曲線は平均値が低く、ゴリラはあり得ないと想定されていることを示し、精度は比較的高く、この事前の信念には高い信頼度があることを示す。破線の曲線は尤度であり、感覚入力に対応する。ここでは、平均値は高いが精度は低い。もしゴリラが本当にいたら、このような感覚データを得られるかもしれないが、これについてはあまり自信がない。実線の曲線は事後確率で、感覚データを考慮に入れた上でのゴリラがいる確率を表す。通常、これはベイズの法則を適用して得られる。ガウスの確率分布を扱っている時は、ベイズの法則を適用することは、結果として生じる曲線（事後確率の曲線）の下の面積を1に保ちながら、点線と破線の曲線を掛け合わせることになる。

事後のピークが尤度よりも事前評価に近いことに注目していただきたい。これは、二つのガウス分布の組み合わせが、平均と精度の両方に依存するためである。この場合、尤度の精度が比較的低いので、「ゴリラ」を示す感覚信号は信頼できないと推定され、事後最適推計は事前推計からあまりずれていない。しかし、次に見た瞬間、ゴリラはあなたに少し近づいているので、ゴリラの感覚データは少し鮮明

＊「精度」の代わりに「分散」という言葉が使われることもある。精度は分散の逆数で、精度が高いほど分散は小さくなる。

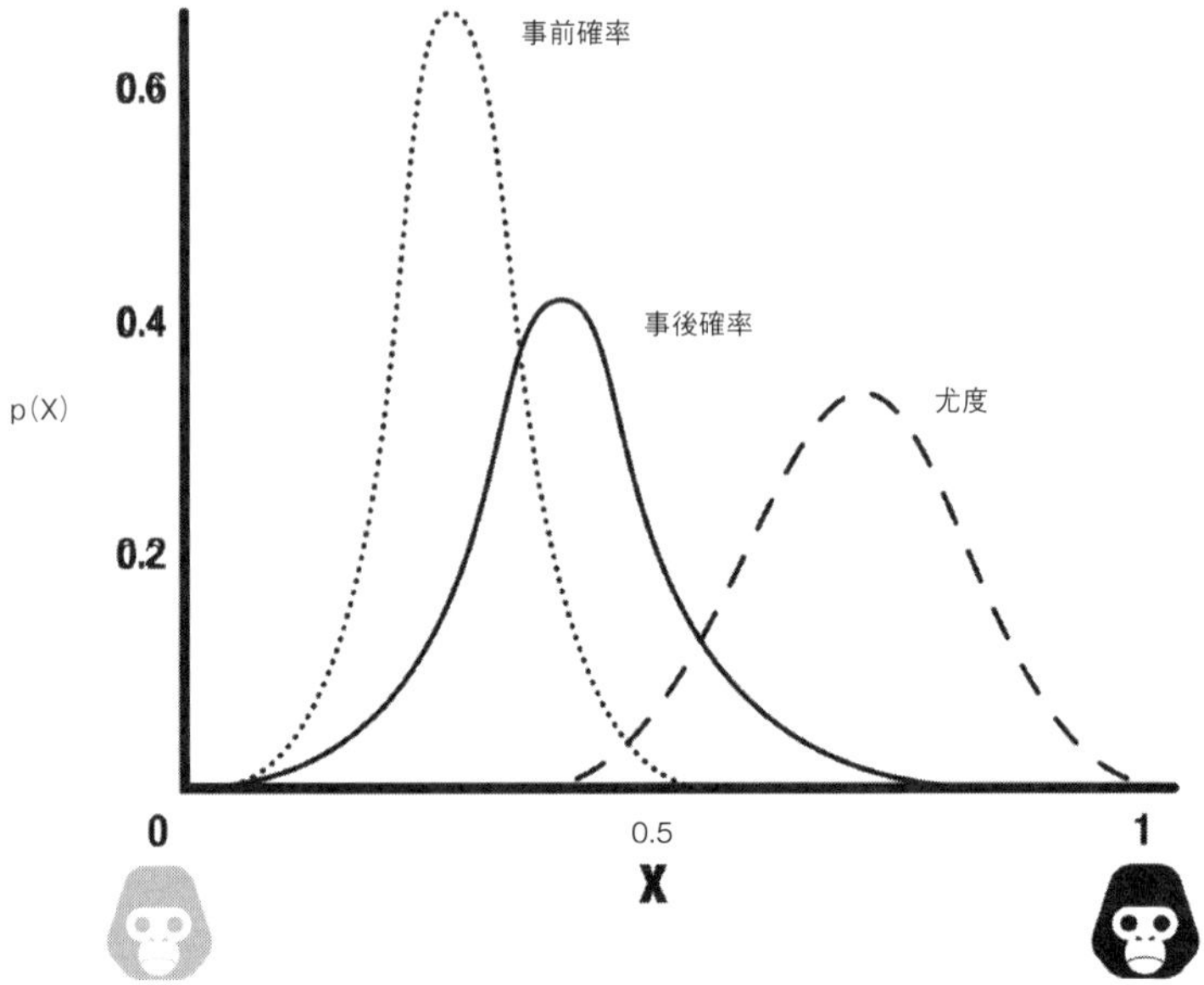

図９　ガウス確率分布を用いたベイズ推定によるゴリラ目撃の最良の推測

になり、新しい事前分布は前の事後分布によって与えられるので、新しい事後分布（新しい最良の推測）は「ゴリラ」の方に近づくことになる。同様のことが、逃げ出すまで続く。

ベイズの定理は、知覚的推定における最適化の標準を提供する。感覚入力がゴリラであれ、赤い椅子であれ、コーヒーカップであれ、その最も可能性の高い原因を突き止めようとするとき、脳はどのような行動をとるべきかについて最良のシナリオをベイズの定理が決めるのである。しかし、これは物語の一部にすぎない。ベイズの定理だけではわからないこともあって、脳が、神経メカニズムという点で、どのように最良の推測というこのような離れ業を行っているのかは明らかになっていない。

この問いに答えるには、制御された幻覚という知覚の理論に、そして意識内容は単に知覚的予測によって形作られるだけではなく、その予測そのものであるという重要な主張に戻ることになる。

前章で、知覚は予測誤差を最小化する継続的なプロセスによって起こるという考えを紹介した。この考えによれば、脳は感覚信号について絶えず予測を生み出し、その予測と目や耳、鼻、皮膚などに到達した感覚信号とを比較しているということになる。予測された感覚信号と実際の感覚信号の違いが、予測誤差を生む。予測は主にトップダウンの形で（内側から外側へ）流れるが、予測誤差はボトムアップの形で（外側から内側へ）流れる。この予測誤差の信号は、脳が予測を更新し、次の感覚入力に備えるために使われる。私たちが知覚するものは、感覚の予測誤差が一度最小化されたら、あるいは可能な限り「説明を免れた」なら、トップダウンの予測を全て合わせた内容によって与えられる。[10]

制御された幻覚という見方は、知覚や脳機能に関する他の「予測」理論、とりわけ予測処理と多くの特徴を共有している。[11] しかし、強調すべき重要な違いがある。予測処理とは、脳が知覚（および認知、動作）を達成するメカニズムに関する理論である。これに対して、制御された幻覚という見方は、脳のメカニズムが意識的な知覚の現象的特性をどのように説明するかということについてのものである。つまり、予測処理は脳がどのように働くかについての理論であるのに対し、制御された幻覚という見方は、この理論を意識的な経験の性質を説明するために取り上げ、発展させるのである。重要なのは、どちらも予測誤差の最小化という基礎的なプロセスに基づいていることである。

そして、制御された幻覚とベイズ推定を結びつけるのは、予測誤差の最小化である。これは、脳が何をすべきかというベイズ的な要求を取り上げて、脳が実際に何をするかという提案に変えるものである。

予測誤差をどこでも常に最小にすることで、脳は実際にベイズの法則を実装していることが明らかとなった。より正確には、ベイズの法則を近似している。知覚の内容は、感覚データのボトムアップの「読み出し」ではなく、トップダウンの制御された幻覚であるという考え方が可能になるのは、このつながりがあるからである。

ここで、脳における予測誤差の最小化の核となる三つの要素、すなわち、生成モデル、知覚階層、感覚信号の「精度の重み付け」について考えてみよう。

生成モデルとは、知覚可能なもののレパートリーを決定するものである。ゴリラを知覚するためには、私の脳は、関連する感覚信号、ゴリラが実際に存在すると予期される感覚信号を生み出すことのできる生成モデルを備えている必要がある。この生成モデルが、知覚的予測のフローを提供し、入力される感覚データと比較されることで予測誤差が生じ、その誤差を脳が最小化しようとすることで予測が更新されるのである。[12]

知覚の予測は、空間と時間のさまざまなスケールにまたがって展開されるため、私たちは物、人、場所で満ちた、構築された世界を知覚するのである。ゴリラを見るという高度な予測は、手足、目、耳、毛皮に関する低レベルの予測を生み、それがさらに色、質感、エッジに関する予測へと連鎖し、最終的には視野全体の明るさの先回り的な変化へとつながっていく。[13] このような知覚の階層化は、感覚を横断し、さらには感覚データを完全に超えて機能する。突然、母の声が聞こえたら、視覚野は近づいてくる人物を母だと予測するように調整するかもしれない。動物園にいることがわかっていれば、脳の知覚領域は、通りをぶらぶら歩いているときよりもゴリラを見る準備が整っているはずだ。

ここではっきりさせておきたいのは、予測誤差最小化における「予測」は、必ずしも未来についてではない、ということだ。それは、単に、モデルを使うことでデータを超えているということを意味する。統計学では、予測の本質は、十分なデータがない場合に対応することにある。というのも、予測が未来に関することであっても、つまり、ここでは未来を「不十分なデータ」と考えればよいのだが、あるいは、不完全にしかわかっていない現在の状態に関することであっても、問題にはならないからだ。

予測誤差を最小化するための最後の重要な要素は、精度の重み付けである。[14] 感覚信号の相対的な信頼性が、知覚的推定を更新する程度を決定することは既に見たとおりである。遠くにいるゴリラを最初に見たときや、汚れた窓から隣の家の芝生を見たときは、信頼性の低い感覚信号が分配されるので、ベイズ的な最良の推測はあまり変化しない。また、信頼性は対応する確率分布の精度によって把握されることも見てきた。図9が示すように、見積もられた精度の低い感覚データは事前の信念の更新に与える影響が弱い。

ここで、単に「精度」と言わず「見積もられた精度」と言ったのは、感覚信号の精度は、知覚する脳に直接与えられるものではないからである。それもまた、推定する必要がある。脳は、感覚入力の最も可能性の高い原因を突き止めるという課題だけでなく、関連する感覚入力の信頼性を突き止めるという課題にも直面している。このことが実際に意味しているのは、脳は、感覚信号が知覚的推定に与える影響を常に調整しているということである。これは、感覚信号の見積もられた精度を一時的に変化させることによって行われる。これが「精度の重み付け」という用語の意味である。推定精度の重み付けを下げると、感覚信号が最良の推測の更新に与える影響が小さくなり、重み付けを上げると、逆に感覚信号が知覚的推定に与える影響が強くなる。このように、精度の重み付けは、知覚の最良の推測に到達するために必要な予測と予測誤差の間の繊細なダンスの振り付けに不可欠な役割を果たしている。

複雑な話に聞こえるが、私たちは知覚における精度の重み付けの役割について熟知している。感覚信号の見積もられた精度を上げることは、「注意を払う」ことにほかならない。何かに注意を向けるとき、例えば遠くにゴリラがいるかどうかを本当に確かめようとするとき、脳はそれに対応する感覚信号の精度の重み付けを増やしており、それは見積もられた信頼性を高めること、つまり「ゲイン」を上げることに相当する。注意をこのように考えることで、たとえ視界にあるものでも、また真正面から見ているものでも、見えないということが起こるのかを説明することができる。もしあなたがある感覚データに注意を払うなら、つまり、その見積もられた精度を上げるなら、他の感覚データは知覚の最良の推測の更新にあまり影響を及ぼさないということになる。

驚くべきことに、ある状況下では、注意を向けられていない感覚データが全く影響を及ぼさないことがある。一九九九年、心理学者のダニエル・シモンズは、この現象を「不注意による盲目」と呼んで、よく知られたビデオ・デモンストレーションを開発した。(15)(*) まだ見たことのない方は、ぜひ見ていただきたい。

こんなことが起こるのだ。デモでは、シモンズの被験者は、三人ずつの二つのチームが出てくる短いビデオを見る。一方のチームは黒い服を、もう一方のチームは白い服を着ている。各チームはバスケットボールを持ち、自分たちの間でパスし合いながら、一見ランダムに見えるパターンで歩き回る。視聴者の仕事は、白チームのメンバー間だけで行われたパスの回数を数えることだ。六人の選手はあちこち動き回っているし、ボールは二つも回っているので、注意力を集中させる必要がある。

驚くべきことに、このときほとんどの人は、黒いゴリラの着ぐるみを着た人が左から入ってきて、さまざまなゴリラの動きをし、右に退場することに全く気がつかない。もう一度同じ映像を見せて、今度はゴリラを探すように言うと、すぐにゴリラが見つかり、同じ映像だとは思えないことが多いだろう。これは、白の選手に注意を向けることで、黒の選手やゴリラからの感覚信号の見積もられた精度が低くなり、知覚の最良の推測の更新にほとんど影響を与えていないということである。

何年も前のある日の午後、サンディエゴのお気に入りのサーフスポットへ車で向かっているときに、同じようなことが起こった。デルマー地区の海に向かう短い脇道で、最近「左折禁止」の標識が設置されたところを左折してしまった。この新しい標識には明白な理由がなく、前を走る他の車も同じ道を曲がっていたため、また私はこの道を何百回も曲がったことがあったため、そして不当に反則切符を切られたことに非常に腹を立てていたため、私は宣誓供述書で、「原則的には」見えていたかもしれないが、標識が私には文字通り見えていなかったと主張し、不注意による盲目の原則に訴えて弁解した。そう、確かに新しい標識はあったが、脳内の精度の重み付けにより、私はそれを知覚することができなかったのだ。最高裁判所とまではいかないが、その日の「犯罪カレンダー」に私の名前が載るくらいの勢いで、カリフォルニアの交通裁判所に提訴した。裁判官のためにパワーポイントのプレゼンテーションまで用意したが、それは少しも役に立たなかった。

＊ www.youtube.com/watch?v=vJG698U2Mvo.

マジシャンもまた、不注意による盲目を利用している。自分の技をそのような言葉で表現することはないだろうが。特にクローズアップ・マジックでは、スペードのクイーンが耳の後ろに置かれていることに気づかれないように、人の注意を巧みに誘導して、あたかも空中から出現したかのように見せる。[16] スリがうまくいくのも、このような知覚のクセを利用している。私は以前、スリの名人アポロ・ロビンスが私の同僚たちの時計、財布、小銭入れをいとも簡単に抜いてしまうのを目撃したことがある。取られた方の同僚の多くは知覚の専門家で、不注意による盲目を知り尽くし、ロビンスのしようとしていることを完全にわかっていたはずなので、この技はさらに優れていることになる。

私たちの世界との関わりは、以下のようになっていると考えたくなる。まず、私たちは世界をありのままに認識する。そして、何をすべきかを決める。そして、それを実行する。感じ、考え、動作する。このように見えているだろう。しかし、繰り返すが、物事の見え方は、実際のあり方を知るには、不十分な指針である。動作を考慮に入れるときがやってきた。

動作は知覚と不可分である。知覚と動作は非常に密接に結び付き、互いを決定し定義している。すべての動作は、入ってくる感覚データを変えることで知覚を変化させ、すべての知覚は動作を導くためにある。行動を伴わない知覚には意味がない。私たちが周囲の世界を認識するのは、その中で効果的に動作するため、目標を達成するため、そして長期的には生存の可能性を高めるためである。[17] 私たちは世界をありのままに認識するのではなく、そうすることが私たちにとって有用であるように認識するのである。

動作が先にあるのかもしれない。脳は、知覚の最良の推測に到達して動作を導くと考えるのではなく、基本的に行動を生成するという仕事をしながら、感覚信号を用いてその行動を継続的に調整し、生物の目標を最良の形で達成していると考えることもできる。[18] このように考えると、脳は本質的にダイナミックで能動的なシステムであり、絶えず環境を探り、その結果を検証していることがわかる。[*]

予測処理において、動作と知覚は表裏一体である。どちらも感覚的な予測誤差の最小化に支えられている。これまで、この最小化のプロセスを知覚的予測の更新という観点から説明してきたが、それが唯一の可能性ではない。予測誤差は、感覚データを変化させ、新しい感覚データが既存の予測に一致するような動作を行うことで減少させることもできる。動作による予測誤差の最小化は「能動的推定」と呼ばれている。[19] これは、イギリスの神経科学者カール・フリストンが作った用語である。

能動的推定とは、自己充足的な知覚的予測であり、脳が知覚的予測を実現するための感覚データを、動作を通して探し出すプロセスであると考えるとわかりやすい。その動作は、目を動かすという単純なものでもよい。今朝、私は机の上の散乱した物の中から車の鍵を探していた。目をあちこちに動かしている間、私の視覚的予測は刻々と更新され（空のマグカップ、空のマグカップ、ペーパークリップ、空のマグカップ…）、車の鍵という知覚的予測が満たされるまで、私の視覚的焦点は目の前の光景を調べ続け

＊　ホヤを考えてみよう。この単純な動物は、幼少期に初歩的ではあるが明確な脳を持ち、その脳を使ってそこに漂っているものをろ過して残りの人生を過ごすため魅力的な岩やサンゴの塊を探す。そして、その岩に取り付くと、自分の脳を食べ、簡単な神経系だけを残す。このホヤを、大学で終身雇用の職を得る前と後の学問的なキャリアに例える人もいる。

た。

目を動かす、違う部屋に入る、腹筋を締めるなど、どんな身体動作も何らかの形で感覚データを変化させる。新しい仕事に応募する、結婚を決める、といった高次の「動作」さえ、感覚入力を変化させる一連の身体動作に次々と伝達されていく。あらゆる種類の動作は、能動的推定によって感覚的予測誤差を抑制する可能性を持っており、したがってあらゆる種類の動作が直接的に知覚に関与していることになる。

予測処理のすべての側面と同様に、能動的推定も生成モデリングに依存する。より具体的には、能動的推定は、生成モデルが動作の感覚的結果を予測する能力に依存している。これは、「あそこを見たら、どのような感覚データに出会う可能性があるか」という予測である。このような予測は「条件付き予測」と呼ばれ、「あることが事実であれば、何が起こる可能性があるか」という形の予測である。このような条件付き予測がなければ、無数にある取りうる動作のうち、どのような動作をとれば感覚的な予測誤差が少なくなるのか、脳は知る方法はないだろう。私の脳が、無くした車の鍵を探すのに最も適していると予測した動作は、机の上を目で確認することであり、窓の外を見つめたり、手を振ったりすることではない。

能動的推定は、既存の知覚的な予測を満たすだけでなく、これらの予測の改善にも役立つ。短い時間スケールでみると、動作は新しい感覚データを採取して、より良い最良の推測をするのに役立てたり、競合する知覚的仮説の間で決断するのに役立てたりすることができる。この章の冒頭で、「一晩中雨が降っていた」と「誤ってスプリンクラーをつけたままにしてしまった」という競合する仮説を、フェンス越しに隣の家の芝生を覗き込むことでよりよく識別することができる例を紹介した。また、車の鍵を探すために机の上にあるマグカップを片付けるような例もあった。いずれの場合も、その動作の結果、感覚データがどのように変化するかを予測できる生成モデルがあれば、適切な動作を選択することができるのだ。

長期的に見れば、動作は学習の基本である。ここでは、感覚信号の原因や世界の因果構造一般を明らかにすることで、脳の生成モデルを向上させることができるという意味である。濡れた芝生の原因を推測するためにフェンス越しに見たとき、私は一般的に何が原因で芝生が濡れているのかについてより多くを学んだことになる。最良のケースでは、能動的推定は好循環を生み出すことができる。[20] つまり、適切な動作は世界の構造についての有用な情報を明らかにし、この情報は、改良された生成モデルに組み込まれ、そのモデルがさらに改良された知覚的推定を可能にし、この推定が、さらに有用な情報をもたらすと予測される新しい動作を導くことができるのである。

能動的推定の最も直感に反する側面は、動作そのものを自己充足的な知覚的予測の一形態と考えることができるという点である。この見方では、動作は単に知覚に関与しているのではなく、動作が知覚なのである。私が目を動かして車の鍵を探したり、手を動かしてマグカップを片付けたりするのは、私の身体の位置や動きに関する知覚的な予測が現実化したものだ。

能動的推定では、動作は自己充足的な固有知覚の予測である。固有知覚は知覚の一形態で、骨格と筋肉組織の至る所にあるレセプターから流れてくる感覚信号を登録することによって、身体がどこにいてどのように動いているかを追跡する。私たちは、固有知覚についてあまり考えたことがないだろう。なぜなら、ある意味、固有知覚は常にあるものだからだ。しかし、目を閉じたままでも鼻を触ることができるという単純な事実(試してみてほしい)を思い起こせば、固有知覚が私たちのすべての動作において重要な役割を担っていることがわかる。能動的推定の観点からは、鼻に触れるということは、手の動きと位置に関する一連の固有知覚的予測を自己充足させて、私の指が現在鼻に触れていないという感覚的証拠を打ち消すことを意味する。ここでもまた、精度の重み付けが重要な役割を果たす。固有知覚による予測が自己充足するためには、身体の実際の位置を脳に伝える予測誤差を減衰させる、つまり重み付けを下げる必要がある。これは、注意を払うことの反対で、身体を動かすことを可能にする「不注意」と考えることができる。[21]

動作をこのように考えることは、動作と知覚がいかに表裏一体であるかを示している。中央にある「心」から見て、知覚は入力であり、動作は出力であるというよりもむしろ、動作と知覚はどちらも脳による予測の一形態なのである。どちらも、ベイズ的な最良の推測という共通のプロセスに依存しており、誰がリードし、誰がフォローするかの違いだけで、知覚的予測と感覚的予測誤差の間で注意深く振り付けられたダンスをしているのだ。

最後にもう一度、骨の牢獄に封印された私たちの想像する脳にチェックインしてみよう。この脳は孤立しているわけではないことがわかった。脳は、世界と身体からの感覚信号の奔流の中を泳ぎ、常に自己充足的な固有知覚の予測を行い、この感覚信号の流れを先取り的に作り上げる。入力してくる感覚信号の集中砲火が、トップダウンで滝のように落ちてくる予測の流れと出会い、予測誤差の信号は上方に流れてより良い予測を刺激し、新しい動作を誘発する。この回転プロセスは、ベイズ推定に近似した十分に良いベイズ主義を生み出し、脳は感覚環境の原因について最良の推測を落ち着くところまで練り上げ、鮮やかな知覚世界（制御された幻覚）が生み出されるのである。

　制御された幻覚をこのように理解することで、トップダウンの予測は単に私たちの知覚を偏らせるだけではないということを十分に正当な理由を持って認識することができる。予測は私たちが知覚するものなのである。色や形や音で生き生きとした私たちの知覚世界は、色も形も音もない感覚入力の隠れた原因について、脳が行なっている最良の推測に過ぎないのである。

　そして、次に述べるように、猫、コーヒーカップ、ゴリラの経験だけではなく、私たちの知覚経験のあらゆる側面もこのように説明できる。

第6章　鑑賞者の共有

知覚経験の深い構造を探る旅は、二〇世紀初頭のウィーンへの旅から始まった。この時代、もしあなたがこの優雅な街のカフェやサロン、アヘン窟をぶらぶら歩けば、何人かの著名な人物に出くわしたことだろう。哲学者のグループ「ウィーン・サークル」があり、そのメンバーには、クルト・ゲーデル、ルドルフ・カルナップがいて、時にはルートヴィヒ・ヴィトゲンシュタインもいただろう。モダニズム絵画のパイオニアであるグスタフ・クリムト、オスカー・ココシュカ、エゴン・シーレ、そして美術史家のアロイス・リーグル。そしてもちろん、ジークムント・フロイトもいた。

当時のウィーンの流動的な知的環境の中で、芸術と科学という二つの文化は飛びぬけて混ざり合っていた。芸術やそれが引き起こす人間の反応には科学的な説明が必要だと考えるような、ありきたりの意味で、科学が芸術の上に位置づけられることはなかった。また、芸術が科学の手が届かないところに置かれたわけでもない。芸術家と科学者、そしてその批評家は、人間の経験を——その豊かさと多様性のすべてを——理解しようとして、同盟関係を結んだ。神経科学者のエリック・カンデルが、この時代を「洞察の時代」と同名の著書〔邦訳は『芸術・無意識・脳』須田年生・須田ゆり訳、九夏社、二〇一七年〕で呼んだのも不思議ではない(1)。

時代の洞察から生まれてきた最も影響力のあった概念の一つが、「鑑賞者の共有」だった。これを最初に提唱したのはリーグルだが、のちにこれを世に知らしめたのが二〇世紀美術史の重要人物であるエルンスト・ゴンブリッチ（一九〇九年ウィーン生まれ）だった。[2] この概念は、芸術作品を想像の中で完成させる上で、観察者――つまり鑑賞者――が果たす役割に焦点を当てたものである。鑑賞者が共有するのは、作品や世界そのものには見出せない、それを知覚する者によってもたらされる知覚的経験の部分である。[3]

鑑賞者の共有という概念は、制御された幻覚理論のような知覚の予測理論との結びつきを求めている。カンデルはこう言っている。「鑑賞者の知覚にはトップダウンの推定が含まれるという洞察によって、ゴンブリッチは「無垢な目」は存在しない、つまり、すべての視覚的知覚は概念の分類と視覚情報の解釈に基づいている、と確信した。分類できないものは知覚できないのである[4]」。

私にとっては、鑑賞者の共有は特に、モネ、セザンヌ、ピサロのような画家の作品を見るとはっきりする。たとえば、印象派の名画の一つ、ピサロが一八七三年に描いた「エネリーの霜」（現在、パリのオルセー美術館に収蔵）の前に立つと、別世界に引き込まれるような感じがする。[5] このような絵画が力を持つ理由の一つは、鑑賞者の視覚システムに解釈の余地を残していることである。ピサロの絵は、批評家ルイ・ルロワが指摘するように「汚れたキャンバスに置かれた…パレットの削り屑」が、一面が鋭く凍った印象を強烈に喚起する。[6]

印象派の風景画は、描くという行為から画家を解放し、そのプロセスの出力ではなく、知覚的推定の素材である明るさの変化をキャンバスに与えることで、ゴンブリッチの「無垢な眼[7]」を取り戻そうとする。そのために、画家は、視覚の主観的で現象的な側面がどのように生まれるかについて、洗練された理解を深め展開する必要がある。各作品は、感覚的な入力から一貫した主観的経験にいたるまで、人間の視覚システムをリバース・エンジニアリングしたものとして理解することができる。絵画は、予測的な知覚と、これらのプロセスが生み出す意識的経験の本質を探る実験となる[8]。

ピサロのような絵画には、知覚の科学の反響や予感以上のものがあり、鑑賞者の共有は、予測誤差の最小化の美術史版以上のものを提供する。ゴンブリッチらがもたらしたのは、知覚の現象論的、経験論的な性質に対する深い理解であり、この理解は、事前確率や尤度、予測誤差といった基本的な事柄の中で簡単に見失われてしまうものである。

「印象派のキャンバスのにじみや筆致に「突然命が吹き込まれた」と言うとき、私たちはこれらの顔料の塊に風景を映し出すように導かれたことを意味する[9]」。このように、ゴンブリッチは、意識的な知覚について本質的な何かをつかんでおり、それは、芸術を超えて、経験の性質全般にも応用できるものである[10]。私たちが世界を「本当にそこにある」ものとして経験するとき、それは客観的な現実が受動的に露わになるのではなく、脳から世界に手を差し伸べた、生き生きとした現在の投影なのである。

研究室に戻り、主観的な経験を支える知覚的な予期を解明するための努力を、簡単な実験から始める。実験的予測の一つに、「予期しているものは、予期していないものよりも早く、簡単に知覚できるはずだ」という予測がある[11]。数年前、当時私のポスドク研究員だったヤイル・ピント（現在はアムステルダム大学の助手）が、この仮説を検証するために、私たちがよく行うように、視覚経験に焦点を当てた実験を行った。

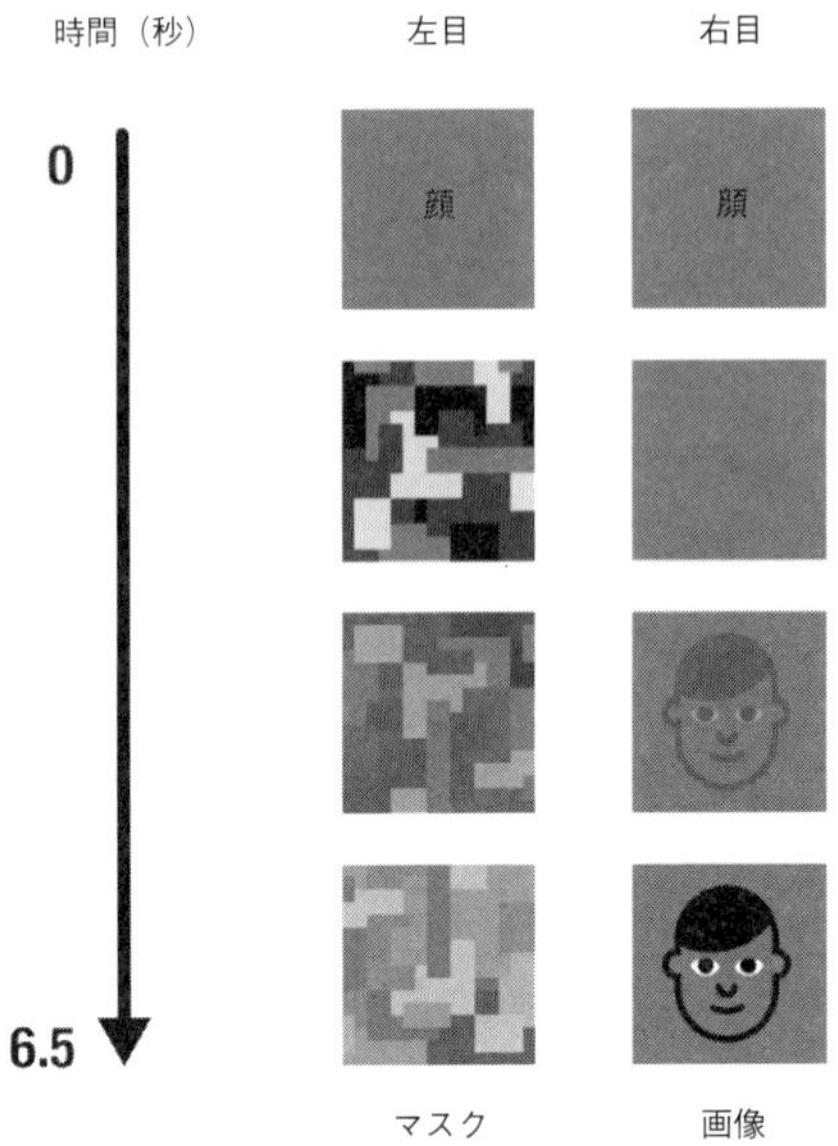

図10　コントラスト強調による連続的なフラッシュ抑制(*)

ヤイルは、「連続フラッシュ抑制」と呼ばれる、左右の目に異なる画像を提示する実験を行った。[12] 片方の目には絵（この場合は家か顔）が、もう片方の目には急速に変化する長方形の重なり合ったパターンが提示される。脳が二つの画像を一つのシーンに融合させようとするが失敗し、変化する長方形が優勢になる傾向があるため、そちらを人は意識的に見ることになる。「連続フラッシュ」する図形によって、絵に対する意識的な知覚が抑制されるのである。私たちの実験（図10）では、この方法を応用して、長方形のコントラストは高いところから始めて時間とともに低下し、絵のコントラストは低いところから始めて上昇するようにした。つまり、遅くとも数秒後に、家か顔のどちらかの絵が意識的に見えるようにした。

知覚的な予期が意識的な知覚にどのような

影響を与えるかを調べるために、実験前に「家」または「顔」という単語を手がかりとして参加者に与えた。重要なことは、これらの予期は部分的にしか有効でないようにしたことだ。「顔」という単語を手がかりにした場合、七〇パーセントの試行で顔が表示され、残りの三〇パーセントでは家が表示された。一方、「家」を予期させた場合は、その逆にした。それぞれの画像がフラッシュ抑制から解放されるまでの時間を測定することで、特定の画像（家または顔）が予期されていたときと予期されていなかったときとで、意識的にどの程度速く見ることができたかを明らかにした。

予想通り、「家」が予期している内容であれば、人はより速くより正確に「家」を見ることができ、「顔」でも同じであった。その速度の違いは十分の一秒程度と小さいが、信頼できるものであった。この実験では、知覚的な予期が、より速くより正確な意識的知覚をもたらすことが確認された[13]。

知覚的な予期が働いているときに何が起こるかを調べた研究は増えつつあるが、私たちの研究もその一つである。ナイメーヘン〔オランダのヘルダーラント州にある基礎自治体〕のドンダース研究所にいるミハ・ハイルブロン、フロリス・デ・ラングとその共同研究者たちは、いわゆる「単語優位性効果」を利用した、もう一つのエレガントな実験を行った。Uのような単独の文字は、「AEUVR」のような非単語の文字列よりも、「HOUSE」のような単語の一部である方が識別しやすい。デ・ラング博士

＊　左目には時間とともにコントラストが低下する長方形のパターンが、右目には時間とともにコントラストが上昇する絵（家か顔）が提示される。ミラーステレオスコープを用いて、コンピュータのモニターから各画像をそれぞれの眼に向かわせる。被験者には、各試行の開始時に「顔」または「家」という単語が両目に提示され、顔か家のどちらかを予期するよう手掛かりを与える。

のチームは、ボランティアに、常に雑然とした視覚的背景の中で、多くの単語と非単語の例を示した。その結果、単語の方が非単語よりも個々の文字が読みやすいことが確認された。

この研究では、fMRIで記録したボランティアの脳活動を、巧妙な方法で分析することに成功した。このデータを「ブレイン・リーディング」と呼ばれる強力な手法で分析したところ、視覚野における文字の神経信号は、その文字が単語の一部であるときのほうが、そうでないときよりも「シャープ」である、すなわち、他の文字の神経表現と区別しやすいことがわかった。[14] つまり、制御された幻覚の見方が示唆するように、単語の文脈から得られる知覚的な予期が、視覚処理の初期段階で、知覚を高めるように活動を変化させることができるのである。

このような実験が理解の助けになることは言うまでもないが、実験室の環境は、外の世界に存在する豊かで多様な意識的経験にはまだ遠く及ばない。実験室から世界へ出て行くには、これまでとは違う考え方が必要だ。

少し前の夏の日、生まれて初めてLSDを少量、舌の下に置き、草むらに寝転んで様子を見た。その日は風がそよそよと吹いていて、淡い青空に雲がちらほらと見える暖かい日だった。三〇分ほどすると、かつてアルバート・ホフマンに起こったのと同じように、世界が変化し、突然変異を起こし始めた。丘や空や雲や海が脈打ち始め、より鮮明に、より深く魅惑的に、私の身体に絡みつき、織り込まれ、まるで生きているかのようになったのだ。私は本物の科学者のようにメモを取ろうとしたが、翌日それを見てみると、私の試みは失敗に終わったことがすぐにわかった。私の記憶に残っているのは、雲が、少なくとも部分的には私のコントロール下にあるかのように、変化しながらも明確な形をとっていたことだ。ある雲が馬や猫や人に似てくると、それほど努力しなくてもその効果を強めることができ、時には途方もない程度にまで強めることができることに気がついた。ある時は、地平線を超えてたくさんのシラ・ブラックの行列が遊歩した(*)。

脳が経験の器官であることを疑っている人にとって、LSDがもたらす幻覚はその疑念を払拭する強力な証拠となる。その後数日間、私はまだ自分の知覚経験を「通して」少なくとも部分的には、それらを構築物として経験しているように見ることができている印象を受けた。知覚の伝達とともに、媒体である脳に残った反響を経験することができていた。

もちろん、薬の助けがなくても雲の中の顔を見ることは可能だ(15)。少なくとも、その気配やそれを仄めかすもの、おそらくはそうであろう影が空に映し出されているように見えることはある。物事の中にパターンを見るという一般的な現象は、パレイドリア（ギリシャ語の「並んだ」と「イメージ」という言葉からできた造語）と呼ばれている。人間や一部の動物にとって、顔が重要な意味を持つということは、私たちの脳には顔に関連した強い事前予期があらかじめ組み込まれていることを意味する。雲でも、トーストでも、あるいは図11の写真のような古い洗面台でさえ、ある程度は顔に見えてしまう傾向があるのはこのためである。そして、私たちは皆そうしているため、普通はパレイドリアを幻覚とは考えない。統合失調症の患者が、自分に暴力を振るうように命じる声や、自分は生まれ変わったイエスだと言

＊ シラ・ブラックはリバプール出身の60年代のポップスターであり、後のテレビタレントである。

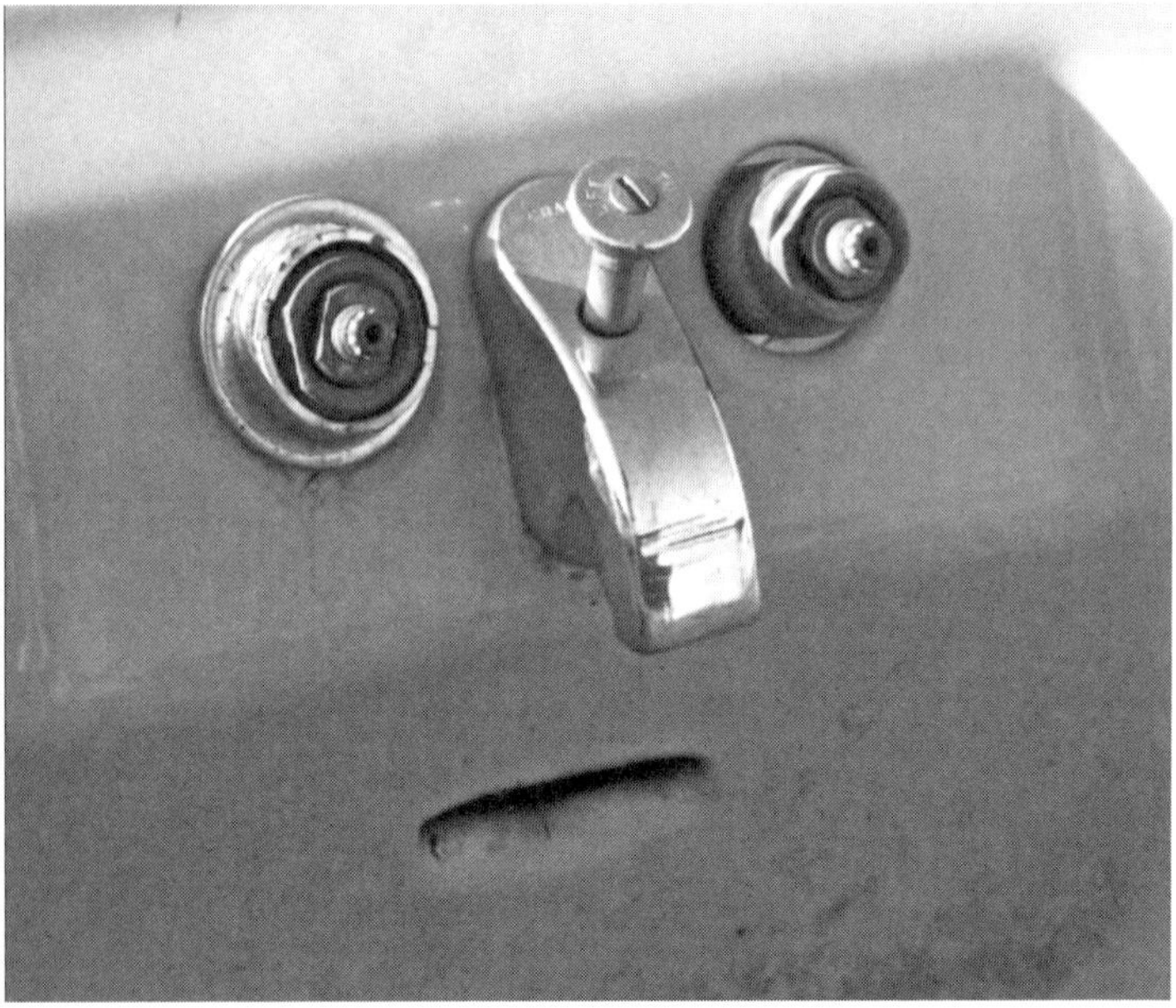

図11　洗面台に顔を見る

う声を聞いたとき、そして他の誰もこの声を聞いていないとわかった時、状況が変わり、それを幻覚と呼ぶことになる。ＬＳＤで、私が空を横切って行進するシラ・ブラックを見るなら、それも幻覚である。

　しかしおわかりのように、これらの現象がいかに奇妙に映ろうとも、それを通常の知覚が行っている最良の推測と全く別物であると考えるのは間違いであろう。私たちの経験はすべて、それを幻覚と呼ぼうが呼ぶまいが、常に、どこでも、知覚的予期の感覚環境への投影に基づいている。私たちが「幻覚」と呼ぶものは、知覚の事前予期が異常に強く、感覚データを圧倒した結果、世界におけるその原因に対する脳の把握力が低下し始めたときに起こるものである。

　私たちの研究室では、正常な知覚と幻覚のあいだのこの連続性に触発されて、知覚の最良の推測がどのように知覚経験を生み出すかを研究する新しい方法を探ってきた。その実験の結果、私たちは奇妙な場所に行き着くことになった。

私のオフィスから階段を二段上がって旧化学部門の地下を進むと、仮設の研究室がある。ドアに粘着テープで貼った紙に書いてある「VR／ARラボ」という言葉がその場所と目的を示している。ここでは、急速に発展している仮想現実と拡張現実（VR／AR）の技術を使って、通常では不可能な方法で世界と自己の認識を調査している。数年前、私たちは「幻覚機械」を作ることにした。[16] 過剰な知覚的事前予期と似た状態を作り出して、実験的に制御可能な方法で幻覚に似た経験を生み出せるかどうかを確認するためである。このプロジェクトは、研究室のシニア・ポスドク研究員で、当研究室専属のVRエキスパートである鈴木啓介が主導した。

三六〇度ビデオカメラを使って、まずは現実の環境のパノラマ映像を収録した。撮影場所は大学構内の中央広場で、毎週開催されるポップアップ・フードマーケットに学生や職員が集まる火曜日のランチタイムを選んだ。その映像を、グーグルの「ディープドリーム」を参考に、鈴木が設計したアルゴリズムで処理し、模擬幻覚を生み出した。

「ディープドリーム」のアルゴリズムは、画像中の物体を認識するように訓練された人工ニューラルネットワークを使うが、それを逆算して実行する。このようなネットワークは、神経細胞を模倣した層を何層にも重ねて構成し、その接続は、ある意味、生物の視覚系を通るボトムアップの経路を模して配置されている。[17] このようなネットワークはボトムアップの接続しか持たないため、標準的な機械学習の手法で簡単に学習させることができる。今回使用したネットワークは、さまざまな種類の犬を含む一〇〇〇種類以上の物体を識別できるように訓練されており、私にはどれも同じに見えるハスキー犬の品種さえも見事に識別した。

このようなネットワークの標準的な使用方法は、画像を提示し、ネットワークがその画像に何があると「考える」かを尋ねるというものである。ディープドリームアルゴリズムはこの手順を逆転させ、代わりに、ネットワークに特定のオブジェクトが存在すると伝えて、画像を更新する。[18] 言い換えれば、このアルゴリズムは知覚的な予測を画像に投影し、鑑賞者の共有を過剰に与えるのである。幻覚機械に対して、この処理をパノラマビデオ全体に一フレームずつ適用し、画像の連続性などに対処するためのいくつかのオプションを追加した。そして、そのディープドリームで作られた動画をヘッドマウントディスプレイで再生し、そこに没入して周囲を見渡したり経験できるようにしたのが、この幻覚機械である。

初めて試したとき、その経験に予想以上に引き込まれた。[19]（私の知る限りの）本格的なアシッドトリップ〔LSDによる幻覚経験〕や精神病の幻覚のようなものではなかったが、それでも世界は大きく変容していた。シラ・ブラックはいなかったが、今回は、既存の映画に犬の絵を貼り付けるのとはまったく異なる方法で、私の周りのあらゆる場面から犬や犬の一部が有機的に出現した（モノクロの静止画は図12の画像を参照されたい）。幻覚機械の威力は、犬がいるというトップダウンの最良の推測の効果をシミュレートする能力にあり、そうすることで、私たちが現実の世界で視覚的なシーンを知覚し解釈するプロセスを誇張して再現しているのである。

幻覚機械のプログラミングを微妙に変えることで、さまざまな幻覚経験のシミュレーションを行うこ

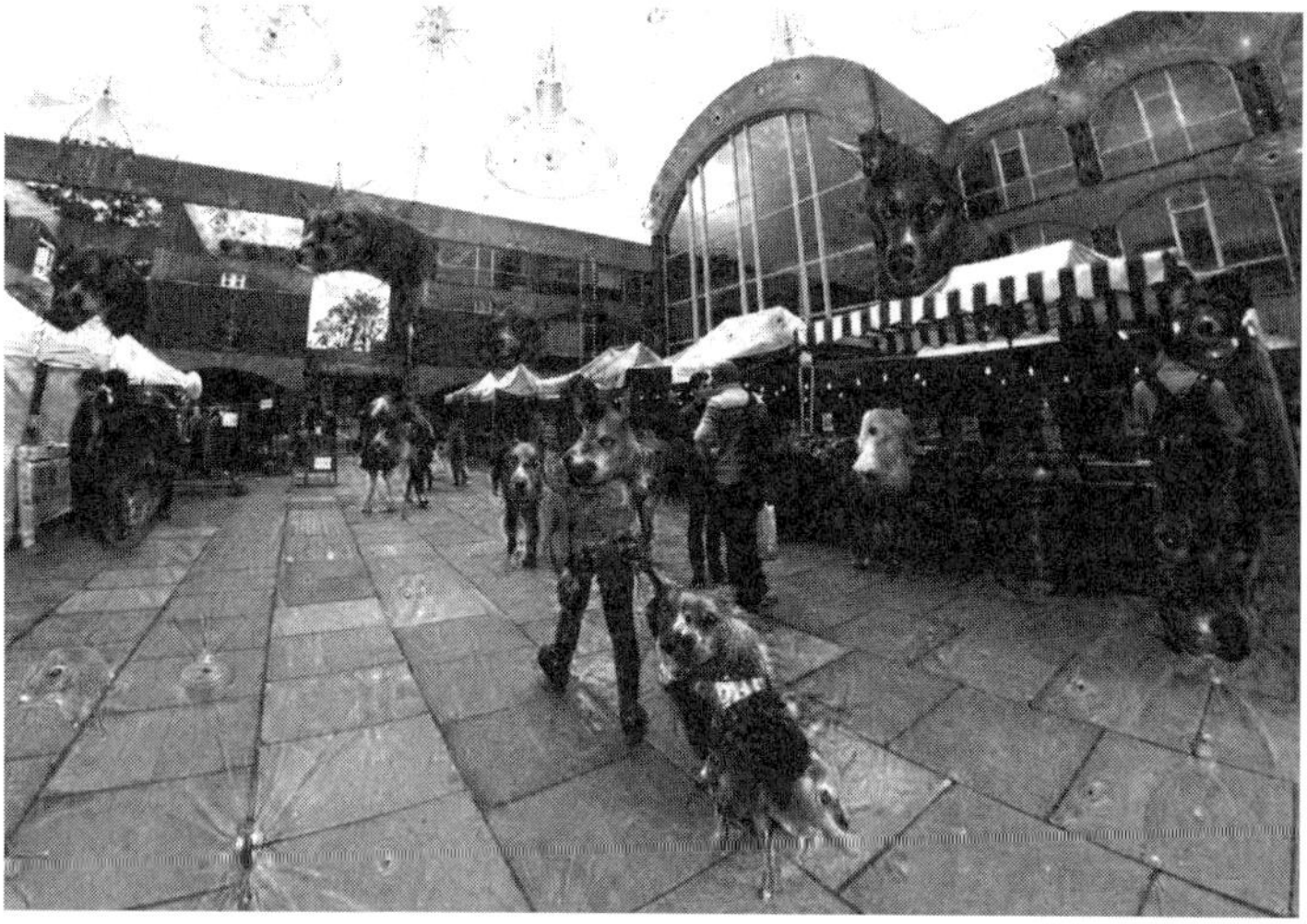

図12　幻覚機械から得られる静止画

とができる。例えば、ネットワークの出力層ではなく中間層の活動を固定すると、物体全体ではなく、物体の一部の幻覚が見えるようになる。この場合、目の前の光景は目や耳や脚で満たされ、犬のパーツのごちゃごちゃした塊が視覚世界のあちこちに見られるようになる。また、さらに低い層を固定すると、視覚環境の低レベルの特徴（エッジ、線、テクスチャー、パターン）が異常に鮮明かつ顕著になる、「幾何学的」幻覚と表現するのが最も適切であろうものがみえるようになる。

幻覚機械は、「計算論的現象性」とでも呼ぶべきものを実行したもので、計算モデルを用いて、知覚経験のメカニズムからその特性への説明の橋渡しをする。その直接的な価値は、予測的知覚を計算論的に構築したものを幻覚の現象性に適合させることにある。こうすることで、特定の種類の幻覚がなぜそのような形で見られるのかを理解し始めることができる[20]。しかし、この応用の先に、幻覚を解明することで通常の日常的な知覚経験もさらによく理解できるようになるという、より深く、私にとってはより興味深い主張がある。幻覚機械は、私たちが「幻覚」と呼んでいるものが、制御されていない知覚の一形態であることを、個人的かつ直接的、そして鮮明な方法で明らかにする。さらに、今ここの通常の知覚は、まさに制御された幻覚の一形態であるということも明らかにする。

制御された幻覚という見方は、次のようなことを説明するのに限定されるのではないかと考えるかもしれない。「テーブルが見えるのは、現在の感覚入力の原因について、脳が最良の推測をしているからだ」。（あるいは、テーブルの代わりに、顔、猫、犬、赤い椅子、義理の兄、アボカド、シラ・ブラックでもよい）。私はさらに踏み込んで、「知覚の深層構造」と私が呼んでいるもの、つまり、意識的内容が時間的にも空間的にも、知覚様式を超えて、私たちの経験にどのように現れるかを説明することができると考えている。

例えば、私たちの視覚世界の大部分は、物体と物体の間の空間によって構成されているという一見些細な観察がある。机の上に置かれたコーヒーカップを見るとき、その背面を直接見ることはできないにもかかわらず、ある程度、その部分も知覚している。写真や絵の中のコーヒーカップも、実際はそうではないのに、私にはそのカップが一定の容積を占めているように見える。これが「物体性 objecthood」と呼ばれる現象である。物体性とは、単一の意識的経験の特性というよりもむしろ、視覚的な意識内容が一般的にどのように見えるかという特性である。

物体性は視覚経験に浸透した特徴であるが、普遍的なものではない。晴れた日に一面に広がる青空を

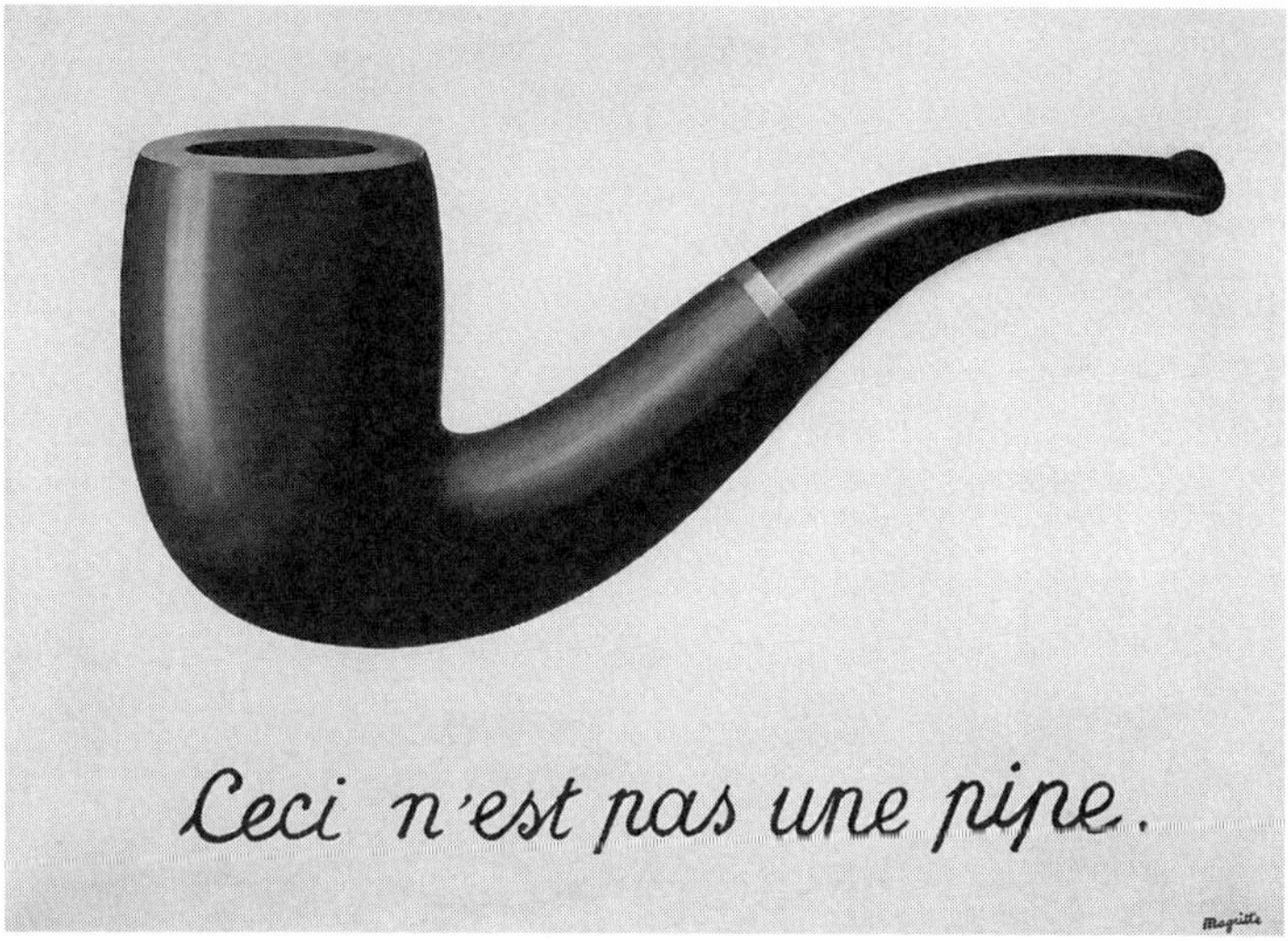

図13 《イメージの裏切り》
René Magritte, The Treachery of Images (1929). ©ADAGP, Paris, and DACS, London, 2021

見上げても、空が「そこにある物体」であるという印象は抱かない。また、太陽を直接見て目をそらすと、視界に焼き付いた網膜の残像は物体としてではなく、一時的な不具合として経験される。同様の区別は他の感覚様式でもある。耳鳴りに悩まされる人は、その不快な音をこの世に本当に存在するものとして経験していない。だから、「耳鳴り」と呼ばれるのである。

　芸術家は長い間、人間の知覚にとって物体性が重要であることを認識してきた。ルネ・マグリットの《イメージの裏切り》（図13）は、物体と物体のイメージの違いを探求している。パブロ・ピカソのキュビスムの作品の大部分は、物体性の知覚がいかに一人称の視点に依存するかを調べている。彼の絵画は、物体を分解し、複数の方法で並べ替え、一度にいくつかの視点から表現している。これらの絵画やその他の絵画は、鑑賞者の共有という観点から物体性の原理を探求していると考えることができる。[21] ピカソの作品は特に、観察者を引きつけて、可能性の寄せ集めの中から知覚される物体を想像的に作り出すようにしている。哲学者モーリス・メルロ＝ポンティの言葉を借りれば、画家は描くことによって、物体が私たちの眼に見えるようになるための手段を探っているのである。[22]

認知科学において、物体性の現象性は、「感覚運動随伴性の理論」によって最も徹底的に探究されてきた。[23] この理論によれば、私たちが経験することは、動作が感覚入力をどのように変化させるかについての「実践的な習得」に依存する。私たちが何かを知覚するとき、その知覚内容は感覚信号によって運ばれるのではなく、動作と感覚がどのように結合されるかについての脳の暗黙の知識から現れる。この見方では、視覚やすべての知覚様式は、生物が行うことであり、中央を占める「心」に送られる受動的な情報ではない。

第4章では、赤さの経験を、表面が光を反射する仕方に関する脳に基づく予測という観点から説明した。ここで、この説明を物体性に拡張してみよう。目の前にトマトを持っているときはトマトに背面が、い、ある、ものとして知覚している。これは正確に言えば、トマトの絵（あるいはマグリットの絵のようなパイプの絵）を見たときや、青空を見たとき、あるいは網膜残像を見たときには起こらないことである。感覚運動随伴性の理論によれば、直接見ることができなくてもトマトの背面を知覚的に気づくようになるのは、トマトを回転させると入力される感覚信号がどのように変化するかについて、脳に配線された暗黙の知識があるからだと説明される。

そのために必要な配線は、生成モデルという形で提供される。前章で述べたように、生成モデルは動作の感覚的な帰結を予測することができる。この予測は、ある特定の動作をとったときに、感覚信号に何が起こる可能性があるか、あるいは何が起こった可能性があるかという意味で、「条件付き」あるいは「反事実的」である。二〇一四年に書いた研究論文で、私は、物体性の現象性は、これらの条件的または反事実的な予測の豊かさに依存すると提唱した。[24] トマトの皮はいつでも赤いなど、この種の多くのさまざまな予測を符号化する生成モデルは、物体性の強い現象性につながるだろう。しかし、特徴のない青空や網膜の残像のような、わずかな予測を符号化するか、全くそのような予測を符号化しない生成モデルは、物体性が弱い、あるいは物体性のない現象性につながるだろう。

また、物体性が典型的に欠如しているもう一つの状況として、「色字共感覚」がある。[25]「共感覚」とは、一種の「感覚の混ざり合い」を指す言葉である。色字共感覚の人は、文字を見ると色を経験する。例えば、「A」という文字が、ページ上の実際の色とは関係なく、輝くような赤さを引き起こす。このような色彩経験は一貫して自動的に起こる。つまり、特定の文字に出会うと同じ色を経験する。そのために意識的な努力は必要ないのだが、共感覚者は通常、自分の共感覚的な色と「外の世界の」本当の色とを混同しない。これは、共感覚的な色が「現実の」色と比較すると、感覚運動的な予測の豊かなレパートリーを助けないためだと思われる。共感覚的な「赤」は、動き回っても、周囲の明るさが変わっても、あまり変化しないので、物体性に現象性が伴っていないのであろう。

私たちのVRラボでは、このようなアイデアのいくつかをテストし始めた。最近の実験[26]では、意図的に見慣れない多様な仮想オブジェクトを作成し、それぞれの輪郭をさまざまな塊や突起で定め、参加者がそれらをヘッドマウントディスプレイを通して眺められるようにした（図14参照）。私たちは、以前

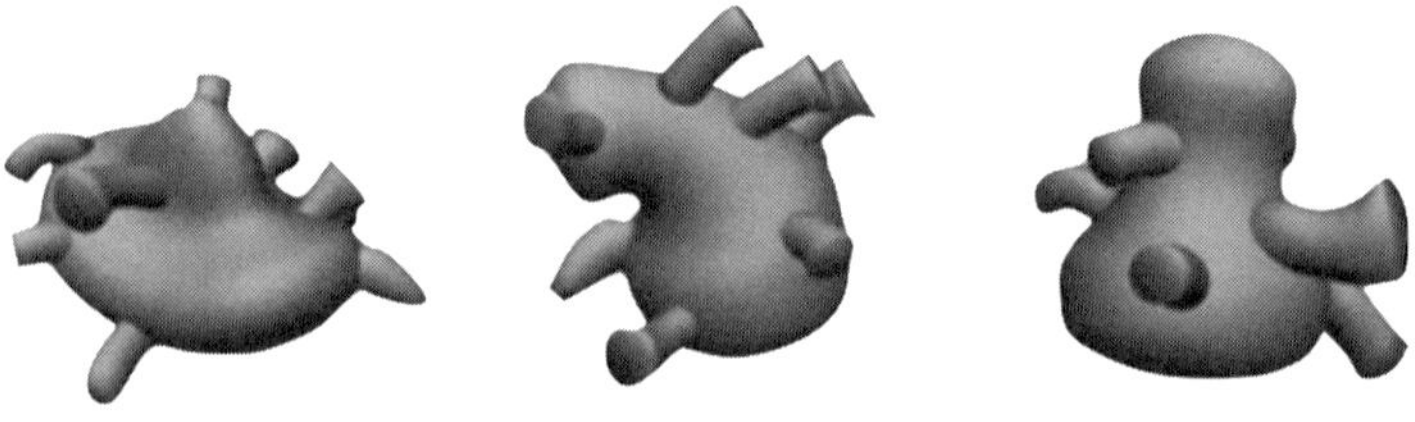

図14　見慣れない形をした仮想物体

の顔／家実験で用いたフラッシュ抑制法を応用し、各物体は最初は見えないが、やがて意識できるようにした。顔／家の実験では、特定の画像が予想されるかどうかを操作したが、今回のVRでは、物体が動作に反応する仕方を変えることで、感覚運動予測の妥当性を操作することができるようにした。参加者がジョイスティックで仮想物体を回転させたとき、現実の物体と同じように反応させたり、ランダムで予測不可能な方向に回転させたりできるようにした。私たちは、感覚運動予測に反する仮想物体よりも、正常な振る舞いをする仮想物体の方が早く意識に入り込むと予測したが、まさにその通りの結果がえられた。この実験は、意識的知覚に入る速度を物体性の現象性の代用としているため、不完全であることは認めざるを得ない。しかし、それでもなお、感覚運動予測の妥当性が、具体的かつ測定可能な方法で意識的知覚に影響を与えうることを示すものである。

知覚に関する直感的だが誤った考え方は多数あるが、その中に、私たちが知覚するものの変化は世界の変化に直接対応しているという考え方がある。しかし、変化は、物体性と同じく、知覚経験の深い構造のもう一つの現れである。知覚における変化は、単に感覚データの変化によって与えられるものではない。私たちは、知覚の他のあらゆる側面を生み出すのと同じ、最良の推測の原理を

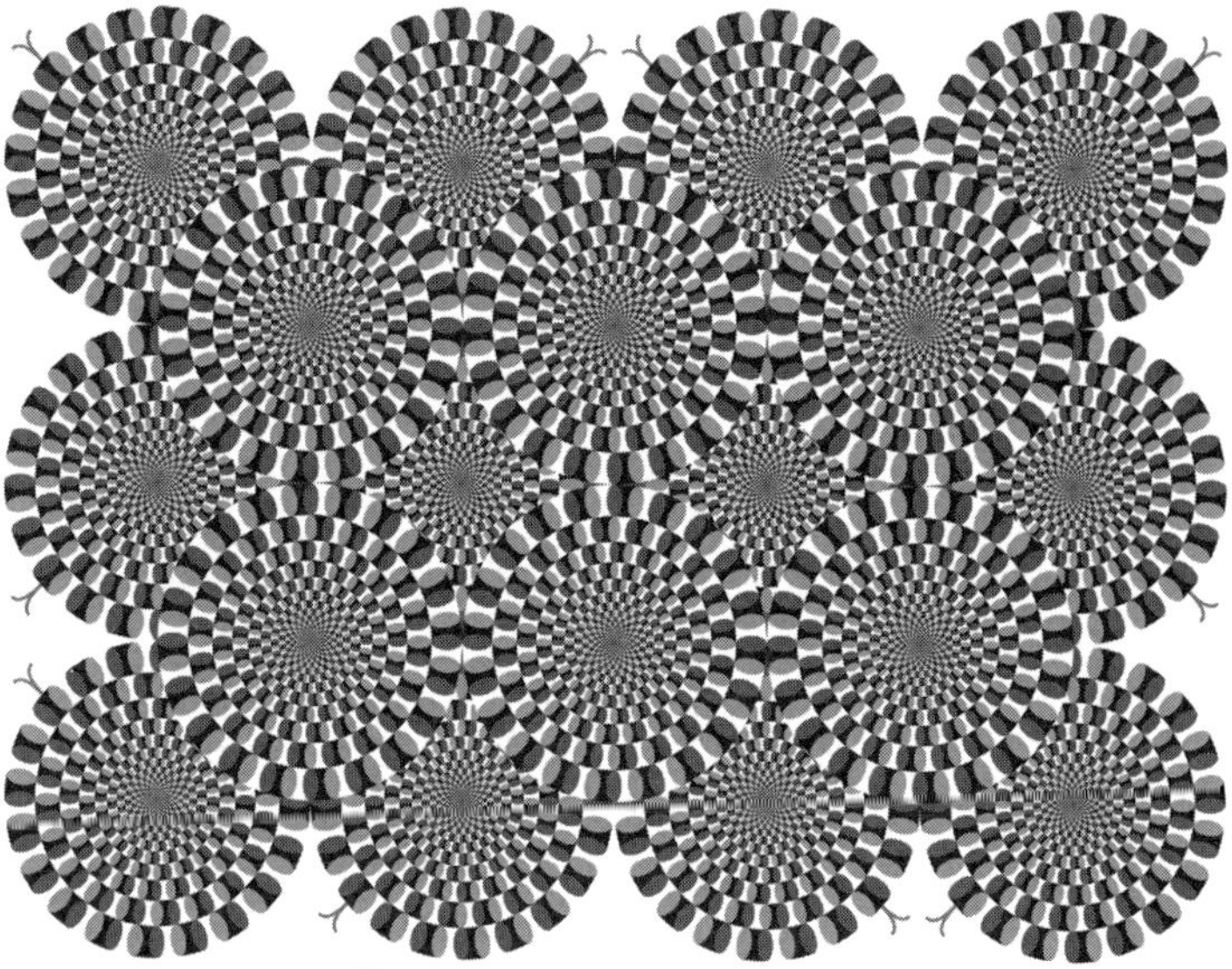

図 15 「回転する蛇」錯覚[*] © 北岡明佳

通じて、変化を知覚するのである。

多くの実験により、物理的な変化、すなわち世界の変化は、変化の知覚にはに必要でも十分でもないことが示されている。図15の蛇の画像は、何も動いていないのに、動いているように見える顕著な例である。[27] これは、画像の細部が視界の周辺で見られると、つまり視角の外にあると、視覚皮質は、動きが全くないにもかかわらず、動きを推測するよう仕向けられるからである。

その逆の状況、つまり知覚的な変化を伴わない物理的な変化は、「変化盲」で起こる。これは、環境のある部分が非常にゆっくり変化する場合や、いくつかの特徴だけを関連づけながら、

＊ オリジナルカラー版では、その効果がより強力に見られる。以下を参照。http://www.ritsumei.ac.jp t-akitaoka/index-e.html.

すべてを一度に変化させる場合にみられる。この現象の印象深い例[28]としては、ビデオ画像の下半分全体が赤から紫に変わるというもので、約40秒かけてゆっくりと変化するため、ほとんどの人は画像の変化する部分を直接見ていても、その変化に全く気づかない[*](これは、色の変化を予期していない場合にのみあてはまり、積極的に変化を見ようとしていれば、変化は容易にわかる)。この例は、前章で紹介した「不注意による盲目」(バスケットボールの試合中に予期せぬゴリラを発見できなかった場合)と似ているところがある。しかし、ここで違うのは、人々が見落としているのが「変化」そのものであるということだ。

変化盲は哲学的なジレンマを明らかにすると考える人もいる。画像の色が変わった後、(今や紫に変化したのに)あなたはまだ赤を経験しているのだろうか、それとも今は紫を経験しているのだろうか。後者の場合、経験に変化はないのだから、変化する前は何を経験していたことになるのだろうか。解決策は、質問の前提を否定し、変化の知覚は知覚の変化とは同じではないと認識することだ。変化の経験は、別の知覚的推定であり、別の形の制御された幻覚なのである[29]。

そして、変化の経験が知覚的推定であるならば、時間の経験もまたそうである。

時間は、哲学や物理学、神経科学において、最も不可解なテーマの一つである。物理学者は、時間とは何か、(実際に流れるのであれば)なぜ流れるのかを理解しようと格闘している。私たちの知覚経験はすべて時間の中で、また時間を通して起こる。今この瞬間の経験でさえも、比較的固定された過去と部分的に開かれた未来に常に覆われているように見える。時間は私たちにも流れているが、あるときは這うように、またあるときは駆け抜けるように流れる。

私たちは秒、時間、月、年を経験するが、脳の中に「時間センサー」はない。視覚には網膜の光受容体があり、聴覚には耳の有毛細胞があるが、時間専用の感覚システムは存在しない。さらに、時差ぼけなどの原因となる概日リズムは別として、頭の中の「神経細胞時計」が私たちの経験を時間単位で測定しているという証拠もない。もしそうだとすると、ダニエル・デネットが「二重変換」と呼ぶものの典型例で、世界の特性が、想定される内部の観察者のために脳内で再インスタンス化されることになる。そうではなくて、変化やすべての知覚と同様に、時間の経験もまた、制御された幻覚である。

しかし、何によって制御されているのだろうか？　専用の感覚経路がなければ、何が感覚的な予測誤差に相当するものを提供できるだろうか？　私の同僚である認知科学者のウォリック・ローズブームは、二〇一五年に当センターに加わり、現在は時間知覚に焦点を当てた自身の研究グループを率いている。彼は、時間の推測は、体内時計が刻む時刻ではなく、他の知覚様式における知覚内容の変化率に基づくと考えており、彼はそれを検証するための巧妙な方法を考案した。

ウォリックを中心に、街の雑踏、だれもいないオフィス、大学近くの野原で草を食む数頭の牛など、さまざまな状況下で、さまざまな時間の動画ライブラリーを記録した。そして、ボランティアにこれらの動画を見せてそれぞれの長さを判断してもらった。その際、全員が特徴的な偏りを示した。(30) 長い動画は短く推計され、短い動画は長く推計されたのである。また、全く同じ長さの動画であっても、静かな場面よりも賑やかな場面の方が長いという、場面の文脈による偏りも見られた。

＊　以下を参照。https://www.youtube.com/watch?v=hhXZng606Dk.

次にウォリックは、同じ映像を、人間の視覚システムの動作を模倣した人工ニューラルネットワークに見せた。このネットワークは、実は、私たちが幻覚機械で使っていたものと同じものだった。各動画について、大まかに言えば、ネットワーク内の活動の累積変化率に基づいて動画の長さの推計値が計算された。この推計値には、「内部時計」は一切含まれていない。驚くべきことに、ニューラルネットワークの推計値と人間の推計値はほぼ同じであり、動画の長さや文脈によって同じ偏りが見られた。[31] このことから、時間の知覚は、少なくとも原理的には、内部のペースメーカーを必要とせず、感覚信号の変化率に関する「最良の推測」から生まれる可能性があることがわかる。

私たちは最近、この研究をさらに進めて、このプロセスが脳内で行われている証拠を探している。ポスドク研究員のマキシン・シャーマンが率いる研究では、fMRIを使って、人々が同じ動画を見てその長さを推計する間の脳活動を記録した。[32] 私たちは、ウォリックの以前の研究で視覚の計算モデルを使ってできたように、視覚皮質の活動から各動画がどのくらい長く見えるかを予測できるかどうかを知りたいと思った。マキシンはそれが可能であることを発見した。視覚系の脳活動は、主観的な長さをきちんと予測したが、他の脳領域の脳活動ではできなかった。これは、持続時間の経験が、神経細胞時計が刻む時刻からではなく、知覚的な最良の推測から実際に生まれていることの強力な証拠である。

「体内時計」の存在を明らかにしようとする他の実験はうまくいかなかった。私の一番のお気に入りは、クレーンから飛び降りる実験である。[33] 神経科学者のデイヴィッド・イーグルマンは、自動車事故の直前など、劇的な瞬間には主観的な時間の流れが遅くなるという一般的な直感を検証しようとした。彼は、主観的な時間の流れが遅くなるのは、体内時計が速く進むからではないかと考えた。つまり、一定の時間にたくさんの時を刻むので、知覚される時間も長くなるという理屈である。これが今度は、知覚の「速度を上げる」ことになる。時計が速く進むということは、短い単位の時間を知覚する能力が向上するということを意味することになるからである。

イーグルマンとそのチームは、この考えを検証するために、特殊なデジタル時計を設計した。この時計は、通常の状態では読み取ることができないほど速く点滅する一連の数字を表示するものだった。そして、勇敢なボランティアを説得して、点滅する時計を見つめながら、アドレナリンを大量に放出するような恐怖の跳躍を何度も行わせた。もし、体内時計の速度が本当に速くなっているのなら、自由落下の間にぼやけが解消して数字が読めるようになるはずだと考えた。しかし、この実験では、体内時計があることを証明することはできなかった。もちろん、証拠が示せなかったからと言って、証拠がないことの証明にはならないが、それにしても……なんという実験なのだろう！

私たちが行っている知覚経験の深層構造に関する研究の最前線には、「現実」そのものの知覚を研究するプロジェクトがある。このプロジェクトは、研究室の優秀な博士課程の学生であるアルベルト・マリオラが主導しており、私たちが「代替現実」と呼んでいる新しい実験装置を用いている[34]。どんなに没入感があっても、現在のVR環境は常に現実世界と区別できるようになっている。私たちの幻覚機械では、被験者はどれほどトリップしても、自分が経験しているものが現実ではないことを常に知っている。代替現実は、この制限を克服することを目的としている。その目標は、人々が、その環境を現実のものとして経験し、現実ではないにもかかわらず、現実であると信じるようなシステムである。

アイデアは単純である。幻覚機械と同様にパノラマ動画をあらかじめ録画しておくが、今回の映像は、実験を行うのと全く同じVR／AR実験室の内部を撮影したものにする。実験室に到着したボランティアは、部屋の真ん中に置かれた腰掛けに座り、前面にカメラが取り付けられたヘッドマウントディスプレイを装着する。ヘッドセットに取り付けたカメラを通して、部屋の中を見回してもらう。ある時点で配信を切り替え、カメラには現実のライブシーンではなく、あらかじめ録画された映像が映し出されるようにする。すると驚くべきことに、ほとんどの人が、今見ているものがもはや現実ではないにもかかわらず、「現実」として経験し続ける。

この設定により、人が自分の環境を現実のものとして経験する条件、そしておそらくさらに重要なことに、通常広く行き渡っているこの意識的経験の側面が破綻するには何が必要かについてのアイデアを検証することができるようになった[35]。このような状況は、網膜残像のようなケースだけでなく、離人感や現実喪失感のような衰弱性の精神疾患でも起こりうるし、実際に起こっていて、世界と自己の経験される現実が全体的に失われることになる。

知覚経験を「現実」と思わせるものは何かという問いは、コペルニクス的革命に関するヴィトゲンシュタインの洞察にまでさかのぼる。たとえ物事の真相を理解していたとしても、物事はいつもと同じように見えてしまうのである。部屋の隅にある赤い椅子を見ると、その赤さ（と主観的な「椅子」の性質）は依然として、最良の推測を行う脳の精巧な構築物ではなく、心とは無関係な現実の真の特性として、実際に存在しているように思える。

その昔、一八世紀に、デイヴィッド・ヒュームは、私たちが世界を経験する際に広く見られるもう一つの特徴である「因果関係」について、同様の見解を示した。物理的な因果関係は世界の客観的な特性であり、それを私たちの感覚が検出する、との見方があるが、ヒュームはむしろ、物事が短い時間に連続して起こることを繰り返し知覚することに基づいて、人は因果関係を世界に「投影」しているのだ、と主張した。私たちは世界の「因果関係」を直接観察しているわけではないし、観察することもできない。確かに物事は世界で生じている。しかし、私たちが因果関係として経験しているものは、知覚的推定であり、それは私たちの知覚が、脳の構造化された予期を感覚的環境へと投影するのと同じである。鑑賞者の共有の行使というわけである。ヒュームが言ったように、心は自然に世界に広がろうとする傾向が強くあり、私たちは自然物を「内的感情から借りた色で」「金メッキしたり着色したり」してしまうのだ。[36] 色だけでなく、形、匂い、椅子の性質、変化、持続時間、因果関係など、私たちの知覚世界の前景と背景の特徴はすべて、ヒューム的投影、制御された幻覚の側面なのである。

なぜ私たちは、自分の知覚的な構築物を客観的に現実的なものとして経験するのだろうか。制御された幻覚という考え方では、知覚の目的は動作や行動を導き、生物の生存の見込みを高めることである。私たちは世界をありのままにではなく、自分にとって役に立つように知覚しているのである。したがって、赤さ、椅子らしさ、シラ・ブラックらしさ、因果関係といった現象的特性が、客観的で真実味のある、外部に存在する環境の特性であるように見えるのは、理にかなっていると言える。私たちは、世界で起こっていることが本当に存在すると知覚すれば、より迅速に、より効果的に反応することができる。世界のこのような知覚的経験における「外部に存在するという性質」は、行動をうまく導くために、入ってくる感覚の流れを先回りすることのできる生成モデルにとって、必要な機能であると私は考えている。
言い方を変えれば、知覚の特性はトップダウンの生成モデルに依存しているにもかかわらず、私たちはそのモデルをモデルとして経験していないのである。むしろ、生成モデルを使い、生成モデルを通して知覚することで、単なるメカニズムから構造化された世界が生み出されるのである。[37]

本書の冒頭で、私はリアルプロブレムのアプローチによって、なぜ、どのような物理的メカニズムが意識的経験を生み出し、それと対応し、同一であるべきなのかというハードプロブレムに切り込んでいくと約束した。私たちは前進しているだろうか？

前進している。脳は感覚入力の隠れた原因を推定しているに違いないという原理から出発し、私たちの内的宇宙がなぜ、どのように、コーヒーカップから色、因果関係の性質にいたるまで、あらゆるもので占められているのかについて、新しい理解に到達した。これらのものは外的世界の客観的現実の特性であるように見える。ここで「であるように見える」ということ自体が知覚的推定の特性である。そして、まさにこの「現実であるように見える」という性質が、意識的経験と物理的世界がどのように関係しているかについての二元論的直感をさらに刺激し、その直感がハードプロブレムという考えを生み出すのである。私たちの知覚が「現実である」という現象性の性格を持っているからこそ、実際には知覚的な経験が必ずしも、あるいは決して、心から独立して存在するものに直接対応しているわけではないことを理解することが非常に難しくなるのである。椅子は心から独立して存在するが、椅子という性質はそうではない。

このことに気づけば、ハードプロブレムはそれほどハードなプロブレムでなく、あるいはプロブレムでさえないと認識することが容易になる。逆に、私たちの知覚経験の内容が本当に世界の中に存在すると解釈すると、意識のハードプロブレムは特にハードなものに見えてくる。これはまさに、通常の意識的知覚の現象性が自動的に私たちに促していることなのだが。

一〇〇年前の生命の研究の場合と同様に、意識に関する「スペシャル・ソース」を見つける必要性は、意識的経験のさまざまな側面を区別し、その根底にあるメカニズムの観点から、それらを説明する私たちの能力に比例して後退している。ハードプロブレムを解消することは、ハードプロブレムを完全に解くこととも、それに決定的に反論することとも違うが、ハードプロブレムの解消は、意識を魔法のような神秘的なものとして崇めたり、形而上学的に幻想的なノンプロブレムとして片付けたりするよりも、はるかに良い方法である。そして、この使命は、知覚的な構築物であるのは世界の経験だけではないことを考えれば、さらに加速される。

今こそ、誰が、あるいは何が、この知覚を行っているのかを問うべき時である。

第三部　セルフ

第7章　せん妄

二〇一四年の夏、母はオックスフォードにあるジョンラドクリフ病院の外科救急病棟に入院中に、突然、植物状態に陥った。詳細は不明だが脳症とのことだった。原因ははっきりしなかった。大腸癌で入院していたので、神経学的な問題が起こることは予想外だった。私は、最悪の事態を恐れながら、ブリスベンで開催されていた学会から急いで帰国した。彼女は徐々に回復していったが、一時間ごとに回復していく様子の記憶が私の中にずっと残っている。幸い、彼女自身は、ほとんど何も覚えていなかった。

あれから四年、二〇一八年の夏、ありえない猛暑の中、ワールドカップの夏がやってきていた。今回は、植物状態にはならずにすんでいる。代わりに、現在八三歳の母は、「入院が引き金となったせん妄」と呼ばれる状態を患っている。自己の感覚と周囲の世界の感覚が断片化するという、植物状態とは異なる状態である。二週間前、母は激しい腸の痛みが再発し、ラドクリフ病院に緊急搬送された。入院から二日後、腸の状態が手術をしなくても回復するかどうかを見守っている間に、激しい幻覚と妄想が現れ、彼女に付き添うために私はブライトンから車で戻ってきた。

「せん妄 delirium」とは、一六世紀の深淵から浮び上がってきた言葉で、ラテン語の delare（逸脱する、錯乱する）が語源である。辞書的には「落ち着きのなさ、錯覚、支離滅裂を特徴とする急性の精神が混乱した状態」とされている。慢性の変性疾患である認知症とは異なり、せん妄は通常、一過性である。

数週間続くこともあるが、波がある。私の中では、この言葉はヴィクトリア朝の精神病院を連想させるので、二一世紀のイギリスの病院で診断に使われているのを聞くと驚く。しかし、よく考えてみると、驚きというよりも、精神医学の進歩がまだまだであることを思い知らされることになったのである。

母の症状については、辞書の定義は正確である。私が病棟で母を見つけたとき、彼女は椅子にしゃがんで座り、笑顔もなく、だらしなく、虚ろな目をしていた。壁を這いずり回る人を見たと言いながら、自分がどこにいるのか、なぜここにいるのか、思い出せないでいる。現実の理解も、自分が何者であるかについての理解も、薄れつつある。

一番ひどかったのは金曜日だった。彼女は誰も信用せず、自分には壮大で残酷な実験が行われていると確信していた。私たちが——私をそこに含めているのは彼女の妄想の中では私がしばしば首謀者になったからだが——悪意あるよくわからない目的のために、彼女に無理やり薬を飲ませて、意図的にこれらの幻覚を起こしているというのである。普段の彼女は魅力的で優しいのだが、今日は看護婦に怒り、退院を要求し、何度も逃げようとし、医者にはマッドサイエンティストの息子を連れて行けと命じる。この人は、私の母ではない。私の母に似ているが、私の母ではない女性だ。

入院を引き金とするせん妄の危険因子としては、てんかん、感染症、大手術（または大手術を必要とする疾患）、発熱、脱水、食事不足、睡眠不足、薬の副作用などがあり、さらに重要なのは、見慣れない場所であることだ。すべて母に当てはまる。見慣れない場所だからこそ、この特別なせん妄は「入院が引き金となる」のだ。

外科救急室ほど、現実世界との解離を生じさせやすい場所はないだろう。常に機械の音が鳴り響き、ライトが点滅し、外の世界の気配はほとんどない。運が良ければ窓から見えるかもしれないが、世界全体は、ベッドと椅子とおそらくは廊下にだけになる。周りには苦痛と混乱に満ちたさまざまな病気の患者たち、そして、似てはいるが異なる看護師、下級医師、コンサルタントが絶え間なく入れ替わり立ち替わり様子を見にくる。毎日が同じことの繰り返し。せん妄は、医学的な緊急事態であるにもかかわらず、そのように認識されたり、扱われたりすることはあまりない。患者は体の病気として来院し、治療の対象はそちらであって、途中で発症する可能性のある心や脳の問題ではない。

急性期医療を受ける高齢者の三分の一が入院を引き金とするせん妄を発症し、その割合は手術を受けた患者ではさらに高くなる。[1] 通常、時間が経てば治まるが、認知能力の低下、数ヵ月後に死亡する割合の増加、その後のせん妄の再発や認知症のリスクの増加など、長期的に深刻な影響を及ぼす可能性がある。[2] 私は田舎の彼女の家、つまり私が育った家に出かけて行き、慣れ親しんだ品々を持ち帰る。それを見て自分を取り戻し、しがみつくためのお守りになってくれればと願って。フォトフレームに入った写真、彼女の眼鏡、カーディガン、私が子供のころに使っていたライオンのぬいぐるみなどを持ってきた。

妄想がランダムに起こることはまずない。母が患ったせん妄を詳しくみると、そこにはねじれた論理があることがわかる。彼女は、誰もが「一体」となって、私もそれに共謀して、自分を悪意ある実験の犠牲者にしたと信じている、いや、知っているという方がいいかもしれない。そう、確かに私は人間を対象とする実験をしているし、病院にいるときは、息子でありながら医者でもあるという奇妙にコロコロと変わる人物で、母を慰めようとしながら、同時にカルテを調べ、コンサルタントや若い医師たちに腫瘍随伴性脳症やその他の恐ろしいことについてヒソヒソと話している。脳は、常に結論を出そうとし、最良の推測を行おうとしているのだ。

彼女の行動には、非常に微妙な変化もある。彼女の文章は、流暢な流れではなく、それぞれの単語が別々に話される。「眼鏡が見つからない、どこにあるのかわからない」。この状態は、最初のせん妄が治まった後も、何日も続く。それも、波がある。今晩は一歩後退し、また具合が悪くなり、彼女をすぐに家に帰したいという私の希望はしぼんでしまった。

私自身の人生が、端々で現実的でないように思われ始める。彼女の家族は私一人なので、私がそばにいるしかない。朝晩は病院で過ごし、午後は運が良ければ仕事をこなしたり、散歩をしたり、テムズ川で泳いだりすることができる。そのような午後には、ポートメドウという、ガチョウや白鳥、牛、野生の馬などが生息する広大な草原に出かける。オックスフォードの重層的な世界の中でも、ありえないような場所である。ここ数週間は猛暑が続き、いつもはぬかるんでいる草原が、まるでアフリカのサバンナのようだ。今朝は馬に追いかけられ、心臓がバクバクしながら鉄橋を渡って街に戻った。

母にとっては入院一四日目、私にとっては一二日目。急性期の混乱は治まったが、母はまだ元には戻っておらず、病状には波がある。しかし今、母は、私が彼女を実験台にしようとしているのでどこかに連れ出して欲しいと信じていたことを話すと、驚いている。私は彼女の手を握り、大丈夫だよと言い、彼女が完全に自分自身に戻ることを願っている。

しかし、「自分」とは何だろう。離れたり戻ったりすることができるものなのだろうか。

自己もまた、そう見えているものとは異なる。

第8章　自分自身を予期する

自己とは、あなたの自己とは、知覚を行っている「もの」であるように思われるかもしれない。しかし、これは物事の本当の姿ではない。自己とは、非常に特殊な種類のものではあるが、もう一つの知覚であり、制御された幻覚である。科学者であるとか、息子であるといった個人的なアイデンティティの感覚から、身体を持っていること、そして単に身体「である」という経験まで、自己という性質の多種多様な要素は、あなたが生き続けるために進化によって設計されたベイズ的な最良の推測なのである。

自己の探求を始めるにあたって、ちょっと未来をのぞいてみよう。今から一〇〇年ほど先の未来では、あらゆる人間の正確なレプリカを作ることができる瞬間移動装置が発明されている。スタートレックに登場する機械のように、それぞれの人間を分子の配列に至るまで精密にスキャンし、その情報を使って、例えば火星のような遠い場所に、その人間の分身を作ることができるのだ。

当初は不安もあったが、人々は効率的な移動手段としてこの技術にすぐに慣れた。さらに、複製を作るとオリジナルは直ちに蒸発することが必要であるという点にさえ慣れた。これは、同一人物が爆発的に増えることを避けるために組み込まれた処置である。旅行者（仮にエヴァと呼ぶ）の立場からすると、これは実際には全く問題を生じない。オペレーターから保証を得て、X地点（ロンドン）から消え、Y地点（火星）に一瞬で再度現れたと感じるだけである。

ある日、ハプニングが起こる。ロンドンにある気化モジュールが故障し、エヴァが――ロンドンにいるエヴァのことだが――何事もなかったかのように、自分がまだ瞬間移動装置にいるように感じている。ちょっとした不都合だ。機械を再起動してもう一度行うか、翌日まで待つしかないだろう。しかし、その時、銃を持った技術者が部屋に入ってきた。彼は、「心配しないでください。あなたは、安全に火星に瞬間移動しました。通常通りです。ただ、規則によれば、必要なのは…ここを見てください、あなたはこの同意書にサインしています」というような内容のことをつぶやいた。彼はゆっくりと武器をエヴァに向け、エヴァは今までに経験したことがない感じを持った。この瞬間移動という戯言は、結局のところ、それほど単純な話ではないのかもしれない、と。

この思考実験のポイントは、「瞬間移動のパラドックス」と呼ばれるもので、自己であるということが何を意味するかを考えるときに、私たちの多くが持っているバイアスを掘り起こすことにある(1)。

瞬間移動のパラドックスが提起する哲学的な問題は二つある。意識一般の問題は、レプリカが意識的な経験を持つと確信できるのか、それとも完全に同等の機能を持つが内宇宙を持たないものになるのか、という問題である。私はこの問題にはあまり興味がない。もし、レプリカが細部まで作り込まれていて、分子の一つ一つまで同じであるなら、そのレプリカは意識を持っていると言えるだろう。――もし、レプリカが十分に細部に至るまで作成され、すべての分子が同一であれば、レプリカが意識を持ち、オリジナルと全く同じように意識を持つことを疑う理由はないだろう。もし、レプリカが完全に同一でないなら、また別の種類の哲学的ゾンビについての議論に戻るわけで、それを繰り返しても仕方がない。

もっと興味深いのは、個人のアイデンティティの問題である。火星にいるエヴァ(仮にエヴァ2と呼ぶ）は、エヴァ１（まだロンドンにいるエヴァ）と同一人物なのだろうか？　そうだと言いたくなる。エヴァ２は、あらゆる点で、エヴァ１が実際にロンドンから火星に瞬間的に移動した場合に感じるのと同じように感じるだろう。このような個人的なアイデンティティにとって重要に思われるのは、物理的な連続性ではなく、心理的な連続性である（＊）。しかし、もしエヴァ１が蒸発しなかったなら、どちらが本物のエヴァだろうか。

正しい答えは、確かに奇妙に思われるかもしれないが、両方が本物のエヴァだということになると思う。

私たちは、直感的に、自己の経験を世界の経験とは異なるものとして扱っている。自分が自分であるという経験に関しては、それが知覚の集合体というよりはむしろ、物事のあり方の真の特性――この場合は実際の自己――を明らかにしているという直感に抗することは難しいように思われる。実際の自己の存在を仮定した場合の直感的な帰結の一つは、そのような自己は一つしか存在しえず、二つでも、三

＊　瞬間移動をしなくても、私たちの体の細胞は絶えず入れ替わっており、そのほとんどは十年に一度くらいの割合で置き換わっている。生物学的なテセウスの船〔ギリシャ神話で、テセウスがクレタ島に住む怪物ミノタウルスを討伐しに行く時に乗り込んだ船に由来。記念として残され、後世に受け継がれたテセウスの船は老朽化して行くにつれて新しい部品に交換されていった結果、もともとの部品は一つもなくなった。果たしてそれは、本来の「テセウスの船」か否かという問いを残すことになった〕である。このことは、私たちの個人的なアイデンティティの感覚にはあまり影響を与えないようだ。

分の二でも、多数でもありえないということである。

　自己は不可分であり、不変であり、超越的であり、唯一無二であるという考えは、非物質的な魂というデカルト的なイデアに焼き付けられ、特に西洋社会では、今なお深い心理的共鳴を与えている。しかし、哲学者や宗教家、また最近では幻覚剤を用いた精神探求者、医学者、神経科学者によって、懐疑的な吟味が繰り返されてきた。

　カントは『純粋理性批判』の中で、自己を「単純な物質」と考えるのは誤りであると主張し、ヒュームは自己を知覚の「束」であるとした[2]。さらに最近では、ドイツの哲学者トーマス・メッツィンガーが『何者でもないこと』という非常に素晴らしい本を書き、単一の自己を強力に脱構築した[3]。仏教徒は長い間、永続的な自己のようなものは存在しないと主張し、瞑想を通じて自己が全く無い意識の境地に達しようとしてきた。南米のアヤワスカの儀式は、他の地域にも広がっているが、儀式とジメチルトリプタミンの組み合わせによる強い陶酔効果で、人々の自己の感覚を奪い去る。

　神経学では、オリヴァー・サックスらが、脳の病気や損傷によって自己が崩壊していくさまざまなあり方を描き、第3章で紹介した分離脳の患者は、一つの自己が二つになる可能性を提起している。最も興味深いのは頭蓋結合双生児で、物理的に結合しているだけでなく、脳の構造も一部共有している。頭蓋結合双生児の一方は、他方がオレンジジュースを飲んでいるのを感じることができることが判明した今となっては、独自の自己であるとはどういうことを意味するのだろうか[4]。

自分であることは、口で言うほど簡単なことではない。

瞬間移動装置に戻ったエヴァは、技術者の殺意を回避し、新しい状況を受け入れようとしていた。もう一方のエヴァは地球で起きているドラマにまったく気づかないままだった。

複製された時点では客観的にも主観的にも同一であった両エヴァだが、そのアイデンティティはすでに乖離し始めていた。一卵性双生児がそれぞれの人生を歩むように、その過程は時間の経過とともに必然的に複雑なものになっていく。たとえエヴァ1がエヴァ2の隣にいたとしても、感覚入力のわずかな違いが行動の微妙な違いにつながり、気がつけばエヴァ1とエヴァ2は違うことを経験し、違う記憶を刻み、違う人間になっているのである。

このような個人のアイデンティティの複雑さは、私たち一人ひとりに異なる形で生じている。私の母は、せん妄状態にある間にアイデンティティが劇的に変化し、今は回復しているが、少なくとも私には、まさに二人のエヴァのように、以前の母とは違うようにも見えるし、また同じであるようにも見える。エヴァ1とエヴァ2の関係は、今の自分と一〇年前の自分、あるいは一〇年後の自分との関係に少し似ているのかもしれない。

あなたが誰なのか、あるいは私が誰なのか、つまり主観的にも客観的にも「アニル・セス」である私というのは誰なのか、という問題になると、物事は見かけほど単純ではなくなる。というのも、目の奥にある「私」というアイデンティティの感覚は、「自己であること」が意識の中にどのように現れるかの一側面にすぎないからだ。

私は、人間の自己を構成する要素を以下のように分類している。

身体に直接関係づけられた、身体化された自己という性質が経験されている。これには、自分の身体の一部であるような特定の対象への同一化の感情が含まれる。つまり、私たちは、自分の身体を持っているという特定の感覚を感じており、その感覚は世界の他の対象にはあてはまらない。情動や気分も、身体化された自己という性質の一面であり、覚醒や意識清明《アラート》といった状態もそうである。そして、これらの経験の下には、単に身体化された生物であること、つまり身体であることの、より深い、形のない感じを見いだすことができる。そして、この感じは空間的な広がりや特定の内容を明確に定義することができない。自己という性質のこのような基盤的な層については、後ほどまた紹介する。とりあえず、「生きているという感じ」として考えておけば十分である。

身体から先に進むと、特定の視点から世界を知覚するという経験、つまり一人称の視点を持つということがある。一人称視点とは知覚経験の主観的な起点であり、通常は頭の中、つまり両目の間で額のやや後ろあたりに存在しているように思われている。この視点的自己は、オーストリアの物理学者エルンスト・マッハの《自画像》（《左目からの眺め》としても知られている）によく表れている。

また、「意志作用 volition」の経験、つまり、物事を行おうとすること（意図 intention）と生じたことの原因である（作用主 agency）という経験も自己という性質の中心にある。これが意志作用を持つ自己である。人々が「自由意志」について語るとき、通常語られるのは自己という性質のこうした側面である。多くの人にとって、「自由意志」という概念は、科学に委ねることを最も嫌がる「自己であること」の側面を捉えている。

こうした「自己であること」のあり方はすべて、個人のアイデンティティ、つまり、名前、歴史、未

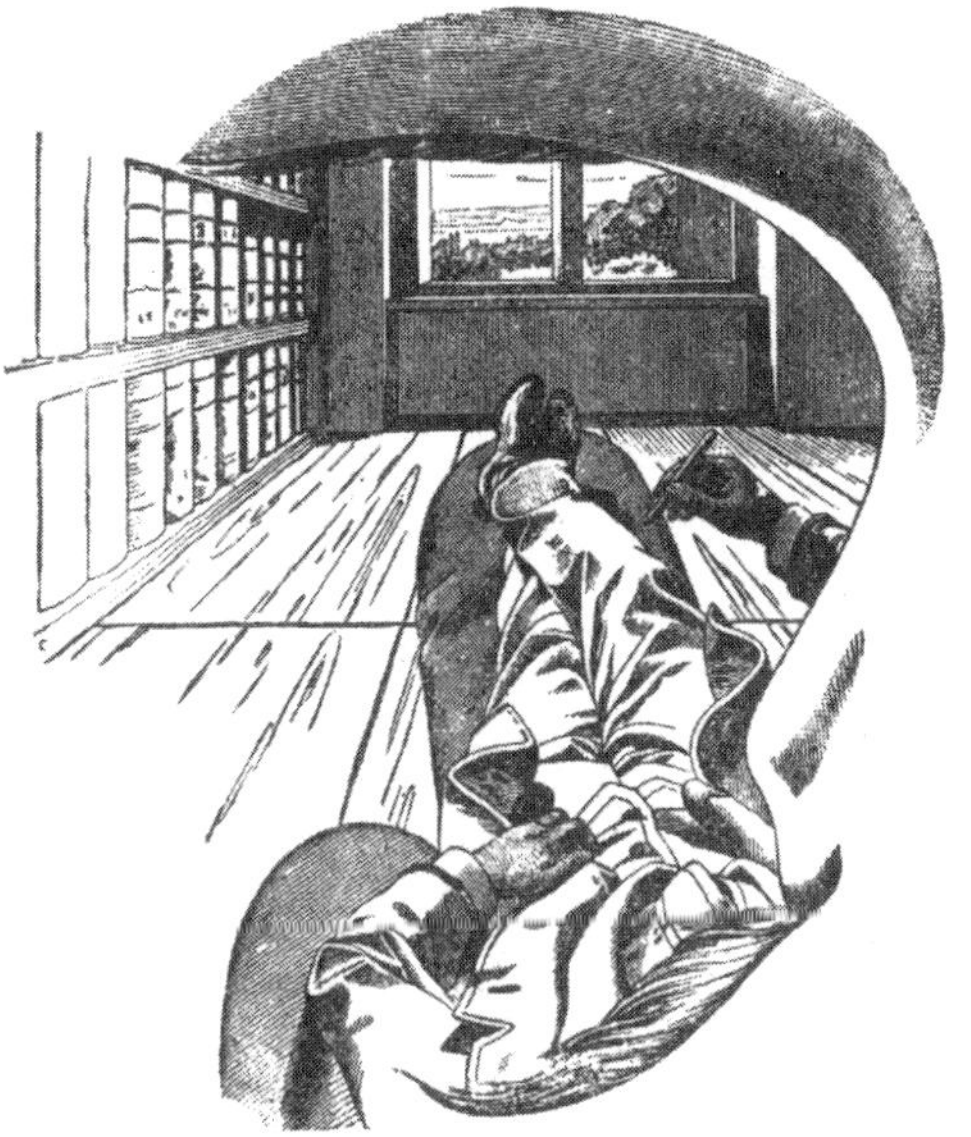

図16　エルンスト・マッハ、《自画像》（1986）

来と関連づけられるようなアイデンティティの概念に先立つものである可能性がある。瞬間移動のパラドックスで見たように、個人のアイデンティティが存在するためには、個人化された過去の歴史、自伝的記憶の糸、記憶された過去、そして予定された未来が必要である。

このような個人的なアイデンティティの感覚は、それが現れた際には、「物語的自己」と呼ぶことができる。物語的自己が出現すると、単なる失望ではなく、後悔のような洗練された感情を経験することができるようになる。（私たち人間は、「先回り的後悔」を経験することもできる。先回り的後悔とは、これからやろうとしていることが悪い結果になると確信し、それを知っていながらとにかくやってしまい、その結果自分や他人が苦しむという感情である）。ここでは、自己という性質のさまざまなレベルがどのように波及し、相互作用するかを見ることができる。個人的なアイデンティティの出現は、提供される情動状態の幅が広がることによって変化し、また部分的に定義されるのである。

社会的自己とは、自分が他人からどう見られているかを認識することであり、社会的ネットワークに組み込まれていることから生じる私の部分である。社会的自己は幼少期に徐々に出現し、生涯を通じて発展し続けるが、自閉症のような状態では異なった発達を遂げるかもしれない。社会的自己は、罪悪感や恥などの悪い感じから、誇りや愛、帰属意識などの良い感じまで、さまざまな情動の可能性をもたらす。

私たち一人ひとりにとって、通常の環境では、自己という性質のこれらの多様な要素は、束ねられ、すべてが一体となって、包括的な統一された経験——自分であるという経験——に包含される。この経験の統一的な性質は、赤い椅子を見たときに色と形が結合して知覚されるのと同じくらい自然なので、それは当然のことと考えがちである。

しかし、そう考えることは間違いである。赤さの経験が外部に存在する「赤」を示すものではないのと同様に、統一された自己という性質の経験は「実際の自己」の存在を意味するものではない。実際、統一された自己であるという経験は、あまりにも簡単に瓦解してしまう。(5) 認知症や重度の健忘症の場合、物語的自己の上に築かれた個人的アイデンティティの感覚が損なわれたり、完全に消失したりする。また、せん妄では、入院を引き金とするか否かにかかわらず、個人的アイデンティティの感覚が捩れたり歪んだりする。意志作用する自己がうまく機能しなくなる例としては、自分自身の動作と繋がっているという感覚が希薄になる統合失調症や他人の手症候群のような病態、周囲の環境とやりとりをすることを完全にやめてしまう無動無言症がある。体外離脱やその他の解離性障害は、視点的な自己が影響を受ける。一方、身体の所有感覚の障害には、幻肢症候群（もはや存在しない手足に持続する、しばしば痛みを伴う感覚の経験）から身体パラフレニア（自分の手や足が誰かのものであるという経験）まで、さまざまなものがある。ゼノメリア（四肢切断愛）は身体パラフレニアの極端な形だが、腕や足を切断したいという強い欲求を経験し、思い切った治療としてまれに実際に切断してしまうこともある。

自己は、目の窓の奥に潜んで世界を見渡し、パイロットが飛行機を操縦するように身体をコントロールするような不変の実体ではない。[6] 私である、あるいはあなたであるという経験は、知覚そのものであり、もっと言えば、知覚の集合体であり、身体を維持するために神経的にコード化された予測の束がしっかりと織り込まれている。そして、これこそが、私たちが私たちであるために必要なすべてであると私は信じている。

例えば、自分の身体であるような世界の中の特定の物に同一化するする経験をとりあげてみよう。このような経験が変化しやすく脆い性質を持つことは、身体パラフレニアや幻肢症候群のような症状で明らかになるだけでなく、実験室の簡単な実験でも明らかにすることができる。最もよく知られた例は、ラバーハンド錯覚である。これは二〇年以上前に初めて報告され、現在では身体化の研究の礎石となっている。[7]

ラバーハンド錯覚は、ボランティア、壁となる段ボール、絵筆二本、ラバーハンド（ゴム製の手）さえあれば、自分でも簡単に試すことができる。図17のイラストのように配置する。ボランティアは、自

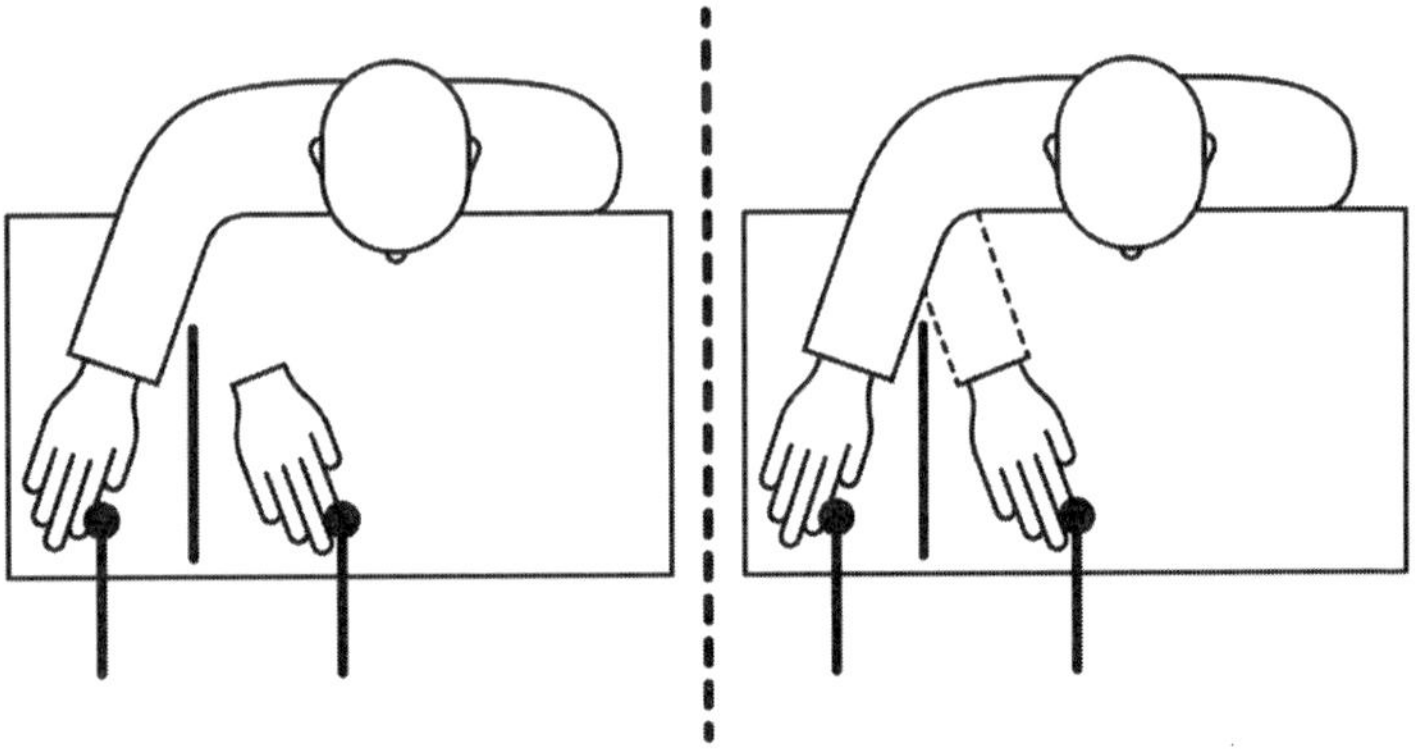

図 17　ラバーハンド錯覚。ラバーハンドと本物の手を同時に撫でると（左）、体を所有しているという経験が変化し、ラバーハンドがその人の体の一部であるかのように感じられる（右）。

分の（本物の）手を、段ボールの仕切りの片側に、見えないように置く。ラバーハンドは、被験者の目の前に、本物の手が通常占める場所と向きに置かれる。そして、実験者は絵筆を持ち、被験者の本当の手とラバーハンドの両方を前後に優しく撫でる。両手を同時に撫でていると、ラバーハンドが、自分の体の一部でないことは頭ではわかっていても、実際に自分の体の一部であるような不思議な感じがしてくるというものである。しかし、手を同期させずに撫でると、この錯覚は起きず、ラバーハンドを同化して自分の身体であると経験するようなことは起こらない。

人によっては、これは起こっていることを適切に表現して、明らかに偽物の手が、完全にではないにしてもどこかしら自分の体の一部であるかのような感じは、紛れもなく特殊なものである。とはいえ、実際の経験は人によってかなり異なる。これを調べるには、いきなりハンマーやナイフでゴムの手を脅かしてみるといい。錯覚が働いているときには強い反応が得られることがわかるだろう。

ラバーハンド錯覚は、身体を所有しているという経験が制御された幻覚の特殊なタイプであるという考えとうまく合致する。つまり、ラバーハンドが触られるのを見ると同時に、本物の手に触られているのを（見るのではなく）感じるという組み合わせは、ラバーハンドが身体の一部であるという知覚的な最良の推測を脳が読み取るのに十分な感覚的証拠を与える、という考え方である。このような現象が、同期条件では起こるが、非同期条件では起こらないのは、同時に起こる信号には共通の発生源（ラバーハンド）がありそうだという事前の予期があるからである。

違う仕方で経験されるのは、体の一部分だけというわけではない。一人称視点の起点である体全体にも影響を与えることができる。

二〇〇七年、権威ある雑誌『サイエンス』に二つの論文がほぼ同時に掲載された。どちらも、仮想現実の新しい手法によって、「体外離脱」のような経験ができることを述べたものである。この実験は、ラバーハンド錯覚に基づいているが、今回は体全体に拡張されている。[8] ローザンヌのオラフ・ブランケ率いるグループが行った研究では、ボランティアがヘッドマウントディスプレイを装着し、約二メートルの距離から自分の体の後ろ側を仮想現実で見る（図18参照）。そしてこの視点から、自分の（本物の）身体を撫でるのと同期もしくは非同期で仮想の身体が撫でられるのを見てもらう。すると、同期して撫でる場合、ほとんどの参加者は、仮想の身体がある程度「自分の身体」であると感じ、自分の身体があると感じる場所まで歩くように言われると、仮想の身体の位置に向かって空間を移動することが報告された。

ラバーハンド錯覚が身体の所有感覚が刻々と変化することを示唆しているように、このような実験（「フルボディ錯覚」と呼ばれる）は、身体全体の主観的な所有感覚や一人称の視点の位置も、自然に操作

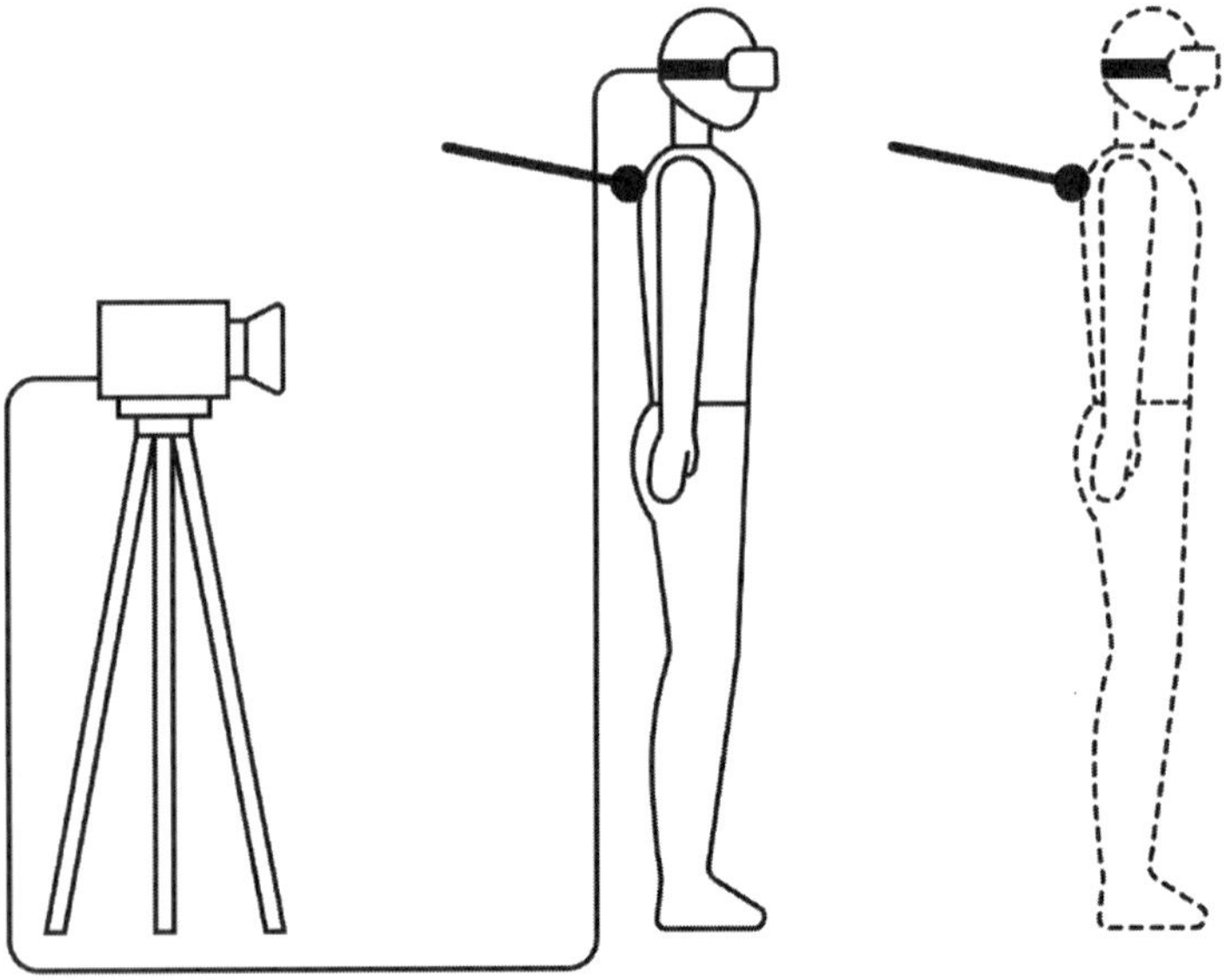

図18 「フルボディ錯覚」を作り出す

できることを示唆している。これらの実験は、「私の身体であるもの」についての経験が、「私がいるところ」についての経験と、少なくともある程度は切り離されうるという、興味深い証拠を示しているのである。

一人称の視点が体外離脱経験（OBE）という形で肉体を離れることができるという考えは、歴史と文化に深く刻まれている。(9) トラウマになるような臨死経験、手術室、てんかん発作の前後での体外離脱経験や体外離脱に似た経験の報告は、非物質的な「自己の本質」が存在することへの信仰を煽るものであった。結局のところ、もし外から自己を見ることができるのなら、意識の基盤は確かに脳から分離できるに違いないのではないのか？

しかし、一人称視点は知覚的推定の一種であると考えれば、このような二元論的な空論を立てる必要はない。この考え方は、オフフ・ブランケらによる仮想現実の実験だけでなく、カナダの神経学者ワイルダー・ペンフィールドが一九四〇年代に行った一連の重要な実験に遡る脳刺激研究によっても裏付けられる。

ペンフィールドの患者の中に、G.A.という女性がいた。彼女は、脳の側頭葉の一部である右上側頭回を電気刺激すると、「私はここにいないという奇妙な感覚を覚える…まるで、半分ここにいて、半分ここにいないような感じだ」と、無意識に叫んだ[10]。ブランケ自身が最初に体外離脱経験に魅了されたのは、彼の患者が脳の同じ部分、側頭葉と頭頂葉の接合部にある角回を刺激した時に、同じような経験を報告したからであった。「ベッドに横たわる自分の姿を上から見たが、足しか見えない」とその患者は言った[11]。

このようなケースに共通するのは、前庭入力（前庭系は平衡感覚を扱う）と多種類の感覚統合に関与する脳領域の異常な活動である[12]。これらのシステムの正常な活動が妨げられると、脳は、自己の性質の他の側面が変化していないにもかかわらず、一人称の視点の位置について異常な「最良の推測」に到達することができるように思われる。

また、てんかん発作に伴って時々起こるOBE的な経験も、これらのプロセスの混乱に起因している。このような経験は通常、自分の周囲を別の視点から見る自己像幻覚 autoscopic hallucination と、自分自身を別の視点から見るホートスコピー幻覚 heautoscopic hallucination（ドッペルゲンガー幻覚ともいう）に分けられる[*]。このような経験は、何百年も前から数多く記録されており、一人称視点の柔軟性をさらに証明している[**][13]。

人がいかにも超自然的な、あるいはOBEのような奇妙な経験を報告する場合、私たちはその報告を真剣に受け止めなければならない。彼らはおそらく、彼らが言うような経験をしているのだろう。何千年も前から、人々は実際に体外離脱経験をしてきた。しかし、これは非物質的な自己や不変の魂が実際に肉体から離れたことがあるということを意味するものではない。これらの報告からわかることは、一人称の視点は、私たちが直接主観的な形で知っているよりも複雑で、仮設的で、不安定な方法で組み立てられているということである。

仮想の世界では、一人称の視点を変えることができるため、魅力的なアプリケーションが生み出されている。その多くが、スウェーデンの研究者ヘンリック・エールソンが主導した二〇〇八年の研究に記されている「ボディスワップ（身体の入れ替え）」という興味をそそる名前の錯視に刺激されたものである。[14] ボディスワップでは、2人の人間がそれぞれカメラを取り付けたヘッドマウントディスプレイを装着する。ヘッドセット間でカメラの映像を交換することで、それぞれの人が相手の視点から自分を見ることができる。この効果は、握手をしたときに初めて発揮される。握手を見ると同時に握手を感じることで、複数の感覚の刺激が与えられ、トップダウンの予期と組み合わさって、それぞれが相手の身体の中に入り込んで、自分と握手をしているように感じられるというものである。これは、仮想ではあるが、他人の立場に立つという経験をすることになる。

二〇一八年の冬、カリフォルニア州オーハイで行われた小さな集まりで、仮想ボディスワッピングを自分で試してみた。国連の平和ブローカーであるダーニッシュ・マスードも一緒だったが、彼は偶然にも仮想現実の研究者でもあった。マスードは数年前から、バルセロナ在住の神経科学者メル・スレイターが発案したビーアナザーラボと密接に連携していた。ビーアナザーラボの目的は、ボディスワッピングの技術を新しい「共感生成」のデバイスに応用することである。[15] 他人の仮想的な身体の中から世界を認識するという経験をすることで、相手の状況に対する共感が自然に得られるというのが彼らの考えだ。

ダーニッシュは、「マシーン・トゥ・ビー・アナザー（他人になる機械）」と名付けたシステムのデモンストレーションを行うために、彼のチームをオーハイに呼び寄せていた。彼らの装置は、基本的なボディスワッピングの原理に加えて、巧妙な振り付けを加えることで、その効果をより強力なものにしている。2人の参加者はヘッドセットを装着し、まず自分の膝を見下ろし、自分の体ではなく相手の体を見るようにする。そして、詳細な指示に従って一連の協調動作を行うと、新しい身体がその指示に反応しているように見え、その相手になっているという経験が強まる。しばらくすると、鏡が差し出され、それぞれが相手の鏡像を、あたかも自分の鏡像のように見ることができる。最後は、二人を隔てていた幕が取り払われ、相手の身体の中にいる自分を見て、お互いに近づき、ハグをする。

自分の番が回ってきて試したとき、七〇代のかなり裕福な女性の視点と自分の視点を交換してみた。

＊［autoscopy は自分の姿を見る現象（症状）で「自己像幻視」と呼ばれ、heautoscopy は「自身を真似ない自己像が見えるもの」とする定義もある］。
＊＊ ドッペルゲンガー幻覚は、フョードル・ドストエフスキーが一八四六年に発表した小説『二重人格』で人口に膾炙した。ドストエフスキーは重度のてんかんを患っていたことが知られている。

すると、予想以上に感動的であった。ふと見ると、私（彼女）の手が曲がっていて、私（彼女）が履いているスニーカーが光っているのに気づいて少し驚いたのを覚えている。鏡と最後のハグは特に強烈だった。他人の身体に自分が宿っていると感じたのか、他人の視点から自分を見ていると感じたのか、よくわからない経験だった。後日、夕食中にふと、私の相手が突然、つまらない靴を履いた混血のイギリス人神経科学者〔セス自身のこと〕の一人称視点に移されたのも、さぞかし奇妙なことだっただろうとの思いがわき起こったのである。

主観的な身体の所有感覚と一人称の視点という、身近で当然と思われる自己の性質のこれらの側面が、作り物の手と絵筆によってであれ、仮想現実や拡張現実という新しい技術によってであれ、これほど容易に操作できることに、私は強く惹かれる。しかし、このような操作には限界がある。先ほども述べたように、ラバーハンド錯覚の典型的な経験は、明らかに自分の手ではないとわかっていながら、なぜか自分の体の一部であるかのように感じてしまうことである。そして、この「典型的」な経験は、人によってかなり差があり、全く感じない人も多い。フルボディ錯覚やボディスワップ錯覚も同じようなものだろう。

身体の所有感覚に関するこれらの実験的操作は、このように、第4章で紹介した「アデルソンのチェッカーボード」のような古典的な錯視とは全く異なるものである。チェッカーボードの場合、私たちは正方形が異なる色合いの灰色であると知覚的に確信しているので、実は同じ色合いであるとわかったとき、驚くし、おそらくは驚愕することになる。このような驚きは、視覚の錯覚ではよくあることだが、身体所有感覚の錯覚ではほとんど起こらない。私にとっては、これまでで最も感動した身体の錯覚は、オーハイで試したボディスワッピングだが、自分が他の誰かになった、あるいは他のどこかに行ったと思い込むようなことは、一度もなかった。

私が最近関与した、ラバーハンド錯覚における催眠暗示性の役割を調べた研究では、身体所有感覚の錯視の主観的な弱さが強調されている。[16] この研究は心理学者のピーター・ラッシュとゾルタン・ディーネスが主導したものだが、その背景にある論理は、錯視の実験設定が、何を経験すべきかについて強い暗黙の予期を与え、この予期が、人によっては実際に身体の所有感覚の変化を引き起こすのに十分なのではないか、というものである。この仮説を裏付けるように、標準的な催眠度尺度で測定したところ、錯視の強さの個人差は、その人がどれくらい暗示にかかりやすいかと相関しているという結果であった。催眠効果の高い人は、（同期的に撫でると）強い所有感覚を感じるが、低い人はほとんど感じないことが報告された。

一方では、この発見は、身体の所有感覚が制御された幻覚であるという見方とうまく合致する。催眠暗示は、参加者は自覚していないかもしれないが、強力なトップダウンの予期だからである。[17] 他方では、ラバーハンド錯覚が主に、あるいは完全に、暗示効果によって引き起こされている可能性もあるため、この分野の実験研究に重大な課題を突きつけている。身体化の錯覚の研究では、暗示性の個人差を考慮しない限り、関与するメカニズムについて具体的に語ることは困難である。そして、このことは概して考慮されていない。これは、ラバーハンド、体外離脱のような経験、ボディスワップ錯覚、その他、人々が暗示的または明示的に特定の身体に関連する経験を予期するよう誘導される状況について述べる場合でも同様である。
このような主観的な身体所有感覚の穏やかな錯覚と、身体パラフレニア、ゼノメリア、幻肢症候群などの臨床症状や、てんかん発作や脳の直接刺激によって引き起こされる鮮やかな体外離脱経験に見られる強力な変化との間には著しい対照が存在する。これらの印象的な歪みは、非日常的な経験をしている人により大きな確信を与えるという点で、古典的な錯視によく似ている。このような理由から、これらは、身体化や視点を持つという経験が実際に脳の作り出したものであるという、より強力な証拠となるのである。

個人のアイデンティティの問題に移り、「物語的」自己と「社会的」自己の出現について考えてみよう。瞬間移動のパラドックスで見たように、ある実体が自分自身をある瞬間から次の瞬間まで、一日、一週間、一ヶ月、そしてある程度は寿命全体にわたって、連続したものとして経験するのは、これらの物語的、社会的レベルにおいてである。これらは、自己の性質の中でも、自己を名前や過去の記憶や将来の計画と関係付けることが意味を持つようなレベルである。これらのレベルにおいて、私たちは自己を持つことに気づき、真の自己認識となる[18]。

このような高次の自己の性質は、身体化された自己から完全に切り離すことができる。人間以外の多くの動物や人間の幼児は、個人的なアイデンティティの感覚を持つことなく、あるいは欠いたまま、身体化された自己の性質を経験することがあるかもしれない。成人の人間は通常、これらすべての自己の性質が統合された形で一つのものとして経験するが、自己の物語的側面や社会的側面が薄れたり破壊された場合、その影響は壊滅的なものになりうる。

クライヴ・ウェアリングはルネサンス期の作曲家オルランド・ディ・ラッソの作品を編集したことで有名なイギリスの音楽学者で、ロンドンで合唱団長を務め、一九八〇年代初頭のBBCラジオ3の音楽内容を一新したことで知られる。一九八五年三月、絶頂期にヘルペス脳炎にかかり、両側の大脳半球の海馬に大きな損傷を受け、これまでに記録された中で最も深い記憶喪失を経験した。(*)

クライヴは、古い記憶を思い出すこと(逆行性健忘症)、そして特に新しい記憶を定着させること(前向性健忘症)に大きな問題を抱えている。驚くべきことに、彼は、永久に七秒から三〇秒の間の現在に存在しているように見える。彼は現在八〇代だが、二〇秒に一度、昏睡状態から覚醒したかのように、あるいは麻酔から覚醒したかのように、自分の人生を連続した小さな目覚めとして経験していると思われる。彼の物語上の自己は消滅してしまったのだ。

クライヴが失った記憶とは、エピソード的、自伝的な記憶である。つまり、時間と空間の中にある出来事の記憶(エピソード的記憶)と、中でも重要なのが、自分自身に関わる出来事の記憶(自伝的記憶)である。彼の日記を読むと、胸が痛くなる。[19] 日記は、「最初の」目覚めに関する記述で埋め尽くされており、次から次へと、それまでの言葉(中にはほんの少し前に書かれたものもある)が消され、時には怒りに満ちて抹消される。

＊ 海馬は、側頭葉内側の奥に横たわる小さな湾曲した構造で、古くから記憶の固定に関連づけられてきた。名前は、「タツノオトシゴ」を意味するギリシャ語に由来する。

~~午前八時三十一分　今、私は本当に、完全に、目覚めている。~~
~~午前九時六分　今、私は完璧に、圧倒的に目覚めている。~~
午前九時四十三分　今、私は最上級に、実際に目覚めている。

これらの日記や、妻のデボラが記録して『七秒しか記憶がもたない男』に記されたクライヴとの会話は、彼の脳が受けた損傷によって個人のアイデンティティの感覚が損なわれたことを証言している。つまり、彼が時間をまたいで自己の物語をまとめることができないことは、「自分であるということ」が、三〇年以上にわたって、ゼロからの出発の連続であったことを、そして、世界と自己の知覚の流れをまとめ上げるような安定した「私」はないままに、移ろいゆく存在であったことを意味する。深い記憶喪失によって現在に取り残され、過去と未来を失った彼は、自分が生きているのか、あるいは生きていたのかさえも疑問に思うほど、混乱している。デボラ・ウェアリングは次のように書いている。「クライヴは、自分が無意識から出てきたばかりだという印象を常に抱いていた[20]。なぜなら、彼の頭の中には、それまで目を覚ましていたという証拠が自分の心の中に全くなかったからだ…「何も聞いていない、何も見ていない、何も触っていない、何も匂っていない」と彼はよく言いました。「まるで死んでいるようだ」と」。

同時に、クライヴの自己の感覚の他の側面は完全に保たれている。身体の所有感覚の経験、一人称の視点の起点であること、あるいは随意的な動作を起こすことにさえ問題はない。妻への愛情は、病気の一年前に結婚したばかりの妻と会っているということをときどき思い出せなくなることがあるとしても、衰えることはない。そして、クライヴがピアノを弾くとき、歌うとき、指揮をするとき、音楽は彼の中から自由自在にあふれ出し、まるで彼が再び完全な存在になったかのように見える。

クライヴにとって、こうした愛と音楽の瞬間は、変幻自在であり、救いになる。オリバー・サックスは、個性的かつ刺激的な『ニューヨーカー』誌の中で、彼の状況をこのように表現している。[21]「彼はもはや内なる物語を持たず、他の人が送るような人生を送っていない。しかし、彼がキーボードやデボラに向かう姿を見るだけで、そのようなとき、彼は自分自身を取り戻し、完全に生きていると感じることができるのだ」。

このような優しさを感じる瞬間があるにもかかわらず、クライヴの置かれた状況は間違いなく悲劇的である。物語的な自己の崩壊は、単なる記憶の欠落にとどまらず、自分を時をまたいで連続するものとして認識することができなくなり、それによって、私たちの多くがごく自然に当然とみなしている個人的アイデンティティの根源的な感覚が損なわれてしまうのだ。記憶は自己という性質の全てではないし、最終的な目的でもない。しかし、この物語が教えてくれるように、また、私たちの多くが認知症やアルツハイマー病の後遺症のある家族や友人を通して知っているように、自己を知覚することの持続性と継続性は、記憶なしには困難なものなのである。

クライヴのアイデンティティの感覚を回復させようとする、クライヴとデボラがお互いを愛する力は、「社会的自己」に行き着く。

人間は、他の多くの動物と同様、社会的な生き物である。社会的な生き物にとって、他者の心の状態を知覚することは、あらゆる文脈で、あらゆる社会的作法の中で、重要な能力である。この能力は「心の理論」とも呼ばれることもあり、人間の場合、かなりゆっくりと発達すると考えられているが、生涯を通じて、ほとんどすべての人にとって重要な役割を果たすようになる。

時には、例えば、パートナーや友人、同僚が自分のことをどう思っているのかが気になるとき、私たちはこのことを強く自覚する。しかし、社会的な相互作用について考えていないときでさえ、他人の意図、信念、欲望を知覚する能力は常に背後で作動しており、私たちの行動を導き、感情を形作る。

社会的知覚や心の理論に関する文献は、心理学、社会学、そして最近では社会神経科学という新しい分野も含めて、膨大な数にのぼる。この文献の多くは、社会的相互作用を導くための重要性という観点から、これらの問題を検証している。ここでは、レンズを内側に向け、私であるという経験が、他者が私を知覚しているのを私がどのように知覚するかということに、実質的に依存している仕方について考えたい。

社会的知覚、他者の精神状態の知覚は、他者が何を考えているか、あるいは考えていないかについて、明示的に推論したり「考えを巡らせたりする」ことだけの問題ではない。私たちの社会的知覚の多くは、自動的で直接的なものである。(22) 私たちは、猫やコーヒーカップ、椅子、そして自分の身体についてさえ知覚を形成するように、他人の信念や感情、意図について自然かつ簡単に知覚することができる。私がグラスにワインを注いでいるときに友人が空のグラスを近づけてくるのを見ると、私は彼女の意図を論理的に理解する必要はない。私はただ、彼女もワインを飲みたいのだろう、先に彼女のワインを注げばよかったと思うだけである。このような精神状態は、必ずしも正確ではないかもしれないが、グラスそのものを知覚するのと同じように、簡単に知覚することができる。

このようなことはどのように起こるのだろうか。その答えは、やはり脳を予測機械と考え、知覚を感覚信号の原因を推定する過程と考えることにあると思う。

非社会的知覚も社会的知覚も、脳が感覚入力の原因に関する最良の推測を行うことを必要とする。私たちは、他人の心の中にあることを知覚するとき、時として大きな間違いを犯すことがあるが、ワイングラスを車と間違えることはない（幻覚を見ている場合を除く）。社会的知覚に曖昧さがつきものである理由の一つは、関係づけられる原因がより深く隠されていることである。ワイングラスの知覚を引き起こす光波は、多かれ少なかれグラスそのものから発せられるが、他人の精神状態に関係づけられる感覚信号は、表情、身振り、発話など多くの中間段階を経なければならず、それぞれの段階で推定が外れる機会が新たに生まれる。

視覚的知覚と同様、社会的知覚も文脈や予期に依存しており、私たちは、予測の更新だけでなく、感覚データを変更すること、能動的推定の対人関係版によって「社会的予測誤差」を最小化しようとすることができる[23]。社会的知覚における能動的推定とは、相手の心理状態を自分の予測や願望に沿うように変化させる行動のことである。例えば、私たちは自分自身の喜びを表現するためだけでなく、相手の気持ちを変えるために微笑むし、話すときには相手の心の中にこちらの考えを入れてもらおうとする。

このような社会的知覚に関する考え方は、次のように社会的自己と結びつけることができる。他人の精神状態を推定する能力は、すべての知覚的推定と同様に、生成モデルを必要とする。生成モデルとは、ご存知のように、特定の知覚仮説に対応する感覚信号を生成することができる。社会的知覚の場合、これは他者の心的状態に関する仮説を意味する。このことは、高度な相互作用を意味する。あなたの精神状態に関する私の最良のモデルには、あなたが私の精神状態をどのようにモデル化しているかについてのモデルも含まれることになる。言い換えれば、あなたが私の心の内容をどのように知覚しているかを理解しようとする場合にのみ、私はあなたの心の中を理解することができるのである。このような意味で、私たちは他者の心を通して自分自身を屈折した形で知覚している。これが社会的自己の核心であり、こうした社会的に入れ子状になった予測的知覚は、人間の自己というものを全体的に経験する上で重要な部分である。[24]

興味深いことに、このような社会的自己の解釈には、自己の気づきは、つまり物語的側面と社会的側面の両方から成る高次の自己という性質は、必然的に社会的文脈を必要とするかもしれない、ということが暗示されている。もしあなたが他の心のない世界に存在するならば、より具体的には、関係づけることのできる他の心がないならば、あなたの脳が他者の精神状態を予測する必要はなく、したがって、自分自身の経験や動作がどんな自己であれ属していると推定する必要もないだろう。一七世紀にジョン・ダンが唱えた「人は、だれも孤島ではない」という格言は、文字通り真実なのだろう。[25]

あなたは昨日と同じ人間だろうか？　おそらくもっと良い質問はこうだろう。あなたは、昨日と同じように自分自身であることを経験しているだろうか？　おそらく、一晩のうちに何か大きな出来事がない限り、あなたは「はい」と答えるだろう。先週、先月、昨年、一〇年前、あなたが四歳だったとき、あるいは九四歳のときについてはどうだろう。あなたはその時と同じ人になるだろうか？　あなたにはそのように思えるだろうか？

意識的な自己の性質の顕著な側面でありながら見落とされがちなのが、私たちは一般に、自分自身が時間を超えて連続して、統一されていると経験することである。これは自己の主観的安定性と呼ぶことができる。そのことは、自伝的記憶の連続性という意味だけでなく、生物学的な身体のレベルであれ、個人のアイデンティティのレベルであれ、ある瞬間から次の瞬間に持続しているものとして自分を経験するという、より深い意味においても当てはまる。[26]

外界の知覚経験に比べ、自己に関係づけられる経験は驚くほど安定している。私たちの世界に対する知覚は常に変化しており、物や風景は絶え間なく移り変わる。しかし、自己に関係づけられる経験は、あまり変化しないように思われる。私たちは、自分が時間とともに変化することを知っている（ほとんどの人が、その証拠となる写真を十分すぎるほどもっている）にもかかわらず、それでも、私たちはそれほど変化しないように思われるのだ。精神科や神経科の病気でない限り、自己であるという経験は、変化する世界の中で永続的な中心であるように思われる。一九世紀の心理学のパイオニアであるウィリアム・ジェームズは、このことをうまく表現している。「物については、異なる視点から知覚されたり、あるいは知覚されなくなったりするのに対し、私たちはいつも同じ体が昔からそこにあるという感覚を経験している」。[27]

さて、ここに見るべきものは何もないと思われるかもしれない。結局のところ、身体やその他の自己に関係づけられる知覚の対象は、私たちが世界の中で外界に知覚しているものよりも変化しにくいというのは、もっともなことだからである。私は部屋から部屋へと移動することができるが、私の身体、私の動作、私の一人称の視点は常に私と共にある。このような理由から、自己が世界よりも変化しにくいものとして経験されるということは、驚くべきことではないかもしれない。しかし、私はそれ以上のことがあると思う。

第六章で見たように、変化の経験はそれ自体が知覚的な推定である。私たちの知覚は変化するかもしれないが、だからといって、私たちがそれを変化しているものとして知覚するとは限らない。この区別は、「変化盲」という現象に代表されるように、ゆっくりと変化する（世界の）事物は、それに対応する変化の経験を喚起しない。同じ原理が、自己知覚にも当てはまる。私たちは常に違う人間になっている。私たちの自己の知覚は絶えず変化している。この章を読み始めたときと今とでは、あなたは少し違う人間になっている。しかし、だからといって、その変化を知覚しているわけではない。

変化する自己に対するこの主観的な盲点は、いくつかの結果をもたらす。一つには、自己は知覚の束ではなく、不変の実体であるという誤った直感を助長してしまうことである。しかし、このことは、進化が私たちの自己という性質の経験をこのようにデザインした理由ではない。私は、自己の主観的な安定性は、私たちの身体や脳がゆっくりと変化することでもたらされる変化盲をも超えるものだと信じている。私たちは、極端に誇張された形の自己変化盲と共に生きている。その理由を理解するためには、そもそも私たちが自分自身を知覚する理由を理解する必要がある。

私たちは、自分を知るために自分を知覚するのではなく、自分を制御するために自分を知覚するのである。

第9章　動物機械であること

わたしたちが物事を見るとき目にしているのは、
物事の有り様ではなく、私たち自身の有り様である。[1]
アナイス・ニン

自己知覚は、世界にあるもの、あるいはここにあるもの、身体の中にあるものを発見するためのものではない。それは、生理的な制御と調節に関するものであり、生き続けるためのものである。なぜそうなのか、そしてそれが私たちの意識的な経験すべてにとってどういう意味を持つのかを理解するために、生命と心がどのように関係しているかについての非常に古い論争を振り返ることから始めよう。

「存在の大いなる連鎖」、すなわち、中世キリスト教の、すべての物質とすべての生命の階層では、神が頂点に位置する。[2] そのすぐ下には天使のような存在があり、次の人間は、社会的に都合の良いようにさまざまに細分化され、さらに、他の動物、植物、そして最後に鉱物がある。すべてのものはその鎖の中で位置を与えられ、すべてのものはその鎖の中の位置によって決まる独自の力と能力を持っている。

その鎖の中で、私たち人間は、神や天使が住む霊的な領域と、動物や植物、鉱物の物理的な領域の間で、ぎこちないバランスを保っている。人間は不滅の魂を持ち、理性、愛、想像力を持つが、肉体に縛られているため、痛み、飢え、性欲といった肉体的な情感に影響されやすい。

何世紀にもわたって、特にヨーロッパでは、「存在の大いなる連鎖」あるいは自然の階段は、人間が自然の中での自分の位置や、他の人間との比較における自分の価値を理解するための、安定したテンプレートを提供した。一七世紀、ルネ・デカルトは、宇宙を思考するもの res cogitans（心的存在）と延長するもの res extensa（物質的存在）という二つの存在様式に分離することで、その階段のさまざまなグラデーションを取り払ったのである。

このように自然の全体像が大幅に単純化されたことで、新たな問題も多く発生した。この二つの領域がどのように相互作用しうるかという形而上学的な問題が生じ、この問いは、それ以来、良くも悪くも、――そして大部分は悪くもだが――意識に関する研究の枠組みとなった。また、政治的、宗教的権威が依存していた細かな秩序にも混乱が生じた。もし動物に思考するものの要素があり、心の兆しがあるとすれば、動物が人間のように精神的な領域を目指すことを妨げるものは何だろうか。また、デカルトが主張したと思われる、魂を知的に探求する試みは、強力なカトリック教会を苛立たせることになった(3)。

デカルトは教会に対して常に慎重に行動し、第三省察と第五省察では慈悲深い神の存在を証明しようとしたほどである(4)。デカルトは人間以外の動物には全く意識がないと考えていたと言われることが多い。確かなことは言えないが、おそらくこれは彼の見解ではなかったのだろう(*)。デカルトの主張は、人間以外の動物には魂がなく、魂に付随する理性的、精神的、意識的属性がすべて欠如しているというものであった。歴史家のウォレス・シュッグは、この問題に対する彼の見解を次のように要約している。

人間も獣も……その身体は、各部分の配列によって呼吸し、消化し、知覚し、動く機械にすぎないのだ。[5] しかし、人間においてのみ、理性はあらゆる事態に対応できるように身体の動きを指示し、人間だけが真の言葉を使うことによってその理性を証明するのである。身体の動きを指示し、感覚を受け取る心がないので、動物は時計のように動く無思考、無感情の機械とみなさざるをえない。

この見解では、生物の肉と血を持つ特性、つまり有機体としての性質は、心、意識、魂（それが何であれ）の存在とは全く、そして明確に無関係であるとされる。人間以外の動物は bêtes-machine、つまり「動物機械」と考えるのが最も適切である。デカルトの図式では、心と生命の間の区分は、思考するものと延長するものの区別と同じくらい峻別される。

デカルトは、人間の特別性を強調することで、迫害しようとする多くの人たちをなだめることができた。しかし、危険な扉を開けてしまった。もし、人間以外の動物が動物機械であり、人間も動物の一種であるならば――というのも人間も結局のところ、動物と同じ種類の肉、血、軟骨、骨でできているように見えるからだが――、心や理性の能力も機械的、生理学的に説明できるはずではないだろうか。

一八世紀半ばのフランスの哲学者ジュリアン・オフレイ・ド・ラ・メトリは、確かに事態をこのように見ていた。彼はデカルトの動物機械の議論を人間に拡張し、人間も機械であると、つまり l' homme

＊ デカルトはムッシュ・グラット（ミスター・スクラッチ）という犬を飼っていて、とてもかわいがっていたらしい。また、ウサギを生体解剖していた。

machine（人間機械）であると主張し、その結果、魂の非物質的な特別な地位を否定し、神の存在も疑った。[6] ラ・メトリは、宗教的権威に配慮して迎合した議論をするような人間ではなかったので、彼の人生はデカルトよりもずっと困難なものとなっていった。一七四八年、彼は養子先のオランダを追われ、ベルリンのプロイセン王フリードリヒのもとで働くことになったが、三年後、パテの食べ過ぎで死亡した。

デカルトの見解では心と生命は独立したものだが、ラ・メトリにとっては、心は生命の特性と見なすことができるという意味で、両者は深く結びついていたのである。現在でも、生命と心が連続的なのか非連続的なのか、その基礎にあるメカニズムや原理をめぐって議論が交わされている。[7]

私はこの議論ではラ・メトリに共感するが、「心」について一般論として語るのではなく、「意識」に焦点を当てている。これが、私の、意識と自己に関する「動物機械」論の核心になる。私たちが周囲の世界やその中の自分自身について意識的な経験をするのは、生きている体とともに、体を通して、また体ゆえに起こることである。私たちの動物的な体質は、自己と世界に関する意識的な知覚と単に両立するというだけではない。私の提案は、こうした意識的な経験の性質や起源は、生き物としての私たちの性質に光を当てない限り、理解することはできないというものである。

過去の記憶や未来への計画を含む自己という性質の層の下に、個人的アイデンティティの明確な感覚以前に、「私」の下に、さらには一人称視点や身体の所有感覚の経験が現れる前にすら、自己という性質のより深い層をさらに見出すことができる。これらの基盤となる層は、世界における物体としての身体ではなく、身体の内部と密接に結びついている。それは、情動や気分、つまり心理学者が「感情的」経験と呼ぶものから、単に身体化された生命体「である」という、根源的で形のない、常に存在する感覚に至るまで、幅広いものである。

ここでは、まず情動と気分からその深層を探っていく。これらの意識的内容の形は、身体化された自己であることの経験の中心であり、すべての知覚と同様に、感覚信号の原因に関するベイズ的な最良の推測として理解することができる。感情経験の顕著な特徴は、関連する原因が外の世界にあるのではなく、身体の中にあることである。

知覚について考えるとき、私たちは外界を感じるさまざまな方法、特に視覚、聴覚、味覚、触覚、嗅覚といった馴染みのある知覚様式で考える傾向がある。このような外界に向けられたさまざまな感覚や知覚を総称して外受容と呼ぶ。これに対して、内部から身体を知覚することは内受容と呼ばれる。「身体の内部の生理学的な状態を感じること」である。[*][8] 内受容の感覚信号は、典型的には体内の臓器から中枢神経系へと、またその逆向きにも伝わり、内臓の状態や身体全体の機能についての情報を伝える。[9] 内受容の信号は、心拍数、血圧、血液の化学的性質の低下、胃の緊張度、呼吸の状態など、さまざまな情報を伝達する。これらの信号は、複雑な神経ネットワークと脳幹や視床などの深部にある脳領域を通過し、大脳皮質の中でも内受容の信号の処理に特化した部分、特に島皮質に到達する。[**][10] 内受容の信号の重

＊　外受容と内受容の間に位置するのが、身体の位置や動きを知覚する「固有知覚」である（第5章参照）。内受容は、自分自身の精神状態を内観することを意味する内省と混同しないようにすることが重要である。

＊＊　島皮質は、大脳皮質という「海」の中にある「島」に似ていることから、その名がついた。

要な特性は、身体の生理的な調節がどの程度うまくいっているかを何らかの形で反映していることである。言い換えれば、脳が体を生かし続けるためにどれだけ良い仕事をしているかということである。

内受容信号は、古くから情動や気分と関係づけられてきた。一八八四年、ウィリアム・ジェームズとカール・ランゲは、情動は古代の哲学者が主張した「永遠で神聖な心的実体」ではなく、またダーウィンが少し前に提案したように、進化によって脳回路に生来のものでもない、と主張した。そうではなく、情動とは身体の状態の変化に対する知覚であると主張した。悲しいから泣くのではなく、泣くという身体の状態を知覚するから悲しいのだ。この見方では、恐怖という情動は、生物がその環境における危険を認識することによって引き起こされる、身体反応全体の（内受容的な）知覚によって構成されることになる。ジェームズにとって、身体の変化が起こるときの知覚が情動なのである。「泣くから申し訳ないと感じ、叩くから怒り、震えるから怖がるのであって、申し訳なかったり、怒ったり、怖がったりするから、泣いたり、叩いたり、震えたりするのではない」[11]。

当時、ジェームズの理論は強い抵抗を受けたが、その理由の一つは、情動が身体反応を引き起こすという、直感的で見える通りの常識的な考え方を覆すものであったからだ。例えば、ヒグマに遭遇したとき、恐怖を感じると、その恐怖が原因となって、心臓がドキドキし、アドレナリンが分泌され、足がすくむように思われる。しかし、これまで見てきたように、物事がどのように見えるかということを、実際にどうであるかということの指針とすることには懐疑的でなければならない。ということで、これだけでジェームズ説を否定するのは賢明ではないだろう。

より本質的な懸念は、人間が経験する情動の全範囲を支えるには、身体状態が互いに十分に区別されていないのではないかということであった。この懸念の具体的な内容はまだ議論されているが[12]、一九六〇年代に情動の「評価理論」による強力な反論が現れた[13]。この理論では、情動は単に身体の状態の変化を読み取るだけのものではないとされる。情動は、生理的な変化が起こる文脈をより高度に認知的に評価すること、その価値を与えることに依存しているのである。

評価理論が情動の幅の問題を解決したのは、それぞれの特定の情動に特異的な身体状態を想定する必要がなくなったからである。例えば、無気力と倦怠感という密接に関連した二つの情動は、同じ身体的状態に基づいている可能性がある。しかし、この共通の身体的状態に対する認知的解釈の違いから、異なる情動が生まれる。もちろん、それぞれの情動にはそれぞれ異なる身体化された特徴があるが、その異なる特徴の細部を検出することは非常に困難である、ということも同様に真実であるかもしれないし、おそらく真実であろうと私は考えている。

評価理論に関する私のお気に入りの実験調査は、一九七四年にドナルド・ダットンとアーサー・アロンが行った、ノースバンクーバーのカピラノ川にかかる二つの橋のうちの一つを渡っている男性通行人に、女性の面接官が話しかけるという独創的な実験である[14]。橋の一つは長さ四五〇フィートの今にも壊れそうな吊り橋で、手すりが低く、浅瀬の上に不安定な姿勢で架かっている。もう一つは、もっと上流にあり、水面から一〇フィートしかない、重厚な杉材でできた短くて頑丈な橋である。橋の上でインタビューに答えてくれた人には、アンケートに答えてもらい、さらに電話番号を教えて、何か質問があれば喜んで答えると説明した。

研究者たちは、今にも壊れそうな橋の上にいる男性が、不安定な状態によって引き起こされた生理的興奮を、恐怖や不安ではなく、性的魅力と誤解するのではないかと考えた。もしそうであれば、このような男性は、このイベントの後にインタビュアーに電話をかけ、もしかしたらデートに誘うかもしれないとの仮説を立てた。

まさにその通りであった。女性の面接官にかかってきた電話は、頑丈な橋を渡っていた男性よりも、今にも壊れそうな橋を渡っていた男性からの方が多かった。ダットンとアロンはこれを「興奮の誤帰属」と呼んだ。今にも壊れそうな橋によって引き起こされた生理的興奮の増大が、高次の認知システムによって性的化学反応と誤認されたのである。この評価理論による解釈を裏付けるように、（異性愛者であるとの前提で）質問を行ったのが男性の場合、後で電話をかけてきた回数に橋の種類の影響は見られなかった。(*)

この研究は四〇年以上前に行われたものであり、今日のより厳密な（とはいえまだ不完全な）基準と比較すると、方法論上の弱点は避けられないし、倫理的な配慮に欠けることは言うまでもない。しかし、情動的な経験は、生理的な変化が高次の認知プロセスによってどのような価値が与えられるかに依存するという見解を、今でも鮮明に示しているのである。

評価理論の限界の一つは、何が「認知」され、何が「認知」されないかを峻別することを前提としている点である。低次の「非認知」知覚系は身体の生理的状態を「読み取る」という前提があり、高次の認知系は文脈依存的推論などのより抽象的なプロセスによってその状態を「評価」すると前提されている。例えば、恐怖は、ある特定の身体状態が最初に知覚され、その後で、それが「熊が近づいてきたせいだ」という価値が与えられることで起こる。しかし、評価理論にとって残念なことに、脳は「認知」

領域と「非認知」領域にきれいに分かれてはいない。

二〇一〇年頃、サセックス大学の研究グループが軌道に乗り始めた頃、私はこの問題について考え始めた。私は、同僚のユーゴ・クリッチリー（この分野の世界的な専門家）から内受容について多くを学んでいたが、評価理論の限界を克服する方法として、予測的知覚の原理を応用し、情動や気分、および感情経験全般を、特殊な種類の制御された幻覚として扱うことができると思いついた。(15)

私はこの考えを「内受容的推定」と名付けた。脳は、外の世界にある視覚などの外受容的な感覚信号の原因に直接アクセスできないのと同じように、体の中にある内受容的な感覚信号の原因にも直接アクセスできない。感覚信号の原因はすべて、それがどこにあるにせよ永遠に、常に感覚のベールの後ろに隠されている。したがって、内受容もまた、外界からの知覚と同様に、ベイズ的な最良の推測のプロセスとして理解するのが最良である。「赤さ」が、ある表面が光をどのように反射するかについての脳に基づく予測の主観的側面であるのと同様に、情動や気分は、内受容的な信号の原因についての予測の主観的側面である。(16) これらは、内部から駆動された形の制御された幻覚である。(*)

視覚的予測と同様に、内受容的予測は時間と空間の多くのスケールで作動し、内受容的信号の原因に

＊ 二〇二〇年九月、イギリスの湖水地方にあるブレンカトラ山で、悪名高いシャープエッジの尾根をハイキングで渡ってきた。登山道具は必要ないが、シャープエッジの踏破は決して容易ではない。尾根の頂上は滑りやすい岩のギザギザで、その両側には急な斜面があり、事故が起こることもある。このとき、尾根の麓にひっくり返った石があり、そこにはチョークで「マリア、私と結婚してください」と書かれていた。ダットンとアロンの実験を知っていて、それに便乗したのだろうかと思わずにはいられなかった。

ついて、流動的で文脈の影響を受ける多層的な最良の推測を支えている。このように、内受容的推定は、非認知と認知を明確に区別することなく、情動の幅の問題を解決することができる。したがって、内受容的推定は、二つのプロセス（非認知と認知）ではなく、一つのプロセス（ベイズ的な最良の推測）しか必要としないため、評価理論よりも簡素化されており、そのため、その基礎にある脳の解剖学的構造に、より快適にマッピングすることができる。

視覚のような外受容の知覚様式に比べて、内受容的な信号は測定も操作も難しいため、内受容的な推定を実験的に検証することは困難である。一つの有望なアプローチは、心拍に対する脳の反応が、内受容的な予測誤差のサインである可能性を探るものだ。ドイツの神経科学者フレデリーケ・ペッシュナーは、最近、「心拍誘発電位」と呼ばれるこのような反応が、内受容的推定によって予測されたように、注意を払うことによって修飾されることを示した。[17] このような系統の研究がもっと必要である。

もう一つ、より間接的な証拠となるのが、前章で紹介したような身体の所有感覚に関する実験である。鈴木啓介が主導した二〇一三年の研究では、仮想現実の「ラバーハンド」が心拍に合わせて点滅するときの方が、タイミングを合わせずに点滅するときよりも、より強い所有感覚を経験することを発見した。[18] このことは、身体の所有感覚が外受容と内受容の両方の信号の統合に依存していることを示唆している。この「心臓と視覚の同期」法は、ジェーン・アスペルと彼女の同僚が、自分の身体の仮想の輪郭を見る「フルボディ錯覚」の設定にも用いた。その結果、心拍に合わせて輪郭が点滅すると、人々はその輪郭に強く同一化することがわかった。これらの研究は、内受容的な推定を示唆するものだが、さらなる研究が必要である点がある。一つは、催眠暗示性の個人差が考慮されていないからである。催眠暗示性は、既に見たように、身体の所有感覚の実験ではとても重要な要因である。このような実験は、人が自分の心拍にどの程度気づいているかにも左右されるが、この特性の測定は腹立たしいほど困難であることもわかっている。

動物機械論の観点からすると、内受容的推定の最も重要な意味は、感情的な経験は単に内受容的な予測によって形作られるだけではなく、それによって構成もされることである。情動や気分は、すべての知覚と同様に、外側からではなく内側からやってくる。恐怖、不安、喜び、後悔など、あらゆる情動経験は、身体の状態（とその原因）に関するトップダウンの知覚的な最良の推測に根ざしている。このことを認識することが、身体化された自己であるという経験が、私たちの生身の物質性とどのように結びついているかを理解するための最初の重要なステップとなる。

次のステップに進むには、こうした「内側からの」身体の知覚は何のためにあるのかを問う必要がある。外界の知覚が動作を導くのに有用であることは明らかだが、なぜ私たちの内的な生理的状態を最初から意識生活に組み入れなければならないのだろうか。この問いに答えるには、もう一度歴史をさかのぼる必要があるが、今回は二〇世紀半ばの、コンピュータ科学、人工知能、工学、生物学が融合したサイバネティクスと呼ばれる、考慮されてこなかった学際的領域に目を向けよう。

＊　評価理論から内受容的な推定にまっすぐに進む際、私はその間に行われた多くの研究を省いている。特にアントニオ・ダマシオは、情動と認知がいかに関連しているか、そして両者がいかに身体に依存しているかを示す画期的な貢献をしてきた。また、リサ・フェルドマン・バレットは、内受容的な予測の重要性を強調する、密接に関連した考えを独自に打ち出した。

一九五〇年代、コンピュータ時代の幕開けとともに、サイバネティクスと人工知能という新しい学問は、多くの点で切り離すことのできない、同じように将来性のある分野として注目されるようになった。サイバネティクスとは、ギリシャ語で「舵取り」や「統治」を意味するkybernetesを語源とし、その創始者の一人である数学者ノーバート・ウィーナーは、「動物と機械における制御と通信の科学的研究」と表現している。[19] サイバネティクスは制御を重視し、迎撃ミサイルのような、出力から入力へ向かう閉鎖ループ型のフィードバックを伴うシステムに主に応用された。このアプローチの顕著な特徴は、そのようなシステムが、標的に命中させるというような、「目的」と「目標」を持っているように見えることであった。

このように、機械に「目的」を持たせるという考え方は、非生物から生物への新しい橋を提供した。それまでは、目標を持ち、内なる目的に従って行動できるのは生物系だけだという考え方が一般的だった。[*] サイバネティクスはそうではないと示唆し、機械と動物の密接な関係を強調した。このこともあって、サイバネティクスは、オフラインで、身体を持たず、チェスをするコンピューターに代表されるような抽象的な推論を強調した、AIの中の他のアプローチから分かれていった。ほとんどの基準では、これらの代替的アプローチが勝利を収め、ニュースの見出しや資金提供で優先されるようになったのに対し、サイバネティクスは次第に傍流に追いやられていった。しかし、サイバネティクスは、注目を浴びることは比較的少なかったが、それでも多くの貴重な示唆を与え、その重要性は最近になってようやく認識されつつある。[20]

その一つが、ウィリアム・ロス・アシュビーとロジャー・コナントが一九七〇年に発表した論文で、いわゆる「優れた制御装置理論」を述べたものである。[21] その概念は、彼らの論文のタイトル、「優れたシステム制御装置は、そのシステムのモデルでなければならない」にうまく集約されている。

セントラルヒーティングシステム、あるいはエアコンを思い浮かべてみてほしい。このシステムは、家の中の温度を一定の一九度に保つように設計されているとしよう。ほとんどのセントラルヒーティングシステムは、温度が低すぎればスイッチを入れ、そうでなければスイッチを切るという単純なフィードバック制御で動作している。このような単純なシステムを「システムA」と呼ぶことにする。

ここで、より進化した「システムB」を想像しよう。システムBは、暖房をつけたり消したりすると、家の中の温度がどのように反応するかを予測することができる。この予測は、部屋の広さ、ラジエーターの位置、壁の材質などの家の特性と、外の気象条件に基づいて行われる。そして、システムBはそれに応じてボイラーの出力を調整する。

このような進んだ能力のおかげで、特に複雑な家や複雑な天候の場合、システムBはシステムAよりも家の温度を一定に保つのに優れている。システムBが優れているのは、家のモデルを持っており、家の中の温度が、それがとりうる動作にどのように反応するかを予測できるからだ。最上級のシステムBは、これから寒くなるといった気温に関する問題を先回りし、ボイラーの出力を事前に変更して、一時

＊ 私は主に啓蒙主義以降の考え方について話している。アニミズムのような初期の信念体系は、非生物にも目的（と生命と精神）をはるかに自由に認めていた。

的な暖かさの低下を防ぐこともできるかもしれない。コナンとアシュビーが言ったように、優れたシステム制御装置は、そのシステムのモデルでなければならない。[22](*)

この例をもう一歩進めてみよう。システムBに不完全な「ノイズの多い」温度センサーが取り付けられていて、家の中の周囲の温度を間接的にしか反映していないとする。つまり、実際の温度はセンサーから直接「読み取る」ことはできず、感覚データと事前の予期に基づいて推定する必要がある。システムBは、(i)センサーの読みが隠れた原因(家の中の実際の温度)にどう関係するか、(ii)ボイラーやラジエーターの出力を調整するなどの異なる動作に対してこれらの原因がどう反応するかをモデル化する必要がある。

私たちは今、このような制御に関する考え方を、予測的知覚についてわかっていることと結びつけることができる立場にいる。システムBは、センサーの読み取り値から周囲の温度を推定することで作動する。ちょうど私たちの脳が、世界(と身体)の状態とその時間的変化を推定するために、感覚信号の原因について最良の推測をするのと同じである。しかし、システムBの目標は、「そこに何があるか」(この場合は周囲の温度)を把握することではない。目標は、この推測された隠れた原因を調整し、温度を快適な範囲に、理想的には単一の固定値に保つように動作することである。この文脈では、知覚はそこにあるものを見つけ出すためではなく、制御と調節のためにある。

それゆえ、システムBが実現する制御指向型の知覚は、予測の更新というよりも、動作を起こすことで感覚の予測誤差を最小化するプロセス、すなわち、能動的推定の一形態である。第5章で説明したように、能動的推定には、異なる動作に対して感覚信号の原因がどのように反応するかを予測できる生成モデルと、トップダウン予測とボトムアップ予測誤差のバランスを、知覚的予測が自己充足的になるように調整することの両方が必要である。

能動的推定では、予測的知覚は世界（あるいは身体）の特徴を推定することに向けられることもあれば、それらの特徴を制御することに向けられることもある、つまり、物事を発見することに向けられることもあれば、物事を制御することに向けられることもある。[23] サイバネティクスはここに、システムによっては制御が優先されるという考え方を持ち込んでいる。「優れた制御装置理論」の観点からは、予測的知覚と能動的推定の装置全体が、システムを適切に制御するために何が必要かという基本的な要件から生まれてくるのである。

情動や気分の知覚は何のためにあるのかという問いに答えるには、サイバネティクスのもう一つの概念、本質的変数が必要である。[24] 本質的変数とは、ロス・アシュビーが提唱した概念で、体温、血糖値、酸素濃度など、生物が生命を維持するために、ある一定の厳しい限界内に保たなければならない生理的な量のことである。例えるなら、セントラルヒーティングシステムでは、希望する室温が「本質的変数」である。

＊ モデル「である」こととモデルを「持つ」ことは違うのではないか、と思われるかもしれない。システムBのように、条件付き予測や反実仮想的予測（起こりえたけれども実際には起こらなかった状況についての予測）を生み出すことができる明示的な生成モデルを持つシステムは、モデルを「持つ」と言えると思う。システムAのような単純なフィードバックサーモスタットのような比較的固定された柔軟性のない調節機は、単にモデル「である」だけかもしれない。

これらをまとめると、情動や気分は、身体の本質的変数を調節する制御指向型の知覚として理解することができる。情動や気分はそのためにあるのだ。熊が近づいてきたときに感じる恐怖の経験は、私の身体、より具体的には「熊が近づいてきたときの私の身体に関する制御指向型の知覚であり、私の本質的変数を必要とされる範囲に保つために最良と予測される一連の動作を開始させるものである。重要なのは、これらの動作には、走るなどの身体の外的な動きと、心拍数の上昇や血管の拡張などの内的な「内向きの作用」の両方がありうるということである。[25]

情動や気分のこのような見方は、それらを生身の肉体の性質とより密接に結びつける。このような自己知覚の形態は、外からであれ内からであれ、単に身体の状態を登録するためだけのものではない。生きていくために必要なことをどのくらいうまくやっているか、そして将来的にどれくらいうまくやれるか、ということと密接に、そして因果的に結びついている。

重要なことだが、この区別をすることで、情動や気分が特徴的な現象性を持つ理由も見えてくる。恐怖、嫉妬、喜び、誇りの経験は非常に異なっているが、そのどれもが、視覚経験や聴覚経験よりも互いに類似している。なぜだろう？　知覚的経験の性質は、対応する予測の標的（テーブルの上のコーヒーカップや心臓の鼓動など）だけでなく、なされる予測の種類にも依存する。物事を発見することを目的とした予測と、物事を制御することを目的とした予測では、異なる現象性を持つことになる。

机の上に置かれたコーヒーカップを見るとき、そこには自分とは無関係に存在する三次元の物体の強い知覚的印象がある。これが、第6章で紹介した「物体性」の現象性である。そこで私は、「背面を明らかにするためにコップを回転させる」というような、あれこれの動作をした場合、視覚信号がどのように変化するかについての条件付き予測を脳が行う時に、視覚経験に「物体性」が生じると提案した。この場合の知覚的予測は、そこに何があるかを知るためのものであり、回転のように、感覚信号の隠れた原因についてより多くを明らかにすると予測される動作が、関連する動作となる。

では、もっと積極的な例として、クリケットのボールをキャッチすることを考えてみよう。ボールがどこに落ちるか見極めて、できるだけ速くそこに走るのが一番だと思うかもしれない。しかし、「そこに何があるかを見極める」ことは、実はよい戦略ではないし、熟練した野手のやることでもない。その代わり、あるやり方で常にボールが「同じように見える」ように、具体的には、ボールに対する視線の仰角が増えている時には、一定の割合で小さくなるように動き続ければよい。心理学者はこれを「光学的加速度相殺法」と呼んでいるが、この作戦に従えば、必ずボールを捕らえることができる[*][26]。

この例では、制御が再び重要になっている。あなたの動作と、その感覚的な結果に関する脳の予測は、ボールがどこにあるのかを知るためのものではない。ボールが知覚的にどのように現れるかを制御するためのものである。したがって、あなたの知覚経験は、空中にあるボールの正確な位置ではなく、あなたがボールに向かって走っていくときの「捕球しやすさ」のようなものを明らかにするのである。この状況での知覚は、制御された幻覚であると同時に制御する幻覚でもある。

この考え方は、歴史的に見てもかなり古いものである。一九七〇年代、心理学者のジェームス・ギブソンは、私たちは彼が「アフォーダンス」と呼ぶ観点から世界を知覚していることがよくあると主張し

* このアドバイスを真に受けると、ボールが眉間に当たってしまう。

た。[27]ギブソンによれば、アフォーダンスとは、ドアを開ける、ボールをキャッチするなど、動作の機会であって、「物事のあり方」を動作とは独立して表現するものではない。同じく一九七〇年代の理論だが、ギブソンほど知られていない別の理論では、制御をさらに重視している。ウィリアム・パワーズの「知覚制御理論」によれば、私たちは特定のやり方で行動するために物事を知覚しているのではない。[28]むしろ、クリケットのボールをキャッチする例のように、ある特定の方法で物事を知覚することになるように行動するのである。これらの初期の理論は、概念的には軌道に乗っており、第5章で紹介した「動作第一」の脳の見方に沿ったものであるが、知覚の制御された幻覚、あるいは制御する幻覚という見方が提供する具体的な予測メカニズムは欠けていた。また、身体の内部ではなく、外界の知覚に焦点を当てたものであった。

不安には背面がなく、悲しみには側面がなく、幸せは直角ではない。感情経験の土台となる「内側からの」身体の知覚は、脾臓はここ、腎臓はあそこ、というようなさまざまな内臓の形や位置の経験を提供するものではない。テーブルの上のコーヒーカップを見るときのような物体性の現象性もなければ、クリケットのボールをキャッチするときのような空間フレーム内の移動のようなものもない。[29]

情動や気分を支える制御指向型の知覚は、身体の本質的変数をあるべき位置に保つために、動作の結果を予測するものである。このため、私たちは情動を物体として経験するのではなく、自分の状況全体がどの程度うまくいっているか、あるいはうまくいきそうかを経験する。私が母の病院のベッドのそばに座っていようと、熊から逃げようとしていようと、私の情動経験の形や質は、絶望、希望、パニック、平静など、その情動のとおりに経験される。それは、さまざまな動作が私の現在と未来の生理状態にどう影響するかを、私の脳が条件付きで予測しているためである。

自己の最も深い層、情動や気分よりもまだ下に、認知的には地下の、不定形で記述しにくい、単に生命体であるという経験が存在する。ここでは、自己という性質の経験は、単なる「である」という、構造化されていない感じの中に現れる。ここで動物機械論の核心に触れることになる。私たちを取り巻く世界や、その中にいる私たち自身に対する意識的な経験は、生きている体とともに、体を通して、また体ゆえに起こるとの主張である。この時点で、これまで私が提唱してきた知覚と自己に関する考え方が一つにまとまる。それでは、最初から一歩一歩、話を進めていこう。

生物にとって最大の目標は「生き続けること」である。これは、ほぼ定義どおりで、進化によって与えられた命令だ。すべての生物は、危険や好機に直面しても、生理的な統合性を維持しようと努力する。そのために脳がある。進化が生物に脳を与えた理由は、詩を書くためでも、クロスワードパズルをするためでも、神経科学を追求するためでもない。進化論的に言えば、脳は合理的思考や言語コミュニケーションのためでもなければ、世界を認識するためにあるわけではない。生物が脳や神経系を持つ最も基本的な理由は、その生物が生き続けるために必要な生理的な本質的変数を、生存に適した狭い範囲にとどめることで、生物が生き続けるのを助けることである。

これらの本質的変数は、その有効な調節が生物の生命状態や将来の見通しを左右するが、それが内受容的な信号の原因である。すべての物理的特性と同様に、これらの原因は感覚的なベールに覆われて隠されたままである。外界と同様に、脳は身体の生理的状態を直接知ることができないので、ベイズ的な最良の推測によってこれらの状態を推定する必要がある。

すべての予測的知覚と同様に、この最良の推測は、予測誤差を最小化する脳に基づくプロセスによって達成される。内受容の文脈では、これは内受容的推定と呼ばれる。視覚や聴覚と同じように、つまりすべての知覚様式と同じように、内受容的な知覚は一種の制御された幻覚である。

世界に関する知覚的推定がしばしば物事の発見を目的とするのに対し、内受容的推定は主に物事の制御、つまり生理的調節にかかわる。予測そのものを更新するのではなく（これも生じているが）、トップダウンの予測を実現するために動作することで予測誤差を最小にするという点で、内受容的推定は能動的推定と言える。このような調節の動作は、食べ物に手を伸ばすような外的なものから、胃の反射や血圧の一時的な変化のような内的なものまである。

このような予測的制御は、将来の身体状態やその動作への依存度を予測することで、先回り的な反応を支援することができる。このような先回り的制御は、生存に不可欠なものである。例えば、血液の酸度などが範囲外になるのを待ってから適切な反応をするのは、非常にまずいことになるかもしれない。このときも、関係する動作は、外的なものであったり、内的なものであったり、あるいはその両方であったりする。食べられる前に熊から逃げるのは、外的な先回り調節の一例である。効果的に逃げるため、あるいはしばらく仕事をしていて机から立ち上がるために必要な分だけ血圧を一時的に上げることは、内的な先回り反応である。

このプロセスを説明するのに便利な生理学の用語がある。[30]「アロスタシス」である。アロスタシスとは、変化を通じて安定を達成しようとするプロセスを意味する。これに対して、より耳慣れた用語である「ホメオスタシス」は、単に平衡状態へ向かう傾向を意味する。内受容的推定は、身体の生理的状態のアロスタシス調節にかかわるものであると考えることができる。

視覚信号に関する予測が視覚経験を支えるように、内受容的な予測は、未来に関するものであれ、今ここに関するものであれ、情動や気分を支える。これらの感情経験が特徴的な現象的性質を持つのは、それが依存している知覚的予測が制御指向的であり、身体と関係づけられた性質を持つからである。これらは、制御された幻覚であると同時に制御する幻覚でもあるのだ。

情動や気分は、生理的な調節にしっかりと根ざしているにもかかわらず、少なくとも部分的には、自己を超えた、身体の外側にあるものや状況に関係づけられて経験されることがほとんどである。恐怖を感じるとき、私は通常、何かの事物に対して恐怖を抱いている。しかし、経験される自己という性質の最も深い層、つまり「ただ存在する」という発生したばかりの感じには、こうした外部に関係づけられるものは全くないように思われる。これこそ、私にとって、意識的な自己という性質の真の基底状態である。それは、形のない、制御指向型の、身体自体の現在と未来の生理学的状態に関する知覚的予測だ。これが「私であること」の始まりであり、生命と心、動物機械の性質と意識的自己の間の最も深いつながりを見出すところである。

動物機械論の最後の、そして重要なステップは、この出発点から、他のすべてが続くことを認識することである。[31] 私たちは、生命と心とが無関係であるとしたデカルト的な動物機械ではない。全く逆なのだ。自己であれ世界であれ、私たちの知覚や経験はすべて、内側から制御され、制御する幻覚であり、それは、進化し、発達し、常に生き続けるという根本的な生物学的欲動に照らして瞬間から瞬間へと作動する生身の予測機械に根ざしているのである。
私たちは、徹頭徹尾、意識的な動物機械なのである。(32)

前章の終わりで、世界の知覚が行ったり来たりする一方で、自己という性質の経験はさまざまな時間スケールで安定的かつ持続的であるように見えると指摘した。今や、この主観的な安定性が動物機械論から自然に生まれてくることがおわかりいただけるだろう。

身体の生理状態を効果的に調節するためには、内受容的信号の事前分布が高い精度を持つ必要があり、そうして自己充足的な傾向が生まれる。能動的推定のこの重要な側面は、内受容的な最良の推測が、この事前分布に向かって、つまり、生理学的に生存可能な望ましい（予測された）領域へと、導かれることを保証するものである。例えば、私の体温は時間が経つと一定になると予測されており、それが能動的推定によれば、実際にそのようになる理由なのである。したがって、身体的自己が比較的不変であるという経験は、生理的調節のために、安定した身体的状態について正確な事前分布（強い予測）を持つ必要性から直接生まれるものである。別の言い方をすれば、私たちが生きている限り、脳は生きていることを予期する事前の信念を更新することはないのである。(*)

さらに、「変化」がそれ自体、知覚的推定の一面であることから、脳は、生理的な本質的変数があるべき位置にあることをより確実にするために、身体の状態の変化の知覚に関係づけられた事前予期を減衰させているのかもしれない。ここから、前章で紹介した、ある種の「自己変化盲」が示唆される。この見方によれば、生理的な状態が変化しているにもかかわらず、それを変化と知覚しないということになる。

これらの考えをまとめると、私たちは、自分の生理状態が特定の範囲に限定されているという自己充足的な事前予期と、この状態は変化しないという自己充足的な事前予期によって、時間が経過しても安定していると知覚することになる。言い換えれば、効果的な生理学的調節は、体内の状態が実際よりも安定しており、実際よりも変化が少ないと系統的に誤って知覚することに依存しているのかもしれない。[33]

興味深いことに、この主張は、生理的な統合性を維持するという基本状態を超えて、他のより高いレベルの自己という性質にも一般化できるかもしれない。私たちは、自分が絶えず変化していると知覚（することを予期）しないならば、自己という性質のあらゆるレベルにおいて、生理的・心理的アイデンティティをよりよく維持することができるだろう。自己であることのあらゆる側面において、私たちは自分自身を時間が経過しても安定したものとして知覚するのは、自分自身を知るためではなく、制御するために自分自身を知覚するからである。[34]

この主観的な安定性を補完するように、私たちはほとんどの場合、自分自身を「現実的なもの」であると知覚している。これは当然のことのように思えるかもしれないが、第6章で見たように、世界の物事が「本当に存在する」という経験は、客観的現実に直接知覚的にアクセスした証拠ではなく、説明が必要な現象的特性であることを思い出してほしい。そこで私は、知覚する生物にとって有益であるため

＊ 別の言い方をすれば、第5章で述べたように、外的な動作の際に固有知覚的な感覚信号が減衰するのと同じ仕方で、内に向かう動作が本質的変数を調節できるように、内受容的な感覚信号は系統的に「無視される」のである。

には、私たちの知覚的な最良の推測が、実際は脳に基づく構築物であるにもかかわらず、それを構築物としてではなく、世界の中に本当に存在するものとして経験する必要があると主張した。

自己についても同じ論理が当てはまる。隅にある椅子が本当に赤いように思えたり、この文章を書き始めてから一分間が本当に経ったように思えるように、知覚の予測機械が内側に向けられると、すべての中心に「私」という安定した本質が本当にあるかのように思われるようになるのである。

そして、私たちが世界を知覚する際に、時に現実であるという現象性に欠けることがあるように、自己もまた、その現実性を失うことがある。自己の経験される現実性（と主観的安定性）は、病の間に盛衰することがあり、離人症という精神疾患では、ひどく減衰したり、消滅したりすることさえある。自己の非現実性の最も極端な例は、一八八〇年にフランスの神経学者ジュール・コタールが初めて報告したためったにない妄想で起こる。[35] コタールの妄想では、身体化された自己があまりにも失われているため、患者は自分が存在しないか、すでに死んでいると思い込んでしまう。もちろん、自己が非現実的であるという経験は、自己の本質が突然なくなったことを意味するものではない。ただ、身体の調節の最も深い層に関連する制御指向型の知覚が著しく歪んでしまったということを意味するにすぎない。[36]

この動物機械論を提唱するにあたり、私は、意識には生命が必要であること、つまり、肉や血や腸や生物学的ニューロンには特別なものがあり、これらから作られた生物だけが意識を持つことができることを示した、と主張しているわけではない。[37] それは真実かもしれないし、そうでないかもしれない。少なくともこれまでのところ、私が述べたことは、どちらか一方を強く主張するものではないし、そのようなことを意図したものでもない。私が主張しているのは、私たちの意識的な経験がなぜそのようなものなのか、自己の経験とはどのようなものなのか、そしてそれが世界の経験とどう関係しているのかを理解するためには、あらゆる知覚が生物の生理学に深く根ざしているということを正しく理解するのがよいということである。

意識の物質的な基礎を考えることは、再び、ハードプロブレムに立ち戻ることになる。動物機械論は、この明らかな謎の解消を加速させる。制御された幻覚という見方を自己という性質の最も深い層にまで拡大し、現実に存在するものとしての自己の経験が知覚的推定のもう一つの側面であるということを明らかにすることによって、ハードプロブレムが暗黙のうちに拠って立つ直感がさらに侵食される。特に、意識的な自己は自然の他の部分とは何らかの形で別物である、つまり、物質的な外界を眺めている本当に存在する非物質的な内なる観察者である、というハードプロブレムと相性のよい直感は、物事の見え方とあり方を単に混同したものの一つにすぎないことがわかっている。

数世紀前、デカルトやラ・メトリが生命と心の関係について考えを巡らせていたとき、問題となったのはハードプロブレムではなく、「魂」が存在するか存在しないかということであった。そして、驚いたことに、この動物機械の物語にも魂の残響がある。この魂は、非物質的なものによる論点回避でもなければ、合理性を蒸留して得られる精神でもない。自己という性質の動物機械的な見方は、身体や生物の持続的なリズムとの密接な結びつきを持ち、私たちをコンピュータ論的思考の過大評価から解放された場所、デカルトによる心と物質、理性と非理性という分割がなされる前の場所に戻してくれる。この考え方で「魂」と呼ばれるものは、心と命の間の深い連続性を知覚的に表現したものである。それは、身体化された自己という性質の最も深いレベル――すなわち「ただ存在する」という初期段階の感じ――に本当に存在するものとして、遭遇するときの経験である。これを魂の残響と呼ぶのは、この永遠的な観念が、ヒンズー教のアートマンのような古代的概念を蘇らせるからである。これは、人間の最内奥にある本質を、思考というより呼吸のようなものとして捉えていた。

私たちは認識するためのコンピュータではなく、感じるための機械なのである。

第10章　水の中の魚

二〇〇七年九月、私は「脳、認知、テクノロジー」をテーマにしたサマースクールで講演するため、ブライトンからバルセロナへ向かう途中だった。このような美しい都市に行けることは嬉しいが、自宅での仕事があったため到着が遅れ、イギリスの著名な神経科学者、カール・フリストンによる、「自由エネルギー原理」とその神経科学への応用についての三時間のマスタークラスには参加できなかった。（フリストンは第5章で登場している。そこで彼の「能動的推定」の概念に触れているからだ）。私はフリストンのセミナーをぜひ聞きたいと思っていた。というのも、フリストンの考え方は、予測的知覚や自己について私の中で生まれ始めていたいくつかの考えを、複雑ではあるが数学的に深く捉えているように思えたからである。

講演を聴くことはあきらめて、終わったあとの会場に行けば何が起こったかわかるだろうと思った。しかし、夜になって屋上のバーに顔を出すと、そこで見たのは呆然とした多くの顔だった。カール自身は、講演が終わるとすぐに、困惑した聴衆を後に残し、飛行機でロンドンに戻っていた。三時間にも及ぶ詳細な数学と神経解剖学の講義を受け、ほとんどの人が前にも増して混乱していることがわかった。

問題の一つは、提案されていることのスケールの大きさにあるようだ。自由エネルギー原理について、まず驚かされるのは、それが実に大きなアイデアであるということだ。生物学、物理学、統計学、神経科学、工学、機械学習など、さまざまな分野の概念、洞察、手法を結集している。また、その応用範囲は、決して脳に限られたものではない。フリストンにとって、自由エネルギー原理は、一匹の細菌の自己組織化から、脳や神経系の細部、動物の全体的な形や体の設計まで、生命システムのあらゆる特徴を説明し、その説明は進化それ自体の大まかな流れにさえも達しているのだ。これは、生物学における「万物の理論」に限りなく近い提案である。[1] 私も含め、多くの人が戸惑ったのも無理はない。

早いもので、それから一〇年が経った。二〇一七年、同僚のクリス・バックリー、サイモン・マクレガー、チャン・サブ・キム、そして私はついに、「神経科学における自由エネルギー原理」に関する私たち自身のレビューを『数理心理学ジャーナル』に発表した。[2] そこに至るまで、予想よりも約九年長くかかったが、辛抱した甲斐はあったと思う。

一応私は嬉しいと思っている。なぜなら、あれだけ厳しい仕事だったのに、不思議と不可解なものが残っているからだ。インターネット上では、フリストンの考えを理解するのに格闘したブログ記事が定期的にアップされている。[3] スコット・アレキサンダーの「神よ、自由エネルギーについてフリストンを理解しよう」という記事がある。Twitterのパロディアカウント、@FarlKristonもあり、「私がどう思おうと、私は私だ。もしそうでなかったら、なぜそうだと思うのだろうか」というような難解な文言を投稿している。

しかし、自由エネルギー原理は、その見かけの不可解さに付随して、生命と心の間の深い統一をシンプルでエレガントに指し示して、そうすることで意識に関する動物機械論をいくつかの重要な点で満たしてくれる。

そしてこれから見ていくように、十分に煮詰めていけば、自由エネルギー原理（ＦＥＰと略す）は、実はそれほど難しいものではないことがわかる。

自由エネルギーという謎の言葉をいったん脇に置いて、まず、生物が、いや、あらゆるものが存在することの意味について、簡単に説明することから始めよう。

何かが存在するということは、その何かとそれ以外のものとの間に違い、つまり境界があるということである。もし境界がなければ、ものは存在せず、何もないことになる。

また、この境界線は時間が経過しても不変でなければならない。なぜなら、存在するものは時間が経っても同一性を保つからである。例えば、コップの水にインクを一滴垂らすと、インクは急速に拡散し、水に色をつけてその同一性を失ってしまう。一方、油を一滴垂らすと、油は水面に広がるが、水とは分離したままになる。油滴が存在し続けるのは、水中に均一に分散しないからである。しかし、岩石が侵食されて塵になるように、油滴も時間が経てばその姿を消してしまう。油滴や岩石は、ある期間、岩石の場合はさらに長い期間になるが、同一性を保つので、間違いなく存在している。とはいえ、油滴も岩石も、その境界[4]を能動的に維持することはなく、ただ散逸していく。その速度がゆっくりしているので、散逸している間も存在しているものとして認識できるにすぎない。

しかし、生命システムは違う。先の例とは異なり、生命システムは、移動したり、時には成長したりしながら、時間をかけて能動的にその境界を維持する。このように、生命システムは自分自身を環境から区別されるものとして保つことに能動的に貢献し、それが生命システムを生かす重要な特徴となっている。ＦＥＰの出発点は、生命システムは、単に存在することによって、その内部状態の拡散に能動的に抵抗しなければならないということにある。あなたが床の上の未分化なドロドロの水たまりになってしまう頃には、あなたはもう生きてはいない(*)。

生命についてこのように考えていくと、エントロピーの概念に行きつく。第3章で、エントロピーは無秩序、多様性、不確実性の尺度であると紹介した。インクの滴が水中に乱雑に散らばるように、システムの状態が秩序を失えば失うほど、エントロピーは高くなる。あなたや私、あるいは細菌にとってさえ、私たちの内部状態は、生きているときの方が、分解されてドロドロになったときよりも秩序を失っている度合いが低い。生きているということは、エントロピーの低い状態であるということだ。

ここで問題が生じる。物理学では、熱力学の第二法則により、孤立した物理系《システム》のエントロピーは時間とともに増大するとされているからだ。そのような系《システム》はすべて無秩序になる傾向があり、時間の経過とともに構成要素が分散していく。第二法則によれば、生命システムのような組織化された物質は、本来的にありえない不安定なものであり、長い目で見れば、私たちは皆破滅することになる。しかし、岩石やインクの滴とは異なり、生命システムは一時的に第二法則を回避し、ありえない不安定な状態を維持する。生命システムは環境との均衡の外に存在しており、これがそもそも「存在」するということなのである。

ＦＥＰによれば、生命システムが第二法則の引き金に抵抗するためには、生命システムに予期される状態を占めなければならない。善良なベイズ学者である私は、「予期する」という言葉を心理学的な意味ではなく、統計学的な意味で使っている。これは非常に単純で、ほとんど自明な考えである。水の中にいる魚は、統計的に予期される状態にある。なぜなら、ほとんどの魚は、実際にほとんどの時間、水の中にいるからである。魚が水の外にいることは、魚が死にかけているのでない限り、統計的には予期されていない状態なのである。私の体温がおよそ37℃であることも、統計的に予期される状態であり、私が生存し続け、土に帰る状態ではないことに合致する。

どんな生命システムにとっても、「生きている」という状態は、体温や心拍数（前章でみた生理的な「本質的変数」）、単細胞の細菌におけるタンパク質複合体の構成やエネルギーの流れなど、時間とともに繰り返し訪れる特定の状態を先取り的に探し求めることを意味している。これらは、システムを生かし続けることを保証する、統計的に予期された、低エントロピーな状態であり、当の生物において予期される種類の状態である。(**)

重要なのは、生命システムは閉鎖系でも孤立したシステムでもないということである。生命システムは、資源、栄養、情報を取り入れながら、環境と絶えずオープンな相互作用をしている。生命システムが統計的に予期される状態を求め、エントロピーを最小化し、第二法則を回避するというエネルギーを消費する活動を行うことができるのは、この開放性を利用してのことである。

＊　一般に生きているとは見なされないが、それでも積極的に同一性を維持しているように見える魅力的な境界例がいくつかある。竜巻や渦を考えればよい。

＊＊　統計的に予期される状態が、どうして起こりにくい状態にもなりうるのか？　これは、ある系が多数の可能な状態のうち、限られたレパートリー、いわゆる「引きつける集合」にしか生息していない場合に起こりうる。引きつける集合は、そのシステムが通常見出される場所であるため、統計的には予期される状態であるが、集合の内側よりも外側にはるかに多数の状態が存在するため、起こりにくい状態でもあるのだ。土に帰る方法は、生きているあり方よりもたくさんある。

生物にとって重要なエントロピーは、環境と接触する感覚的な状態のエントロピーである。例えば、一匹の細菌のような非常に単純な生命システムを想像してほしい。この細菌は、生存のために特定の栄養を必要とし、そのすぐそばの環境における栄養の濃度を感知することができる。この単純な生物は、高濃度の栄養を感知することを予期し、そのような予期される感覚信号を能動的に探し求めて動くことで、生きていると定義されるような一連の状態に自らを維持するのである。つまり、この細菌にとって、高濃度の栄養を感知することは、統計的に予期された状態であり、要は先取り的に求め続けようとしているのである。

FEPによれば、このことはあらゆる場面で当てはまる。結局のところ、細菌に限らずすべての生物が生き続けるのは、時間の経過とともに感覚的なエントロピーを最小化することによってであり、その結果、生存に適合した統計的に予期される状態を確実に維持することができるのである。

ここで、FEPの核心に迫ることになる。つまり、実際に、生命システムはどのようにして感覚的なエントロピーを最小化することができるのかという問題に目を向けるのである。通常、ある量を最小化するためには、システムはそれを測定できなければならない。しかし、ここで問題となるのが、感覚的なエントロピーは直接的に検出したり測定したりすることができないということである。システムは、自分自身の感覚が驚くべきもの〔予期せぬもの〕であるかどうかを、単に感覚そのものに基づいて「知る」ことはできない。（例えば、こんな感じだ。例えば、「6」という数字に驚くだろうか？ 文脈を知らない限り、何か言うことはできない）。こういうわけで、感覚的なエントロピーは、光の量や近くの栄養の濃度など、生物が感覚を通じて直接的に検出し、行動を導くために利用できるものとは全く異なるのである。

ここでようやく自由エネルギーの話になる。この名称は一九世紀の熱力学の理論に由来するものだが、心配しなくていい(*)。私たちの目的では、自由エネルギーは感覚的なエントロピーに近い量と考えることができる[5]。重要なのは、この量が生物によって測定可能であること、それゆえ、生物が最小化できるものであることだ。

FEPに従うと、生物は「自由エネルギー」という測定可能な量を能動的に最小化することによって、自らの生存を保証する低エントロピー状態を維持していることになる。しかし、生物から見た自由エネルギーとは何だろうか？　数式をいじった結果、自由エネルギーは基本的に感覚の予測誤差と同じものであることがわかった[6]。予測処理や能動的推定のように、生物が感覚の予測誤差を最小化するとき、それはまた、この理論的により深い、自由エネルギーという量を最小化しているのである。

このつながりに含まれる意味の一つは、FEPによって、前章で述べた、生命システムは環境のモデル（もっと具体的に言えば、感覚信号の原因に関するモデル）を持っている、あるいはモデルそのものである、という考えを認めていることである。これは、第5章で見たように、予測処理では、予測誤差を規定する予測を行うためにモデルが必要になるからである。FEPによれば、システムが、その感覚が（統計的に）驚くべきものであるかどうかを判断できるのは、モデルを持っている、あるいはモデルであることのおかげである。（もし、あなたが「6」という数字がサイコロの目から出たものだと信じているならば、それがどの程度驚くべきことなのかを正確に判断することができるのである）。

＊　熱力学では、自由エネルギーとは、一定の温度で仕事をするために利用できるエネルギー量のことである。自由エネルギーとは、「利用できる」という意味で「自由」である。FEPの自由エネルギーは「変分自由エネルギー」と呼ばれ、機械学習と情報理論に由来する用語だが、熱力学的な自由エネルギーと密接に関係している。

このように、FEPと予測処理の間の深いつながりには魅力的な意味がある。直感的には、能動的推定によって予測誤差を最小化することで、生命システムは自然に、自分たちがいるべきと予期する、あるいは予測する状態にいるようになる。このように見てくると、予測的知覚と制御された（あるいは制御する）幻覚という考え方は、生物学全体を説明しようとするフリストンの野心的な試みからシームレスに導かれるものであることがわかる。

これらのことを総合すると、生命システムが自分の世界と身体を能動的にモデル化している姿が、そしてその結果、一秒ごとの心臓の鼓動から、毎年の誕生日のお祝いまで、生命システムを定義する一連の状態が、何度も何度も繰り返されている姿が浮かび上がってくる。フリストンの原理をわかりやすく言えば、FEPから見た生物は、自らの存在を証明する感覚的証拠を最大化するために、感覚情報を収集し、モデル化するということである。[7] あるいは、私ならこう説明する。「我、自分を予測する、故に我あり」と。

注目すべきことは、自由エネルギー——感覚の予測誤差——を最小にするということは、生命システムが暗くて静かな部屋に引きこもって壁を見つめていることを意味しないということである。こうすれば外部環境からの感覚入力が非常に予測しやすくなるため、理想的な戦略だと思われるかもしれない。しかし、それは理想とはほど遠い。時間が経つにつれて、血糖値など他のものを示す感覚入力は、期待値から外れ始めるからである。暗い部屋に長くいれば、お腹も空いてくる。感覚的なエントロピーが増大し始め、存在の消失が迫ってくる。生物のような複雑なシステムでは、あるものを同じに保つために、別のものを変化させる必要がある。私たちはベッドから起き上がり、朝食を作るために動かなければならないし、そうしている間は血圧を上げて、失神しないようにしなければならない。これは、前章で述べた先回り的な予測制御である「アロスタシス」と一致する。長い目で見れば、感覚的な予測誤差を最小にするためには、暗い部屋から出るか、少なくとも電気をつけることになる。(8)

FEPのよくあるもう一つの懸念は、実験データによって間違っていることが証明できないという意味で、反証可能ではないということだ。これは事実だが、FEPに限ったことではないし、特に問題があるということでもない。FEPは、仮説検証によって評価できる特定の理論ではなく、一つの数学的哲学であると考えるのが最も適切だろう。私の同僚のヤコブ・ホーヴィが言うように、FEPは、イマヌエル・カントが「知覚の可能となる条件は何か」という問いを提起したのと同じ第一原理的な方法で、「存在が可能となる条件は何か」という問いに取り組んでいる。FEPの役割は、他のより具体的な理論(実験による反証が可能な理論)の解釈に動機を与えて促すことだと理解することができる。例えば、予測処理の理論は、脳が知覚の過程で感覚の予測誤差を利用していないことがわかれば、反証することができる。結局のところ、FEPは、それ自体が経験的に正しいか間違いかではなく、どれだけ役に立つかによって判断されることになるのである。(*)(9)

FEPの主な段階をまとめてみよう。生物が生き続けるためには、生物が存在することが「予期される」(エントロピーの低い)状態を維持するよう行動する必要がある。珊瑚礁の上を泳ぐ魚は、餌を探しながら、生存を維持するのにふさわしい、予期された感覚状態を先取り的に探し求めている。一般に、生命システムは、これらの状態のエントロピーの測定可能な近似値である自由エネルギーを最小化することによってこれを行う。自由エネルギーを最小化するには、生物がその環境(身体を含む)のモデルを持っているか、あるいはモデルそのものでなければならない。自由エネルギーを最小化する生物は、これらのモデルを用いて、予測を更新したり、動作を起こしたりすることで、予測された感覚信号と実際の感覚信号との差を小さくしようとする。実際、妥当と思われる数学的仮定にあてはめれば、自由エネルギーは予測誤差と全く同じものになる。つまり、予測処理と制御された幻覚、能動的推定と制御指向型の知覚、そして動物機械論のすべてが、FEPのレンズを通すと、生きているとはどういうことか、存在しているとはどういうことかについての基本的制約から流れていると理解することができるのである。

このFEPに関する急展開に少し戸惑いを覚えたかもしれないが、私がこれまでの章で説明してきた、制御された幻覚と動物機械の物語を辿るために、FEPを理解したり受け入れたりする必要はないということを保証しておこう。(＊＊) 私たちが世界や自己を経験するのは、「生きたままでいたいという欲動」に根ざした予測的知覚のメカニズムによるものだという説は、それだけで成立する。しかし、FEPは、少なくとも三つの重要な方法で動物機械論を強化するので、見ておく価値がある。

第一に、FEPは動物機械論を物理学の岩盤に、特に、生きているということが何を意味するかに関連する物理学に根拠を置いている。動物機械の「生きたままでいたいという欲動」は、FEPでは、統計的に予期される状態にとどまって熱力学の第二法則の執拗な引力に耐えるという、より根本的な命令として再浮上する。理論がこのように一般化され、基礎付けられると、より説得力が増し、より統合的で、より強力なものになる。(10)

第二に、FEPは、動物機械論を逆向きに語ることで、それを確固たるものにする。これまでの章では、頭蓋骨の骨格の内側から外界がどのように見えるかを推定するという挑戦から始まり、次に、考え方の糸をたどって身体の内側へと進み、まず知覚の最良の推測として自己という性質の経験を扱い、最後に、これらの経験の最も深い部分にあるものを、身体それ自身の制御指向型の知覚だと同定した。FEPの場合は、その逆になる。「ものは存在する」という単純な宣言から始まり、そこから身体や世界へと外向きに進んでいく。二つの全く異なる出発点から同じ場所に到達することで、根本的なストーリーが首尾一貫しているという直感が強まり、そうしなければ不明瞭なままの概念間（例えば、自由エネルギーと予測誤差）の類似性が明確になる。

FEPの三つ目の利点は、FEPがもたらす豊富な数学的ツールボックスにある。このツールボックスは、前の章で紹介したアイデアをさらに発展させるための新しいチャンスを数多く与えてくれる。ここでは、その一例を紹介する。FEPの数学的処理をより詳細に解いていくと、私が生きたままでいるために本当に必要なことは、今ここの自由エネルギーだけではなく、将来における自由エネルギーを最小にすることであることがわかる。そして、この長期に及ぶ予測誤差を最小化するためには、これこれ

＊　FEPのような原理のもう一つの例は、物理学におけるハミルトンの「最小作用の原理」であり、これは（検証可能な）運動方程式、さらには一般相対性理論を導き出すために利用できる。
＊＊　FEPの背後にある概念と数学は、専門家にとっても単純なものではない。統計力学の教科書の冒頭の一行が警告している。(11)「統計力学の研究に生涯をかけたルートヴィヒ・ボルツマンは、一九〇六年に自らの手で命を絶った。その研究を引き継いだパウル・エーレンフェストも、一九三三年に同じように亡くなった。今度は私たちが統計力学を研究する番だ」。

のことをしたら、次はどうなるだろうということについての不確実性を減らしてくれる新しい感覚データを、今、探し求める必要があることがわかる。私は、暗い部屋に一人で閉じこもって満足する人間ではなく、好奇心旺盛で感覚を求める存在になるのだ。FEPの数学的処理は、探索と探索の間のこの絶妙なバランスを定量化するのに役立つ。そしてこのことは、今度は、私たちが知覚するものにも影響を及ぼす。なぜなら、私たちが知覚するものは、常に、どこでも、脳が行っている予測から構築されているからである。このような洞察により、私たちはよりよい実験を行い、その実験の重みに耐えられるような、より頑丈な説明の橋をかけることができるようになる。[12] そして、少しずつ、橋をかけながら、このメカニズムがどのように心を生み出すのかについて、納得できる説明に近づけていくことができるのである。

同時に、FEPは「万物の理論」と謳われながら、意識の理論ではない。FEPの意識に対する関係は、脳の予測的ベイズ理論と意識の関係と同じである。それらは、リアルプロブレムという意味での意識科学のための理論であって、ハードプロブレムという意味での意識についての理論ではない。[13] FEPは、現象性をメカニズムの観点から説明するという挑戦に、新しい洞察とツールをもたらしてくれる。また、制御された幻覚や動物機械の概念は、FEPの厳密な数学に、意識との新たな関連性を与えてくれる。万物の理論と言っても、意識について語ることがないのであれば、意味がないのではないだろうか。

私を動揺させたFEPとの最初の出会いから数年後、私はカール・フリストンやその他二〇人ほどの神経科学者、哲学者、物理学者とともに、アテネからフェリーで一時間のギリシャのエギナ島での小さな集まりで数日間を過ごした。それも九月のことだったが、このときは二〇一八年で、母がせん妄の旅に出てまだ間もない頃だった。一〇年以上前のバルセロナへの旅と同様、私は科学だけでなく、晩夏の太陽も楽しみにしていた。予定では、FEPについて、第3章で取り上げた意識の統合情報理論（IIT）との関係に焦点を当てながら、議論することになっていた。しかし、私たちを迎えたのは、暖かい日差しと青い空ではなく、珍しい「メディケーン」〔地中海 Mediterranean のハリケーン Hurricane〕と呼ばれる大嵐で、それはテーブルや椅子を海に投げ込み、普段は穏やかな地中海を白波の猛威に巻き込んでしまったのだ。

突風でドアがバタンと閉まり、木の枝が窓を打ちつける中、別館の会議室に座りながら、非常に野心的で数学的に詳細だが、互いに全く交流しないように思われる二つの理論を目の前にして、意識の問題に取り組むことがいかに異常であるかということに衝撃を受けた。一見すると、この相互作用のなさには失望させられるかもしれないが、私はこの状況に身をおいていることについてはとても魅力的に感じていた。

嵐は一日中、私たちを打ちのめし続けた。いくつかのアイデアは出たが、ほとんど薄暗がりの中を探し回っているような気がした。FEPもIITも壮大な理論だが、その壮大さは異なる。FEPは、「ものは存在する」という単純な宣言から始まり、そこから神経科学と生物学の全体像を導き出すが、意識は導き出さない。IITは、「意識は存在する」という単純な宣言から出発し、そこからハードプロブレムに直接アタックしていく。両者がしばしばすれ違うのも無理はない。

それから二年、本書の仕上げに入ったが、この二つの理論はまだ別の世界に生きている。しかし、現在では、少なくとも、両者の実験的予測を比較する暫定的な試みが進行中である。[14] 幸いにも私はこの実験に参加することができたが、それぞれの理論が俎上に上げる出発点と説明目標が劇的に異なるため、この実験の計画に関する議論は、時に新たな光をもたらし、時にフラストレーションを感じさせるものであった。これらの実験がどのような結果をもたらすかはまだわからない。私の直感では、私たちは多くの有益なことを学ぶだろうが、ＦＥＰもＩＩＴも、意識の理論として、あるいは意識のための理論として明確に否定されることはないだろう。

制御された幻覚と動物機械に関する私自身の考えは、その中間的な道を示している。これらはＦＥＰと同じく、自己の本質に関する深い理論的根拠を持ち、予測する脳の強力な数学的・概念的装置を活用するものである。また、意識の主観的、現象的特性に明確な焦点を当てる点ではＩＩＴと共通している。ただし、ハードプロブレムではなく、リアルプロブレムに照準を合わせている点が違う。ＦＥＰとＩＩＴを対立させるのではなく、意識と自己に関する動物機械論が、両者を結びつけ、両者からの洞察を織り交ぜて、私たちがなぜこのような形で存在するのかを納得のいく形で示すことができればと願う。

エギナ島での会議は、多くの場合と同様、大きな盛り上がりを見せることなく終了した。フェリーに乗ってアテネに戻る頃には、嵐は収まり、海は静かになっていた。この旅をするのは、なかなか難しい決断だった。ブライトンであった個人的に重要な催しには行けなかった。しかし、最終的に私は決断し、デッキで太陽の光を浴びながら、その決断に平静を取り戻した。私は、どうしてこの決断をしたのか、どうしていつもこんなに難しいのか、考え始めた。そしていつの間にか、誰であれどんな決断であれ、どのようにそれを下すのか、自分の選択や行動をコントロールできると感じるのはどういうことなのかについて考えていた。

自由意志について考え始めると、本当に止まらなくなる。

第11章　自由度

彼女は指を曲げ、そしてまっすぐにした。不思議なのは、指が動く前の瞬間、つまり動かない時と動く時の分かれ目、彼女の意図が効果を及ぼす時である。それはまるで、波が砕けるようだった。もし波が砕ける瞬間に自分自身を見つけることができれば、自分の秘密、つまり自分が本当に責任のある部分を見つけることができるかもしれない、と彼女は思った。人差し指を顔に近づけ、じっと見て、動くように促した。それは、彼女が動かすふりをしているだけだったので、静止したままだった。そして、彼女がついに指を曲げたとき、その動作は彼女の心の一部ではなく、指そのものから始まったように思えた。

イアン・マキューアン『贖罪』(1)

あなたが最も強く執着する、私であることの側面は何だろうか？　多くの人にとって、それは自分の動作をコントロールできるという感覚であり、自分の思考の創造者であるという感覚である。それは、私たちが自分の自由意志に従って動作するという、説得力があるが複雑な概念である。

イアン・マキューアンは、この複雑さを、単純な指の屈伸の中にさえ見出している。一三歳のブライオニー・タリスは、たとえば指を曲げようとする自分の意識的な意図が、実際に指を曲げるという物理的な動作を引き起こすと感じるのである。意識的な意図から物理的な動作まで、明白な因果関係の線がまっすぐに伸びているのだ。そして、この過程にこそ、自己という性質の本質、自分であるとはどういうことかの本質があると感じている。しかし、ブライオニーがこの感じをさらに深く掘り下げると、物事はそれほど単純ではなくなる。その動きは、どこから始まったのか。心の中か、それとも指の中か？意図が、あるいは彼女「自身」が動作を引き起こしたのか、それとも、指が動き出すのを知覚した結果、意図を経験したのだろうか？

このような疑問を抱くブライオニー・タリスには、多くの仲間がいる。哲学や神経科学において、自由意志ほど論争が絶えない話題はないだろう。自由意志とは何か、自由意志は存在するのか、自由意志はどのように発生するのか、自由意志は重要なのか――これらの問題についての合意は、少しも達せられないままだ。自由意志の経験についてさえも、それが単一の経験なのか、それとも関連する一群の経験なのか、人によっては異なるのか、等々、明確になっていない。[2] しかし、このような混乱の中で、一つの安定した直感がある。哲学者のガレン・ストローソンの言葉を借りれば、私たちが自由意志を行使するとき、「選択と動作において、根本的で絶対的に、私に責任がある」という感じがある。[3] 例えば、イラクサに刺されたときに手を離すような、単なる反射的な反応とは異なり、自己が動作において原因となる役割を果たしているという感じがある。指を曲げたり、紅茶を淹れようと心に決めたり、新しい仕事に取り掛かったりと、自由意志の経験が随意的な動作を自然に伴うのはこのためである。

ある動作を「自由に意志すること」を経験をするとき、その動作の原因となっているのはある意味で、、、、、自分自身であるという経験をしている。おそらく他のどのような経験よりも、意志作用の経験は、非物質的な意識的「自己」が物質世界で糸を引いているように感じさせてくれる。物事はこのように見える。

しかし、意志作用の経験は、物理的な事象に対して原因となる力を持つ非物質的な自己の存在を明らかにするものではない。むしろ、自己に関係づけられる知覚の特徴的な形態であると私は考えている。より正確には、それらは随意的な動作に関連する自己に関係づけられた知覚である。自己に関係づけられたものであれ世界に関係づけられたものであれ、すべての知覚と同様に、意志作用の経験もベイズ的な最良の推測の原則に従って構築されており、私たちの行動を導く上で重要な、不可欠と思われる役割を担っている。

まず、自由意志が何でないかをはっきりさせよう。自由意志とは、宇宙、より具体的には脳における物理的事象の流れに介入し、他の方法では起こらないようなことを起こさせることではない。この「不気味な」自由意志はデカルト的二元論を呼び起こし、因果法則から自由になることを求め、その見返りとして、説明的価値は得られなくなる。

不気味な自由意志をテーブルから取り除くことは、決定論が正しいかどうかという、常につきまとう見当違いの懸念を一掃することにもなる。物理学や哲学の世界では、決定論とは、宇宙で起こるすべての事象は、それに先行して存在する物理的原因によって完全に決定されているという提案である。決定論に代わるものとして、量子スープのゆらぎや他のまだ知られていない物理学の原理によって、宇宙には偶然性が根底から組み込まれているとする考え方がある。自由意志にとって決定論が重要かどうかは、果てしなく続く議論のテーマとなってきた。私のかつての上司であるジェラルド・エーデルマンは、この議論を挑発的な一文でうまくまとめている。「自由意志──あなたがそれについてどう考えようと、私たちは自由意志を持つことに決めたのだ」。

不気味な自由意志を考えなくてもよければ、決定論をめぐる議論が全く問題にならないことは容易に理解できるだろう。もはや、非決定論が自由に介入する余地を許す必要はなくなる。知覚的経験としての自由意志という観点からは、物理的事象の因果的な流れを乱す分裂の必要性は全くない。決定論的な宇宙がうまく進んでいく。[4] そして、もし決定論が誤りであったとしても、自由意志を行使することはランダムに行動することを意味しないので、何の違いも生じない。随意的な動作は、ランダムだと感じられないし、実際にランダムでもない。[5]

一九八〇年代初頭、サンフランシスコのカリフォルニア大学で、神経科学者のベンジャミン・リベットが、随意的動作の脳内基盤に関する一連の実験を行い、それ以来、論争が続いている。リベットは、「準備電位」と呼ばれるよく知られた現象を利用した。[6] 準備電位は運動野のどこかから発生する緩やかに傾斜しているように見える脳波信号だが、随意的動作に確実に先行するのである。リベットは、この脳信号が、随意的動作の前だけでなく、その人が動作を起こそうという意図に気づく前にさえも確認できるかどうかを知りたいと考えた。

図19にあるように、彼の実験設定は単純なものだった。リベットは、参加者に自分の好きなタイミングで利き手である手首を曲げてもらい、マキューアンの小説の中でブライオニーがするように、随意的

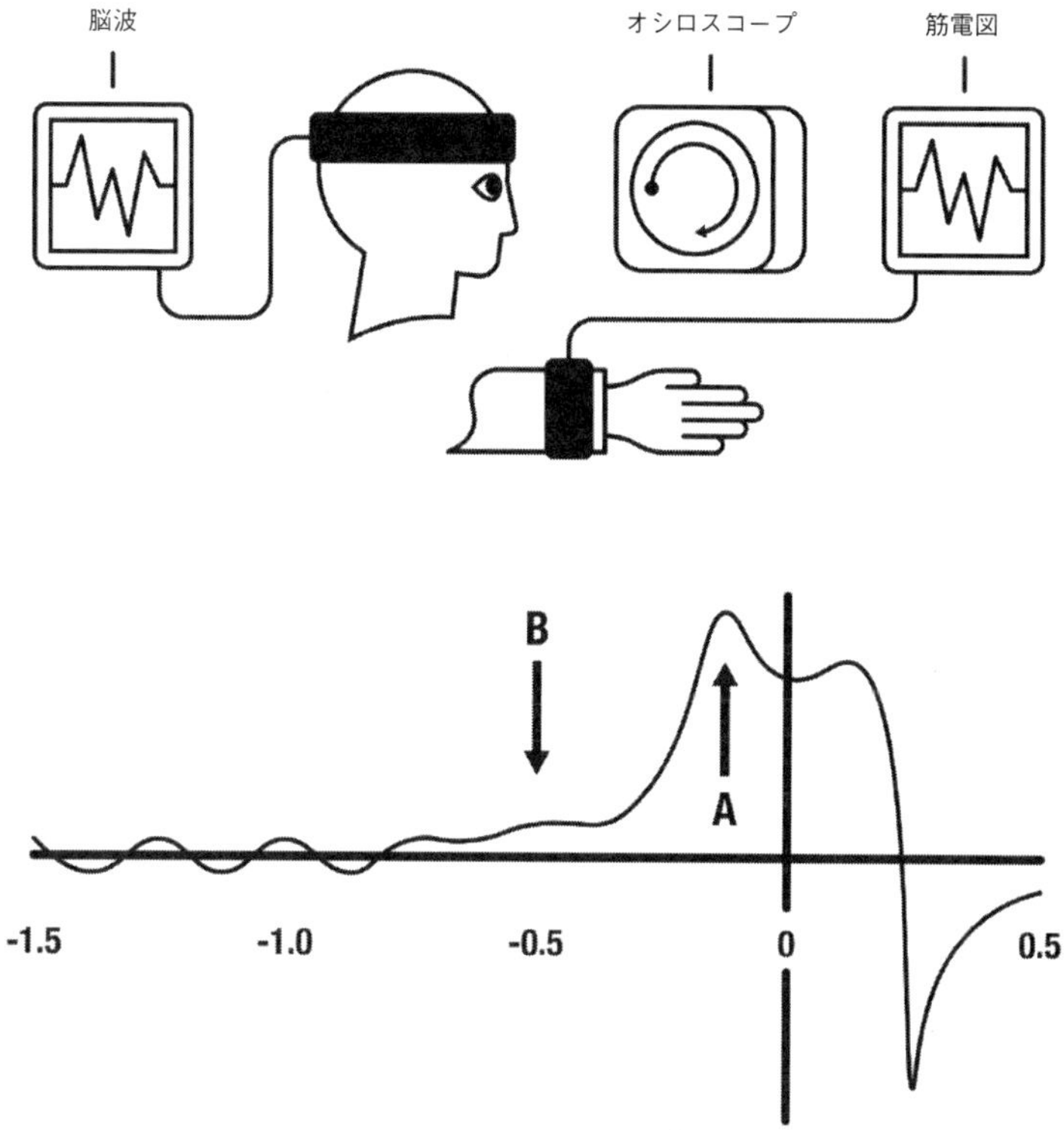

図19　ベンジャミン・リベットの有名な意志作用の実験(*)。

な動作をさせた。その都度、リベットはその動きの正確な時間を測定し、動作の開始前と開始後の脳活動をEEGで記録した。また、重要なことに、彼はボランティアに、それぞれの動きを起こそうとする「衝動」をいつ経験したかを推定するよう求めた(7)。つまり、意識的な意図、砕ける波の頂点に達した正確な瞬間を推定してもらった。これは、動かそうと思った瞬間にオシロスコープ画面上で回転するドットの角度の位置を覚えておき、その位置を後で報告するという方法で行われた。

　データは明確だった。多く

の試行を平均化した結果、動かそうとする意識的な意図の数百ミリ秒前に準備電位が確認できた。つまり、人が自分の意図に気づいた時には、準備電位はすでに上昇を始めていたのである。[8]

リベットの実験に対する一般的な解釈は、「自由意志は否定された」というものだ。実際、この実験は不気味な自由意志には明らかに悪い知らせであり（これ以上悪い知らせが必要というわけではないが）、というのも、意志作用の経験が随意的な動作を引き起こす可能性を排除しているように見えるからである。リベット自身はこのような解釈を心配しすぎて、今ふりかえると、必死で救おうとしたようにみえるのだが、衝動の瞬間とその結果起こる動作の間に、不気味な自由意志が介入してその動作を阻止するのに十分な時間が残っているという考えを持ち出した。もし本物の（つまり不気味な）自由意志がなくても、それでも「自由不意志」はあるかもしれない、とリベットは考えた。[9] これは賢いトリックだと思うが、もちろんうまくいかない。意識的な抑制は、もともとの意識的な意図と同じように、小さな奇跡ではない。

リベットの観察が自由意志について何を語っているのか、正確には何十年も議論されてきた。しかし、随意的動作のずっと前に準備電位が同定されるのは不思議なことだ。脳の時間で〇・五秒は非常に長い時間である。神経科学者のアーロン・シュルガーが、準備電位は脳が動作を開始するサインではなく、測定方法によるアーチファクトかもしれないと気づいたのは、二〇一二年になってからのことだった。

準備電位は通常、随意的動作が実際に起こったすべての瞬間から、ＥＥＧで時間をさかのぼって測定される。シュルガーが気づいたのは、この方法では、随意的動作が起こらない他のすべての時間を研究者が体系的に無視してしまうということであった。他の時間帯の脳波はどうなっているだろうか？　もしかしたら、準備電位に似た活動が常に起こっているのかもしれないが、私たちはそれを探そうとしていないから見えていないだけではないか？[10]

この推論は、例えで明確にすることができる。「ハイ・ストライカー」というサーカスのゲームでは、パンターが木槌を思い切り振って、小さなホッケーのパックを鐘に向かって上へ飛ばす。強く振れば鐘が鳴り、振らなければパックは静かに落ちてくる。もしサーカスの科学者がパックの軌道を鐘が鳴った時だけ調べたとしたら、パックの軌道が上昇すれば（準備電位）、必ず鐘が鳴る（随意的動作）と誤って結論づけるかもしれない。ハイ・ストライカーが実際にどのように機能するかを理解するためには、ベルが鳴らなかったときのパックの軌道も調べる必要がある。

シュルガーはこの問題を解決するために、リベットのデザインを巧みに変更し、随意的動作を起こし続けながら、時々、大きなビープ音によって、同じ動作を不随意的に、刺激によって引き起こされる形で促すという方法をとった。彼の重要な発見は、ボランティアがビープ音に素早く反応したとき、その脳波は、ビープ音のずっと前までさかのぼってみると、準備電位のようなものを示していたことである。一方、ビープ音にゆっくり反応する前の脳波には、準備電位のような兆候はほとんど見られなかった。[11]シュルガーはデータを解釈して、準備電位は脳が随意的動作を開始するサインではなく、時折閾値を

＊　ボランティアには好きなタイミングで手首を曲げてもらうと同時に、動かそうという意識的な意図を感じた正確な瞬間の、オシロスコープに表示される回転するドットの位置を覚えておくように求める。筋活動（筋電図EMG）、脳活動（脳波EEG）を測定する装置も用意する。下図は、運動開始（0秒）に時間を揃えたときの典型的な平均脳波である。矢印は、意識的な衝動（A）と準備電位の開始（B）のタイミングを示す。

通過する脳活動の変動パターンであり、閾を超したときに随意的行動の引き金が引かれるのだと提唱した。標準的なリベットの実験で、随意動作が起こった瞬間から時間をさかのぼっていくと、脳波にゆっくりと上昇する勾配が見られるのはこのためである。そして、ビープ音によって動作が引き起こされるとき、この変動する脳活動がたまたま閾値に近ければ動作の反応は早く、遠ければ遅くなるのことも、これで説明できる。そして、反応が速いとき、つまり活動が閾値に近いときから時間をさかのぼると、準備電位のようなものが見えてくるが、反応が遅いとき、つまり活動が閾値から遠いときから時間をさかのぼると、そのようなものは見えないということになる。

シュルガーのエレガントな実験によって、随意的動作の神経的なサインを探すときになぜ準備電位が見えてくるのか、そしてなぜ準備電位がこれらの動作の特定の原因であると考えることが誤解につながるのかが説明される。しかし、それでは、このような脳活動の変動パターンをどのように解釈すればよいだろうか。私が好む解釈は、最初に述べた「意志作用の経験は自己に関係づけられた知覚の一形態である」という考え方に立ち戻ることだ。シュルガーの実験のレンズを通して見ると、準備電位は、脳がベイズ的な最良の推測をするために感覚データを蓄積する活動によく似ている。言い換えれば、準備電位は、特殊な種類の制御された幻覚の神経的痕跡なのである。

紅茶を入れたところだ

この例を使って、意志作用の経験、そして随意的動作を、自己に関係づけられた知覚とみなす見方を発展させよう。すべてではないにせよ、ほとんどの意志作用の経験を特徴づける三つの定義的特徴がある。

第一の定義的特徴は、自分がしたいことをしているという感じである。紅茶を入れるイギリス人であること、少なくとも半分はイギリス人であることは、私の心理的信念、価値観、欲求、そしてその時の生理的状態や環境の機会（アフォーダンス）に完全に合致している。私は喉が渇いていて、紅茶が手に入り、誰も私を拘束したり、ホットチョコレートを強制したりしなかったので、紅茶を入れて飲んだのである。（もちろん、「自分の意志に反して強制的に何かをさせられる」場合、あるレベルでは自分の動作を随意的と感じるかもしれないが、別のレベルでは不随意的と感じるだろう[12]）。

紅茶を入れることは、私の信念、価値観、欲求と完全に一致しているが、私はこの信念、価値観、欲求を持つことを選択したわけではない。私は紅茶を飲みたかったが、紅茶を飲みたいと〔いう欲求を〕選んだわけではない。随意的な動作は、非物質的な魂から降りてくるのでもなく、量子スープから上がってくるのでもない。随意的な動作は、私がこれらの欲求を選択できないにもかかわらず、私という人間がしたいことを表わしているから随意的なのだ。一九世紀の哲学者、アーサー・ショーペンハウエルは、「人間は自分が意志することを行うことはできるが、何を意志するかまで意志することはできない[13]」。

第二の定義的特徴は、他のことではなくそれをしたという感じである。私がある動作を随意的なものとして経験するとき、その経験の特徴は、私がXをしたということだけでなく、Yをすることができたにもかかわらず、YではなくXをしたということである。

紅茶を入れた。他のことをすることはできなかったのだろうか。ある意味では、それは可能だった。

台所にはコーヒーもあるのだから、コーヒーを入れることもできたはずだ。そして、紅茶を入れるとき、確かに代わりにコーヒーを入れることもできたと思った。しかし、私はコーヒーではなく、紅茶を飲みたかった。そして、私は自分の欲求を選ぶことができないので、紅茶を入れた。その時の宇宙の正確な状態を考えると、私の身体と脳の状態も含めて、紅茶を飲む半分がイギリス人としての私の起源に至るまで、決定論的かどうかは別として、先行原因も全て含めて、私はそれ以外のことはできなかった。同じテープを再生して異なる結果を期待することはできない。ランダム性による面白味のない違いは別にしても。これと関連する現象性、すなわち私には他のことはすることができなかったという感じは、物理的な世界で因果関係がどのように作用しているかを知るための透明な窓ではない。

第三の定義的特徴は、随意的な動作が、どこかから押し付けられたものではなく、自分の中から生まれてくるように思われることだ。これは、つま先を偶然ぶつけてしまったときに足をすばやく引っ込めるような反射的な動作と、ボールを蹴ろうとするときに意図的に足を後ろに引っ込めるような随意的な動作との違いである。ブライオニー・タリスが、指を曲げようとする意識的な意図、砕ける波の頂点で自分を捕まえようとしたときに持った感じでもある。

つまり、ある動作が随意的なもの、つまり「自由意志によるもの」であると認識されるのは、その原因が主に、他に選択肢があると示唆されるなかで、自分の信念や目標に沿った形で、身体や世界にある別の潜在的原因とは切り離された内部からくるものだと推定される時である。これが、内側からは意志作用の経験がどのように感じられるか、そして外側からは随意的な動作がどのように見えるかの実態である。(*)

次に、脳はどのようにしてそのような動作を可能にし、実行に移しているのかが問われる。ここで、本章のタイトルにもなっている「自由度」が出てくる。[14] 工学や数学では、あるシステムには、ある状態に対して複数の反応の仕方がある分だけ、自由度があるとされる。例えば、岩石には基本的に自由度はないが、単線の線路を走る列車には一つの自由度(進むか戻るか)がある。アリは、その生物学的制御システムが環境にどのように反応するかという点で、極めて少数の自由度しか持たないだろうが、私たちの身体と脳は非常に複雑であるため、あなたや私の自由度ははるかに高くなる。

随意的な動作は、信念、価値観、目標に沿った形で、また、環境や身体の緊急事態から適応的に切り離された形で、これらの自由度すべてを制御する能力にかかっている。[15] この制御能力は、脳によって、「意志作用」が宿っている単一の脳領域ではなく、脳内の多くの領域に分散したプロセスのネットワークによって実現される。例えば、電気ケトルのスイッチを押して入れるとか、ブライオニーが指を曲げる、といった最も単純な随意動作の実行も、そのようなネットワークに支えられている。神経科学者のパトリック・ハガードによれば、このネットワークは三つのプロセス、すなわち、どの動作を起こすかを指定する初期の「何を」プロセス、その後の動作のタイミングを決定する「いつ」プロセス、そして直前の中止や抑制を可能にする後期の「〜かどうか」プロセスで構成されていると考えられる。[16]

＊ また、随意的な動作には、意識的な努力、つまり「意志の力」を必要とするものとして経験されることもある。例えば、この傍注を書くことは努力を要すると感じる。しかし、自分で始めた随意的な動作の多くは、ほとんど、あるいはまったく意識的な努力を必要としない。したがって、意志の力と自由意志(の経験を)混同しないことが重要である。

意志作用の「何を」という構成要素は、階層的に組織化された信念、目標、価値観のセットと、環境の知覚を統合し、多くの可能性の中から一つの動作を特定するためにある。私が電気ケトルに手をやるのは、のどが渇いているから、紅茶が好きだから、ちょうどいい時間だから、電気ケトルが手の届くところにあるから、ワインがないから、などなど。このように、知覚、信念、目標が入れ子構造になっており、さまざまな脳領域が関与しており、特に大脳皮質の前頭葉に集中している。「いつ」という構成要素には選択した動作のタイミングを決定するが、ブライオニー・タリスが疑問に思い、ベンジャミン・リベットが測定した、動かすことの主観的衝動は、この要素に最も密接に関連している。このプロセスの脳内基盤は、準備電位に関連する部位と同じ部位に局在している。実際、これらの領域[17]、特に補足運動野を電気的に優しく刺激すると、何も動いていないときでさえ、動かすことの主観的な衝動を生じさせることができる。そして、最後の「〜かどうか」という構成要素は、計画した動作を実行に移すかどうかの最終チェックを行う。牛乳を切らしてしまった、というような理由で、ギリギリのところで動作を中止するとき、この「意図的な抑制」のプロセスが働くのである。この抑制過程は、脳の前頭部により多く局在している[18]。

これらの密接に関連したプロセスは、脳、身体、環境にまたがる継続的なループで展開され、始まりも終わりもなく、非常に柔軟な形で目標志向の行動を継続的に実施する。このプロセスのネットワークは、多くの潜在的な原因を、随意的な動作の一つの流れへと、時にはその抑制へと集約する。そして、意志作用の主観的な経験を支えているのが、このネットワークの作動を知覚すること、つまり、身体から世界へ、そしてまた世界から身体への循環を知覚することなのである。

さらに、第5章で見たように、動作自体が自己充足的な知覚的推定の一形態であるため、意志作用の知覚経験と多くの自由度を制御する能力は、同じ予測機械というコインの表と裏の関係である。意志作用の知覚経験は自己充足的な知覚的予測であり、もう一つの特徴的な種類の制御された幻覚であり、そしておそらくは制御する幻覚でもある。

私たちが随意的な動作を経験するのには、もう一つ理由がある。それは、知覚的推定としての意志作用と二元論的魔術としての意志作用の間の疑惑を一掃するものである。意志作用の経験は、現在の行動を導くためだけでなく、将来の行動を導くためにも有用であるということだ。

これまで見てきたように、随意的な動作は非常に柔軟である。多数の自由度を制御する能力があるということは、ある特定の随意的動作が悪い結果になったのであれば、次に同じような状況が発生したときには、別のことを試すということを意味する。例えば、月曜日に車で通勤する際に近道をしようとしたが、道に迷って遅刻してしまったとしたら、火曜日には遠回りだがもっと確実な道を選ぶかもしれない。意志作用の経験は、随意的な動作の例に目を向けさせることで、その結果に注意を払わせ、目標をもっとうまく達成できるよう、未来の行動を調整させるのである。

先ほど、私たちの自由意志の感覚は、「違うことをすることもできた」という感じに大いに関わると述べた。意志作用の経験におけるこの反実仮想的な側面は、その未来志向型の機能にとって特に重要である。違うことをすることもできたという感覚は、私は実際に違うことをすることもできたという意味ではない。むしろ、他のことをする可能性もあるという現象性は、将来の同じような、しかし同一ではない状況において、私は実際に違うことをするかもしれないから有用なのである。もし、あらゆる状況が月曜日と火曜日で実際に同一であるなら、私は月曜日と火曜日に違うことをすることはできない。しかし、実際には決してこのようなことは起こらない。物理的な世界は、一日ごとに、ミリ秒ごとにさえ複製されることはない。少なくとも、月曜日に意志作用の経験をすれば、その結果に注意を払ったので、私の脳の状況は変化したことになる。これだけでも、火曜日に再び仕事に出かけるときに、私の脳が多くの自由度をどのように制御するかに十分な影響を与える。(*)「違うことをすることもできた」という感じの有用性は、次回はそうするかもしれないというところにある。

それでは、「私」とは誰のことだろうか。ここでいう「私」とは、自己に関係づけられた事前の信念、価値観、目標、記憶、知覚的な最良の推測の集合体であり、それらが集って私であるという経験を作り上げるのである。意志作用の経験そのものが、この自己という性質の束の本質的な部分とみなすことができるようになった─それは自己に関係づけられた、制御された、あるいは制御する幻覚のもう一つのタイプである。全体として、「自由意志」を行使し経験する能力とは、動作を遂行し、選択を行い、さらには思考する能力であり、それは唯一無二のあなた自身なのである。

では、自由意志は錯覚なのだろうか。私たちはしばしば、自由意志は錯覚であるという賢者の言葉を耳にする。有名な心理学者であるダニエル・ウェグナーは、二〇年近く前に出版されて以来、影響力を持ち続けている『意識的意志の錯覚』という本でその精神を捉えた。(19) この質問に対する正しい答えは、もちろん、「状況次第」である。

不気味な自由意志は確かに現実的なものではない。実際、不気味な自由意志は、錯覚であるという性質さえ与えられないかもしれない。詳しく吟味すれば、これまで見てきたように、意志作用の現象性は、非物質的な非因果的原因というよりも、特定の種類の動作、つまり内部から来るように見える動作に関係づけられる、自己充足的な制御する幻覚である。このように見れば、不気味な自由意志は、存在しない問題に対する支離滅裂な解決策であることがわかる。[20]

また、本章では、随意的な動作が鮮明な意志作用の経験を伴う例を中心に説明したが、いつもそうとは限らない。私がピアノを弾くときや、紅茶を入れるとき、ほとんどの場合、これらの随意的動作は自動的かつ流暢に展開するが、この自動的かつ流暢であるという感じは、私が何らかの形でその動作の原因となっているという直感に反するだけでなく、そのような動作は何かによって引き起こされているようにさえ見えるというあまり検討されていない直感とも反する。人が「その瞬間」や「ゾーン」に入っていたりする時には、つまり集中的に実践してきた活動に深く没頭している時には、意志作用の現象性は全く存在しないかもしれない。[21] 多くの場合、私たちの随意的な動作や思考は、「ただ生じる」。自由意志について言えば、物事の見え方が必ずしも物事の本当のあり方ではないというだけでなく、物事がどのように見えるかについて、もっとよく調べる必要もある。

別の見方をすれば、自由意志は決して錯覚的なものではない。脳が比較的損傷を受けておらず、比較的普通に育っている限り、私たち一人ひとりは、脳の持つ高い自由度を制御する能力のおかげで、随意的な動作を実行したり抑制したりする非常に現実的な能力を持っている。このような自由は、「から、の」

＊　ヘラクレイトス「同じ川に二度入ることはできない。川は同じではないし、人間も同じではないからだ」。

自由と「への」自由の両方である。それは世界や身体にある直接的な原因「からの」自由であり、当局や催眠術師、ソーシャル・メディアの押しつけによる強制からの自由でもある。しかし、それは自然の法則や宇宙の因果構造からの自由ではない。それは、自分の信念、価値観、目標に従って行動すること「への」自由、自分がしたいようにする自由、自分が誰であるかに従って選択する自由である。

このような自由意志の現実性は、それが当たり前のことではないという事実によって強調されるだろう。脳の損傷や、遺伝子と環境の不運な組み合わせの結果によって、随意的な行動を行う能力が損なわれることがある。[22] 他人の手症候群の人は、随意的動作をしてもそれを自分の手の動作としては経験できないし、無動無言症の人は、全く随意的な動作をすることができない。脳腫瘍の位置が悪いと、「テキサス・タワー乱射事件」のチャールズ・ホイットマンのように、工学部の学生を学校銃乱射大量殺人犯に変えたり、以前は善良だった教師が小児性愛の傾向をもつようになったりする。[23] その傾向は腫瘍が取り除かれると消失したが、腫瘍の再発とともに再燃した。

このようなケースで生じる倫理的、法的な葛藤もまた現実である。チャールズ・ホイットマンは、扁桃体を圧迫する脳腫瘍を選択したわけではないのだから、その行為に責任を負うべきなのだろうか？直感的にはそう考えないかもしれないが、意志作用の脳内基盤についての理解が深まるにつれ、私たち一人ひとりが「常に脳腫瘍に向かっている」と考えられるようになってきたというのが実際のところではないだろうか。[*] この議論は逆向きにも言える。アインシュタインは一九二九年のインタビューで、自分は自由意志を信じていなかったから、何に対しても責任を負わないと述べている。[24]

また、意志作用の経験を錯覚と呼ぶのも間違いである。このような経験は、知覚的な最良の推測であり、世界に関するものであれ、自己に関するものであれ、他の種類の意識的知覚と同様に現実的である。意識的な意図は、色の視覚経験と同じくらい現実的なものである。どちらも世界の明確な特性に直接対応するものではない。「現実の赤」や「現実の青」がそこに存在しないのと同様に、ここに不気味な自由意志も存在しないが、どちらも私たちの行動を導くのに重要な役割を果たしており、事前の信念と感覚データによって制約を受けている。色の経験が私たちを取り巻く世界の特徴を構築するのに対し、意志作用の経験には、「自己」が世界に因果的な影響を与えるという形而上学的に転覆をもたらすような内容が含まれている。赤さを表面の知覚に投影するのと同じように、原因となるような力を意志作用の経験に投影しているのだ。この投影が進行していることを知ることで、再びヴィトゲンシュタインに倣って言えば、すべてを変えると同時にすべてをそのままにしておくのである。

意志作用の経験は現実的であるだけでなく、私たちが生きていくために必要不可欠なものである。それは、随意的な動作をもたらす自己充足的な知覚的推定である。このような経験がなければ、私たち人間が繁栄する複雑な環境をうまく進んでゆくことはできないだろうし、以前の随意的動作から学んで次

＊　西洋の法制度は、刑事責任には「犯罪行為」（actus reus）と「犯罪意思」（mens rea）の両方が必要であるという原則のもとに成り立っている。では、自由意志を行使し、その自由度を制御する能力が何らかの形で傷つけられたり抑圧されたりした場合、その人は「犯罪意思」を持っているといえるのだろうか。哲学者のブルース・ウォーラーのように、私たちは自分の脳を持つことを決定していないのだから、道徳的責任という概念そのものが支離滅裂だと主張する者もいる[25]。また、自由度を制御する能力がある閾値を超えたら、自分の行動に責任を持つと考えることができる、という見解もあり、私はこれに惹かれる。

回はもっとうまく行うこともできないだろう。

ブライオニー・タリスは、意志作用の砕ける波の頂点を見極めれば、自分の自己を見つけることができるのではないかと考えた。その自己とはもちろん、人間の自己であり、複雑で変化しやすい環境に対して、柔軟で随意的な行動で対処する能力は、人間らしさが際立つ何かがあるように思われる。しかし、自由意志を行使する能力は、私たち人間だけでなく、私たちと世界を共有する動物たちの間でも、程度の差こそあれ、発揮されているのかもしれない(26)。

そして、自由意志を行使する能力が他の種にも及ぶとすれば、意識そのものの範囲はどうだろうか。

今こそ、人間を超えたところに目を向けるべき時である。

第4部　他者

第12章　人間を超えて

九世紀初頭から一七〇〇年代半ばまで、ヨーロッパの教会の法廷では動物に刑事責任を負わせることが珍しくなかった。豚は処刑されるか生きたまま焼かれ、牛、馬、ウナギ、犬も同様で、そして少なくとも一度はイルカも処刑された。一九〇六年に出版されたE・P・エバンスの『動物犯罪史』[1]には、約二〇〇件の事件が記録されているが、最も多いのはブタで、おそらく中世の村に自由に出入りしていたためであろう。その罪は、子供を食べたり、聖別されたパンを食べたりと様々であった。豚は、うなり声や鼻息によって他人の犯罪を幇助した罪に問われることもあったし、しばしば絞首刑に処され、時には無罪になることもあった。

ネズミやイナゴ、ゾウムシなどの小動物の疫病は、法的な手続きで対処することは容易ではなかった。一六世紀の有名な事件では、フランスの弁護士バーソロミュー・シャセーヌが、ネズミが裁判に出廷することは合理的に期待できない、その道には多くの猫が待ち構えていて危険である、という巧妙な主張でネズミの無罪を勝ちとった。その他にも、ゾウムシが蔓延した事件などでは、犯人の動物に特定の日や時間までに土地や麦畑から立ち去るよう文書で命じることもあった。

二一世紀の私たちの心性には奇妙に思えるが、中世の動物の心に対する考え方は、近年、動物の意識や、「人間らしさ」が人間を超えることができるかどうかに再び関心が集まることの先駆けであったと

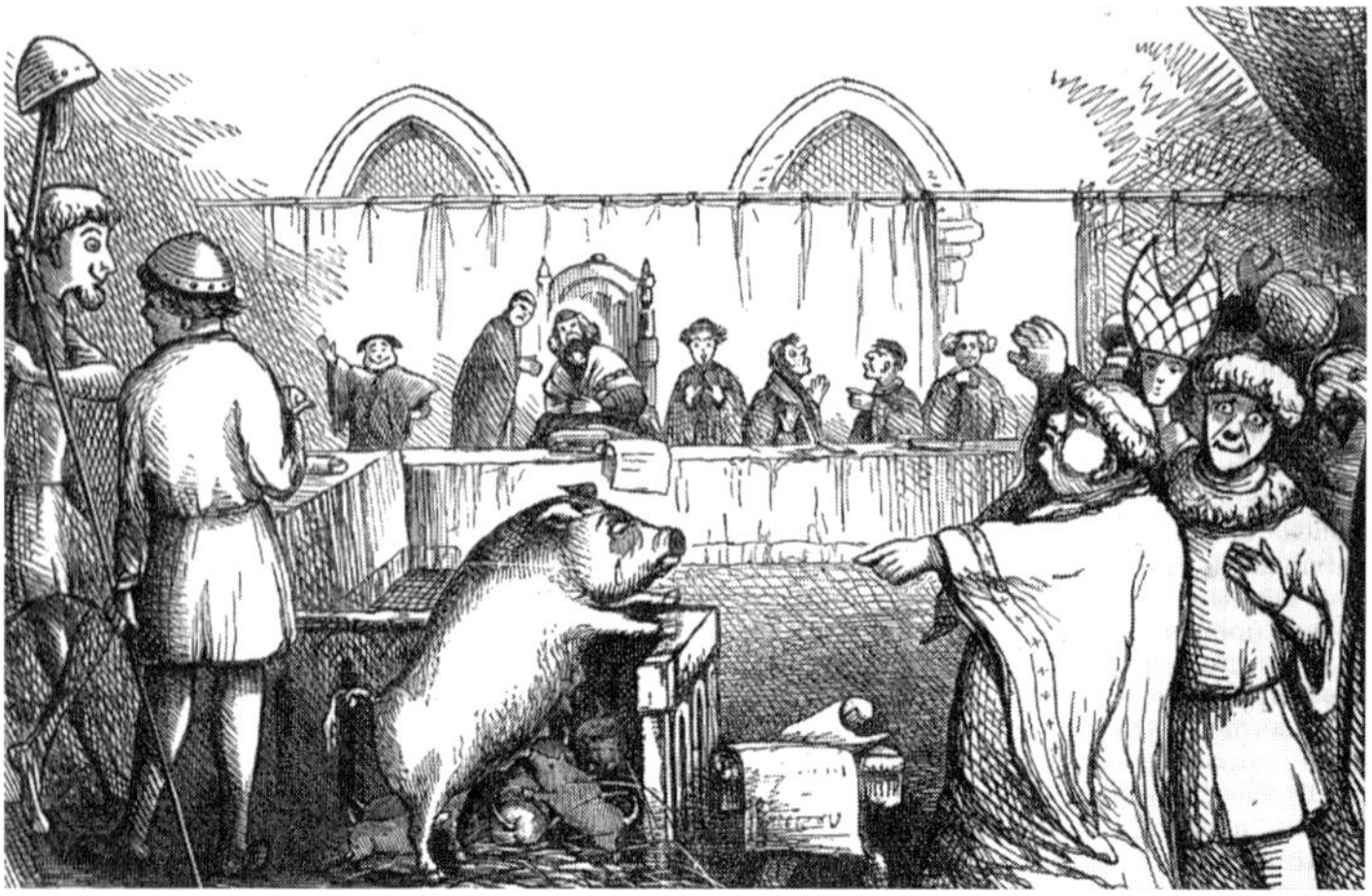

図20　母豚と子豚が子供殺しの罪で裁かれる（一四五七年の作品と思われる）。

いえる。[＊] 動物が教会法の難解な手続きを理解し、合理的に従うことができるという考えは、昔も今もほとんど正気とは思えない。しかし、この考えと同時に、動物にも意識的な経験があり、ある意味では意思決定ができる心を備えているかもしれないという認識も生まれてきた。このように、人間を超えた意識的な心を認めることは、動物には理性的な心を伴う意識を持つ資格がないというデカルト版の動物《ビースト》機械物語とは、全く対照的なものである。多くの中世の人々にとって、動物《アニマル》は確かに獣《ビースト》であった。しかし、彼らはデカルトの二元論にあるような動物《アニマル》ロボットではなかった。[2] 彼らも内なる宇宙を持っていたのだ。

最近では、人間だけが意識を持っていると主張することは、奇妙でほとんど倒錯していることになろう。しかし、意識の輪がどこまで広がっているのか、他の動物の内なる宇宙が人間のそれとどのくらい違うのか、本当のところはどうなのだろうか。

最初に言っておきたいのは、ある動物が意識を持っているかどうかを、その動物が意識を持っていると言葉で言えるか言えないかで判断することはできないということだ。言語がないことは、意識がないことの証拠にはならない。また、メタ認知のようないわゆる「高度な」認知能力（大まかに言えば、自分の思考や知覚を振り返る能力）がないことも、意識がないことの証拠とはならない(3)。

　動物の意識が存在するとすれば、それは私たちの意識とは異なるものであり、場合によっては非常に異なったものであるだろう。動物実験は、人間の意識のメカニズムに光を当てることができるが、ホモ・サピエンスとの表面的な類似性だけを根拠に、動物の意識の存在を推定するのは賢明ではない。そうすることには、擬人化（人間以外のものに人間のような性質を帰属させること）と人間中心主義（人間の価値観や経験に基づいて世界を解釈する傾向）の二つのリスクがあるからだ。擬人化によって、人間の意識がないところに、それに似た意識が見えるようになる。例えば、ペットの犬が私たちの考えていることを現実的に理解してくれていると信じているような場合である。一方、人間中心主義は、動物の心の多様性を見えなくし、それが実際にあるところに人間以外の意識を認識することを妨げることになる。これは、動物《アニマル》を動物機械《ビーストマシン》とみなすデカルト的な考え方に代表される近視眼である(4)。

　とりわけ、意識を知性と結びつけすぎることには、疑問を持たなければならない。意識と知性は同じものではない。後者を前者のリトマス試験として使うことは、多くの誤りを犯すことになる。それは人間中心主義の問題を生じる。人間は知的で意識があるから、動物Xが意識的であるためには、動物Xは

＊　ここでは、「動物《アニマル》」という言葉を、「人間以外の」動物の略語として使うことにする。人間も動物だからである。

知的でもなければならない、と考えてしまうのである。あるいは、動物Xには人間のような知性があるが、動物Yにはない。だから、動物Xには意識があるが、動物Yにはないと考えてしまう。また、言語やメタ認知といった、意識そのものよりも評価しやすい「知的」能力を、意識を推測するのに十分なものとして受け入れることを正当化するため、方法論的な怠慢を助長してしまう。

知性は意識と無関係ではない。他の条件が同じであれば、知性は意識的経験の新しい可能性を開く。認知能力が全くなくても、悲しんだり、失望したりすることはできる。しかし、後悔や先回り的な後悔を感じるには、別の結果や動作の流れを検討できるだけの精神的能力が必要である。ある研究によると、ネズミでさえ、物事が期待通りにならないとき、単なる失望ではなく、げっ歯動物式の後悔を経験する可能性があるという[*][5]。

人間以外の意識についての推定は、慎重に進めていかなければならない。人間中心主義的な見方を押し付けることには注意が必要だが、同時に、人間をものさしとして用い、そこから外へと手を伸ばすための確固たる土台とする以外に選択肢はない。結局のところ、私たちは、人間が意識を持つことを知っているし、人間の意識に関わる脳や身体のメカニズムについても把握しつつあり、それを外挿のための基礎として使うことはできるだろう。

本書で展開される動物機械論は、意識は知的であることよりも、生きていることと密接な関係があると主張する。当然ながら、これは私たち人間だけでなく、他の動物にも当てはまる。この見解では、意識は、知性を第一の基準として考えた場合より、広く存在しているのかもしれない。しかし、生命が存在するところには必ず意識も存在するということにはならない[6]。

人間を超えた意識を探すことは、凍った岸辺から氷の湖に足を踏み入れるようなものだ。一歩ずつ慎重に、足元の氷の固さを確かめながら進まねばならない。

哺乳類から始めよう。ネズミ、コウモリ、サル、マナティー、ライオン、カバ、そしてもちろん人間も含まれる。私は、すべての哺乳類に意識があると信じている。もちろん、確信があるわけではないが、かなり自信がある。この主張は、人間との表面的な類似性ではなく、共通のメカニズムに基づくものである。哺乳類の脳は、他の何にもまして体の大きさと関係がある脳の大きさ以外は、種を超えて驚くほど似ている[7]。

二〇〇五年に戻ると、認知科学者のバーナード・バースと私、そしてジェラルド・エーデルマンの息子で動物の認知の専門家であるデイビッド・エーデルマンは、人間の意識の特性について、他の哺乳類でも容易に検証できると思われるリストを作成した。その結果、一七の異なる特性が見つかった[8]。これはある意味で恣意的な数字だが、動物の意識について実験的に検証可能な質問をすることの妥当性を示すものであった。

最初に考えた特性は、脳の解剖学的な特徴に関係するものだった。脳の配線という点では、人間の意

＊　アダム・スタイナーとデイヴィッド・レディッシュが行ったこの研究では、ラットは異なる報酬レベルに関連する異なる選択肢の中から選ぶ必要があった。その結果、予想より報酬の少ない選択肢を選んだときには、選ばなかったほうの選択肢を振り返る傾向が強かった。研究チームは、これを「人間の後悔の念に似たものを表現している」と解釈しているが、ラットが実際に何を感じていたのかについては全くわからない。

識と強く関連する主要な神経解剖学的特徴は、すべての哺乳類種に見られる。六層構造の大脳皮質、この大脳皮質と強く相互に接続している視床、深い位置にある脳幹、そして神経伝達系なども含め、他にも多くの共通した特徴があり、これらは人間の場合、意識的経験の瞬間瞬間の流れに一貫して関与していることがわかっている。

脳の活動にも共通点がある。中でも最も目立つのが、動物が眠ったり目覚めたりするときの脳のダイナミクスの変化（意識のレベルの基盤となるダイナミクス）である。通常の覚醒状態では、すべての哺乳類が不規則で低振幅、かつ高速な電気的脳活動を示している。そして、睡眠に入ると、すべての哺乳類の脳は、より規則的で大きな振幅の脳のダイナミクスに切り替わる。これらのパターンと変化は、人間の覚醒時と睡眠時に見られるものと酷似している。全身麻酔もまた、哺乳類のすべての種で同様の効果をもたらす。つまり、脳領域間のコミュニケーションが広範囲にわたって分断され、行動面では完全に無反応になる。[9]

もちろん、違いもたくさんあり、特に睡眠パターンは異なる。アザラシやイルカはひと時に眠るのは脳の半分であり、コアラは一日約二二時間眠り、キリンの眠りは四時間に満たず、生まれたばかりのシャチは生後一ヶ月は全く眠らない。また、ほぼすべての哺乳類にレム睡眠がある。ただし、アザラシは陸上で寝ているときだけレム睡眠があり、イルカには全くないようである。[10]

意識レベルだけでなく、意識の内容にも哺乳類種間で大きな違いがある。このような差異の多くは、優勢な知覚の種類の違いに起因している。マウスはひげに、コウモリは超音波の反響に、ハダカデバネズミは、特に他のハダカデバネズミに会ったときには、鋭い嗅覚に頼る。これらの優位な知覚の違いは、

それぞれの動物が別々の内なる宇宙を生きていることを意味する。(*)[11]

さらに興味深いのは、自己という性質の経験に関わる違いである。ヒトの場合、個人のアイデンティティに関係づけられるような高度な自己意識の発達の顕著な指標は、鏡に映った自分を認識する能力である。人間の場合、この「鏡による自己認識」能力は、生後一八カ月から二四カ月の間に発達する傾向がある。しかし、それ以前の赤ちゃんに意識がないわけではなく、自分を他者とは分離された個人として自覚する能力がこの時期にはまだ十分に備わっていないのである。

動物では、一九七〇年代に心理学者ゴードン・ギャラップ・ジュニアが開発したテストを用いて、自己認識能力が広く研究されてきた。[12]ギャラップが開発した自己認識のミラーテストの古典的バージョンでは、動物に麻酔をかけ、普段見ることのできない体のどこかにペンキやシールで印をつける。麻酔が切れたら、その印が見えるように鏡に触れさせる。鏡を見た後、鏡の像を調べるのではなく、自発的に自分の体にその印を探せば合格である。この基準は、鏡に写っているのが他の動物の体ではなく自分の体であることを認識したという推論に基づくものである。

ミラーテストに合格するのはどの動物だろう？　哺乳類では、類人猿、イルカやシャチが数頭、そしてユーラシアゾウが一頭合格。[13]パンダ、犬、サルなど他の哺乳類は、少なくとも今のところ不合格である。私たち人間にとって鏡の自己認識がいかに直感的であるか、また、これらの自己認識ができない哺

＊　動物が経験する世界は、しばしば、その動物にとっての「ウムヴェルト（環世界）」と呼ばれる。これは、動物行動学者のヤコブ・フォン・ユクスキュルによって提唱された言葉である。

乳類の多くも他の方法では認知能力があるように見えることを考えると、この合格者リストは驚くほど少ない。マンタやカササギがいいところまできているし、ホンソメワケベラについては現在論争が続いているとはいえ、哺乳類以外でミラーテストに合格しているという説得力のある証拠は何もない[14]。

動物がミラーテストに合格しない理由は、自己認識能力の欠如のほかにもいろいろある。鏡が嫌い、鏡がどういうものかわからない、あるいは目を合わせない方がいいと思っているなど、さまざまである。このため、研究者たちは、異なる内なる宇宙、すなわち異なる知覚世界に対してより鋭敏に調整された、新しいバージョンのテストを開発し続けている。たとえば、犬の自己認知は「嗅覚鏡」でテストできるようになったが、まだあまりうまくいっていない（嬉しいことに、犬の認知 cognition は犬知 dognition と呼ばれる）[15]。実験的な工夫が進むにつれて、現在、不合格側にいる種が、鏡認証型の自覚ができるとわかる可能性はある。しかし、たとえそうなったとしても、さまざまなミラーテストがあること、そして多くの動物が、強く種に適応させたテストでさえパスできないことから、哺乳類の「自分であること」の経験には劇的な違いがある可能性が示唆される。

この違いは、サルの場合、特に強く印象に残る。チンパンジーや他の類人猿は進化的にヒトに最も近いが、サルもそう遠くはなく、神経科学実験では、特に視覚に関しては、ヒトの「霊長類モデル」として長い間使われてきた。また、サルを訓練して、レバーを押すなどして、何かを「見た」か見なかったのかを「報告」をさせる研究もある[16]。このような実験は、ヒトが経験したこと、あるいはしていないことを述べる研究と直接比較することができ、意識研究の重要な手法の霊長類版と言える[17]。

ヒトとの類似点が多いことを考えると、サルに何らかの意識があると私は考えている。サルと長く付き合っていると、他の意識的な存在――つまり他の意識的な自己――の中にいるという印象が、完全に確信できる。

二〇一七年七月、カリブ海に浮かぶプエルトリコの東海岸に浮かぶ小さな島、カヨ・サンティアゴで一日過ごしたときに、私はこれを経験した。カヨ・サンティアゴは、一〇〇〇匹以上のアカゲザルのみ定住しているため、「モンキーアイランド」とも呼ばれている。一九三八年、インドへの旅に疲れたアメリカの変わり者の動物学者クラレンス・レイ・カーペンターが、コルカタからこの地に移植したのだ。[18]この暑い夏の日、イェール大学の心理学者ローリー・サントス（と撮影隊）に連れられてカヨ・サンティアゴをぶらぶら歩いていると、何十匹ものサルが、のろまな私たち人間を警戒しながらも寛大に、自分のすべきことをしていた。二匹のサルが交互に木に登り、枝から下の池に飛び込んだとき、それは単に自発的に喜んでいるということ以外に理由がないように思えた。彼らは楽しんでいたのだ。

同様に説得力があるのは、意図的な不公平に反応するオマキザルの映像である。霊長類学者のフランス・デ・ワールによって知られることになったあるビデオでは、二匹のサルが隣接するケージに入れられ、サルが実験者に小さな石を渡すと、一匹ずつ報酬が与えられる。[19]一匹目のサルは石をケージの網目

＊ 私たちが訪れた直後、カヨ・サンティアゴとプエルトリコの大部分がハリケーン・マリアによって壊滅的な被害を受けた。幸いなことに、ほとんどのサルは生き残った。しかし、研究用の設備の多くは破壊された。私たちが記録した映像は、二〇一八年のドキュメンタリー映画『最も未知なるもの The Most Unknown』（www.themostunknown.com）で紹介されている。

を通して渡すと、小さなキュウリの輪切りがご褒美として与えられ、嬉しそうに食べる。二匹目も同じことをすると、キュウリではなく、もっとおいしいごちそうであるブドウを渡される。二匹目のサルは一匹目のサルが見ている前でブドウを食べる。一匹目のサルが石を渡し、再びキュウリを与えられると、それを見たサルは実験者にキュウリを投げ返し、憤慨してケージをガタガタさせる。

楽しんだり、癇癪を起こしたりすることは、強力な直感のポンプである。これらの行動は非常に特徴的で、明らかに人間のような内的状態が外部に現れたとしか解釈できないほどだ。サルがこのような行動をするのを目撃したとき、もう一つの意識的存在の現前を直感するだけでなく、私たちと同じような意識的存在の現前を直感する。しかし、ここで重要なことがある。前述のように、サルは一貫してミラーテストに失敗している。[20] サルは間違いなく意識を持っているし、私もサルが何らかの自己という性質を経験していると信じているが、彼らは毛の生えた小さな人間というわけではない。

哺乳類以外の動物に目を向けると、擬人化と人間中心主義によって私たちの直感が形作られていることがより顕著になる。特に、私たちのとても遠い進化上の親類に目を向けると、そのことがよくわかる。

二〇〇九年の夏、デイビッド・エーデルマンと私は、頭足類の一種であるマダコ約十数匹と一週間を過ごした。[*] 私たちは、頭足類の認知神経生物学の第一人者である生物学者グラツィアーノ・フィオリトを訪ねたのだ。それから一〇年以上が経つが、この一週間は私の科学者人生の中で最も印象深いものであった。

フィオリトのタコ研究室は、イタリアの有名な研究機関である動物学研究所の一部で、ナポリの中心部にある水族館の真下の薄暗い地下にあり、騒がしい夏の暑さを忘れさせてくれる。私はその一週間を主に、これらの魅力的な生き物たちと、その形や色、質感の変化を観察し、彼らが何に注目しているのかに注意を払いながら過ごした。ある日、あるタコの変わりゆく姿をフィオリトの『頭足類の身体行動様式のカタログ』[21]の描画と照らし合わせていると、バタッという鈍い音とズルズルすべる音が聞こえた。水槽の蓋を開けたままにしていたのだが、そのタコは逃げようとしていたのだ。そのタコは私に偽りの安心感を与え、私が長く目を離すその時を待っていたのだと、私は今でも確信している。

私が大混乱に陥っている間、デイヴィッドは視覚と学習に関する実験を行っていた。彼は、タコの水槽にさまざまな形のものを入れ、その中にはおいしそうなカニも入れていた。タコが特定の物体と報酬を結びつけて学習するかどうかを見るためだ。この研究がどうなったかはよく覚えていないが、あるエピソードははっきりと覚えている。

フィオリトの研究室は、中央の通路に二列の水槽が並び、それぞれの水槽に一匹のタコがいる配置になっている。(タコは一般に社会的な生き物ではなく、共食いすることさえある)。この日、デイビッドは左側の列の半分くらいの水槽を選んでいた。何をしているのかと思って入ってみると、通路の反対側にいるすべてのタコが水槽のガラスに張り付いて、一匹残らず、デイビッドが選んだ水槽にさまざまなもの

＊　頭足類には、タコ、イカ、コウイカなどのほか、オウムガイのような比較的単純な生物も含まれ、現存する種は約八〇〇種に及ぶ。頭足類という言葉は文字通り「頭と足」だが、タコには残念なことに、頭に付いているのは足ではなく、腕状の付属物である。

を繰り返し入れている様子をじっと見つめているのを見て驚いた。タコたちは、ただただ興味本位で、何が起こっているのかを探ろうとしているようだった。

タコと一緒にいると、たとえ短時間であっても、他の動物とは全く異なる知性と意識があるという印象が残る。そしてそれは私たち人間が生まれ変わったものとも全く違う。もちろん、これは主観的な印象であり、擬人化や人間中心主義といった偏見に彩られるのは必然であり、知性を感じることのできる証と見なすことは非難される可能性がある。しかし、タコは客観的に見ても驚くべき存在であり、タコと一緒に過ごすことで、人間以外の意識がいかに異なるものであるかについての直感を押し広げることができる。

人類とタコの最も新しい共通祖先は、約六億年前に生きていた。この古代の生物については、ほとんど知られていない。おそらく、扁平な虫の一種であったのだろう。どんな姿をしていたにせよ、非常に単純な動物であったに違いない。タコの心は、私たちの心の水中版の派生物でもないし、実際、古今東西の背骨を持つ他のどんな生物の水中版の派生物でもない。タコの心は、進化が独自に実験的に創造したものであり、私たちがこの地球上で遭遇する可能性のあるもののなかでは、地球外知的生命体の心に限りなく近いといえる。[22] スキューバダイバーでもある哲学者のピーター・ゴドフリー＝スミスは、「もし私たちが他の心を理解しようとするならば、頭足類の心はあらゆるものの中でも一番の他者だ」と述べている。[23]

タコの身体は十分に驚くべきものである。マダコは、八本の腕のような付属器官、青い血液を送り出す三つの心臓、インクによる防御機構、そして高度に発達したジェット推進力を持っている。タコは、大きさ、形、質感、色を自在に変えることができ、必要であれば同時にすべてを変えることもできる。タコは液体動物であり、中央にある骨のあるくちばしのほかはすべて柔らかい体をしているため、ありえないほど小さな隙間にも入っていける。私が動物学研究所で発見した時もそうだった。
このような驚異的な身体は、高度に洗練された神経系によって補完されている。マダコの神経細胞は約五億個で、これはマウスの約六倍である。哺乳類とは異なり、これらの神経細胞の大部分（約五分の三）は、中枢の脳ではなく腕に存在している。また、タコの脳には、ミエリン〔髄鞘〕がないのも珍しい点である。[24] ミエリンは哺乳類の脳で長距離の神経接続の発達と機能を助ける絶縁物質である。このため、タコの神経系は、同程度の大きさと複雑性を持つ哺乳類の神経系に比べて、分散的であり、統合されていない。したがって、タコの意識（仮に意識というものが存在すればの話だが）もまた、より分散的で統合性が低く、おそらく単一の「中心」を持たない可能性さえある。[25]
タコは、遺伝子のレベルでも違うことをする。ほとんどの生物は、DNAの遺伝情報を直接RNA（リボ核酸）の短い配列に転写し、それを使って生命の分子的な担い手であるタンパク質を作っている。これは、分子生物学の教科書レベルの原理として確立している。しかし、二〇一七年、タコや他のいくつかの頭足類のRNA配列が発見され、この原則が覆された。そのRNA配列は、タンパク質に翻訳される前に重要な編集を受けることができるのである。まるで、タコが自分のゲノムの一部をその場で書き換えることができるかのようだ。（RNA編集は以前にも他の生物種で確認されていたが、その場合は比較的小さな役割にとどまっていた）。しかも、タコの場合、このRNA編集の多くは神経系と関係づけられているようである。研究者の中には、タコの優れた認知能力の一因が、この大量のゲノム書き換え能力にあるのではないかと指摘する者もいる。[26]
そして、その認知能力は確かに素晴らしいものである。[27] プレキシグラス〔アクリル樹脂の商標名〕のキューブの中に隠されているもの（たいていはおいしいカニ）を取り出したり、複雑な迷路を通り抜けたり、特定の問題を解決するためにさまざまな行動を試したり、フィオリト自身が研究所で示したように、他のタコを観察するだけで学習することができるのだ。野生のタコの行動に関する逸話は、さらに驚くべきものである。BBCのテレビ番組『ブループラネットⅡ』の驚くような映像では、野外で窮地に陥ったタコが、貝殻や海底の残骸で体を覆い、捕食するサメから身を隠す様子を示していた[28]。

このような頭足類の知性の高さは、確かに心が働いていることの説得力のある証拠である。しかし、どのような心なのだろうか？　私はすでに、意識の基準として知性に過度の重きを置くべきではないと述べてきた。では、タコであると感じられるようなものについて、何を言うことができるだろうか。これを知るには、タコの行動とタコの知覚を結びつける必要がある。

頭足類の能力の中で、最も異世界を感じさせるのがそのカモフラージュ能力であろう。防御のための硬い殻を持たない彼らの生存は、背景に溶け込む能力にかかっていることが多い[29]。彼らは周囲の色、形、質感に完全に一致させることができるため、あなたも私も、多くの捕食者も、ほんの一、二メートル離れたところからでも、この動物が全く見えないことがわかるだろう。

タコは、精巧で正確な色素胞システムを利用して、周囲の環境と色を合わせている。これは、皮膚全体に分布する小さな弾力性のある袋で、それが主に脳の色素胞葉から発せられる神経命令によって開くと、赤、黄、茶などの色彩を生み出す。この仕組みは、まだ完全には解明されていない。難しい部分は、タコが、他のタコからではなく、独自の方法で世界を見る捕食者から、自分の姿を見えなくする必要があるからだ。そのため、タコの擬態システムには、捕食者の視覚能力に関する何らかの情報が組み込まれていなければならない。

さらに驚きなのは、タコは色盲であるにもかかわらず、これだけのことをやってのけることだ。人間の目の光感受性細胞は、三つの異なる波長の光に反応し、その組み合わせから色の宇宙を作り出す。しかし、タコの目の細胞には、一つの光色素しかない。私たちが偏光サングラスをかけたときのように、タコは光の偏光方向を感じることはできるが、波長の組み合わせから色を作り出すことはできない。タコの皮膚にある光感受性細胞も同様に色盲である。しかし、タコは目だけでなく皮膚も使って「見る」ことができることがわかった。さらに、タコの色素胞の制御は「オープンループ」であると考えられている。つまり、色素胞葉の神経細胞は、皮膚の色素胞に送られる信号の明らかな内部コピーを生成していないのである。つまり、中枢の脳は、皮膚が何をしているのかさえも知らないのである。[30]

タコが世界とその世界における自分の身体をどのように経験しているのかに対して、このことが何を意味するのかを頭で理解するのは難しい。タコの皮膚は、その色を、タコ自身が見ることのできない形で、脳にさえ伝えられない形で変化させる。このような適応には、純粋に局所的な制御によって起こるものもあるだろう。つまり、腕がそのすぐ周りの環境を感知し、中枢の脳を関与させることなく外見を変化させるのである。自分の体に起こっていることを見たり感じたりできるという、人間中心の前提は当てはまらない。タコがミラーテストに合格する兆しを見せないのも当然といえば当然だ。

タコは視覚のほかにも、哺乳類や他の脊椎動物に典型的に見られる感覚器官を備えている。味覚、嗅覚、触覚があり、あまりいいものではないが聴覚もある。とはいえ、奇妙さは残る。タコは中心部にある口の部分だけでなく、吸盤でも味を感じることができるからだ。[31] この点からも、この生物における精神の著しい脱中心化がうかがえる。

意識の脱中心化という考え方は、身体の所有感覚の経験になると特に難解となる。第8章で見たように、人間の場合、何が身体の一部で何がそうでないかについてベイズ的な最良の推測を変更するように脳をだますことで、意識的な自己という性質のこの側面を驚くほど簡単に変更することができる。四本の手足がわずか数ヶ所の関節で制約されている私たち人間でさえ、身体の状態を追いかけて把握し続けることは非常に難しい。しかし、タコの場合、八本の腕が非常に柔軟で、一度に何方向に巻き上げたり解いたりしながら動かせるため、この難題は困難を極める。そして、感覚が一部はこれらの腕に委ねられているように、制御も腕に委ねられている。タコの腕は半ば自律した動物のように振る舞う。切断されたタコの腕は、体から切り離されてもしばらくは、餌をつかむなど複雑な動作をすることができる。

これらの自由度と脱中心化による制御は、何が自分の体の一部で何がそうでないかについて単一の、統一された知覚を維持しようとする中枢脳にとって、脅威的な挑戦となる。だから、タコは悩むことすらないのだろう。奇妙に聞こえるかもしれないが、タコであると感じられるようなものには、人間や他の哺乳類が経験するような意味での、身体の所有感覚の経験は含まれないのかもしれない。

これは、タコが「自己」と「他者」を区別していないことを意味するものではない。明らかに区別しているし、する必要がある。まず、タコは自分自身ともつれてしまわないようにする必要がある。タコの腕の吸盤は、すれ違うどんなものでも反射的に掴んでしまうが、同じタコの他の腕や、タコの中心部を掴んだりしない。これは、タコが何らかの方法で、自分の体であるものとそうでないものを識別していることを示している。

この能力は、味覚に基づく自己認識という単純だが効果的なシステムによってもたらされていることがわかった。タコは、皮膚全体に独特の化学物質を分泌している。この化学物質は、吸盤が感知できる信号として機能し、吸盤が反射的にくっつかないようになっている。このように、タコは自分の体がどこにあるかはわからなくても、何が自分の一部で何がそうでないかを見分けることができる。この発見は、切断されたタコの腕に、別の切断されたタコの腕を、皮をつけたまま、あるいは皮を剥いだ状態で差し出すという、不気味ともいえる一連の実験によって証明された[32]。その結果、切断されたタコの腕は、皮が剥がれた腕は容易に掴むが、皮がそのまま残っている腕は決して掴まないことがわかった[*]。

このことが、タコの身体化の経験に何を意味するのか、私たち哺乳類には想像もつかない。タコは全体として、自分の身体のどこがどうなっているのか、ぼんやりとしか知覚できないかもしれないが、おそらくはこの知覚がぼんやりしたものであると経験することはないだろう。そして、タコの腕であると感じられるようなものさえあるかもしれない。


動物の意識は人間の意識とどう違うのかについての私たちの直感に強く逆らうのがタコである。しか

＊ この実験は、見かけほどひどいものではない。タコは腕を切断されてもあまり気づかないようだし、切断された腕はかなり早く生えてくる。もちろん、だからといって、よほどの理由がなければ、このような実験をするべきではないが。

し、サルから頭足類に一足飛びに進んだことで、私たちは莫大な数の動物を飛び越してしまった。哺乳類の意識という安全な岸辺を離れれば、オウムから単細胞のゾウリムシに至るまで、動物の意識の可能性は広大に広がっている。このような地形に思いを馳せながら、どの動物が何らかの意識的経験のようなものを持つ可能性があるのか、より根本的な問題に立ち戻ってみよう。たとえかすかな光であっても、「明かりがついている」のはどの動物か。[33]

鳥類は感じることができるということについては、かなり強い根拠がある。鳥の脳は、哺乳類の脳とは大きく異なるものの、哺乳類の大脳皮質と視床にかなり近い形で地図化できる構成になっている。また、多くの鳥類は驚くほど知的である。[34] オウムは数を数えることができ、バタン〔オーストラリアなどに生息する冠羽のあるオウム類〕は踊ることができ、アメリカカケス〔スズメ目カラス科に分類される鳥類の一種〕は将来、必要になった時に備えて餌を隠しておくことができる。このような賢さの例は、鳥の中には複雑な意識状態を楽しんでいるものがいることを示唆するが、知性は気づきのリトマス試験紙にはならないということを思い起こして欲しい。食べ物を隠さない、話さない、踊らない鳥たちも、意識的な経験をしている可能性がある。[35]

さらに遠くへ行けば行くほど、根拠は乏しくなり、大ざっぱになる。[36] そのため、意識に関する推定はより不確かなものとなってしまう。哺乳類の脳や行動との類似性に基づいて推定する代わりに、デカルト版ではなく私がいうところの動物機械的な観点を採用するのが良い戦略かもしれない。これは意識的な知覚の起源と機能を、生理的な調節と生物の統合性の保持に求めるものである。このことは、動物が痛みを伴うと思われる出来事にどのように反応するかということに、気づきの証拠を求めるべきことを示唆している。

この戦略は、科学的に賢明であるだけでなく、倫理的な要請からも動機づけられる。動物福祉についての判断は、人間との類似性でもなく、恣意的に設定された認知能力の閾値を超えるかどうかでもなく、痛みや苦しみの能力に基づいて行われるべきである。[37] 生き物が苦しむ方法は無限にあるが、最も広く共有されているところに、生き物の生理的な統合性に対する基本的な難題が含まれている。

探された範囲内ではあるが、動物種の間で痛みを伴う出来事に対する適応的な反応が広く確認されている。脊椎動物（背骨のある動物）の多くは、体の一部が傷つきやすい。小さなゼブラフィッシュでさえ、怪我をすると、「コスト」を支払って痛みを緩和しようとする。餌もない明るい水槽に鎮痛剤をいれておくと、自然環境から水槽に移っていくからである。このことが魚に意識があることを意味するかどうかは不明だし、魚といってもたくさんの種類がいるが、確かに示唆的だ。

昆虫の場合はどうだろうか？　アリは足を怪我しても足を引きずらない。しかし、昆虫の外骨格は硬いので、痛みには弱いかもしれない。また、昆虫の脳は、他の動物で一般的に痛みの緩和に関係するとされるアヘン系の神経伝達系を有している。[38] 最近の研究では、ショウジョウバエが傷害を受けた後、それまで痛みをもたらさなかった刺激に対して、人間の「慢性疼痛」に似た過敏な反応を示すことが明らかにされた。また、単細胞生物から高等霊長類に至るまで、すべての動物に麻酔薬が有効であることは、驚くべきことである。[39]

これらはすべて示唆に富んでいるが、決定的なものはない。

ある時点で、実質的なことを言うことが難しくなる。私の直感では――直感にすぎないが――、意識の輪に全く参加しない動物がいるのではないかと思う。そう考える理由の一つは、哺乳類でさえ、複雑な脳と、生理的な統合性を保持するために研ぎ澄まされた知覚システムをもっていても、無意識はむしろ容易に実現できるからである。意識的な経験は私たちの生活の中心だが、だからといって、その生物学的基盤が単純だというわけではない。三〇二個というわずかなニューロンしか持たない線虫になると、意味のある意識状態を持っているのを見出すのは難しいし、単細胞のゾウリムシに至っては、見出しようがない。

動物意識の研究は、不確実性が避けられないことを除けば、二つの大きな利益をもたらす。第一は、私たち人間が世界と自己を経験する方法が唯一の方法ではないことを認識することである。私たちは、意識的な心が存在しうる広大な空間の中のごく小さな領域に住んでおり、この空間の科学的調査は、これまでのところ、暗闇の中にいくつかの光を投げかける程度のものでしかない[40]。もう一つは、謙虚さを新たに見出すことである。地球上の生物の野生の多様性を見渡せば、私たち自身や他の動物たちが持つ、あらゆる多様で独特な主観的経験の豊かさが当たり前のものではないと知り、もっと大切にしようと思うようになるかもしれない。そして、苦しみがどこにあろうと、どのような形であろうと、それを最小限に抑えようとする新たな意欲を見出すことができるかもしれない。

本章の冒頭で、意識と知性は同じものではない、意識は賢いことよりも生きていることに関係がある、と主張した。最後に、さらに強い主張をしておきたい。意識は知性がなくても存在しうる、つまり、苦しむために賢くなる必要はない、というだけでなく、知性は意識なしでも存在しうる。

苦しむことはないが賢いという可能性は、私たちの意識科学の旅の最後の行程になる。人工知能について、そして、意識のある機械が存在し得るかどうかについて、話をする時が来た。

第13章　機械の心

一六世紀後半、プラハのラビ、イェフダ・レーヴ・ベン・ベザレルは、モルダウ川の土手から粘土を採取し、その粘土でゴーレムの人形を作った(1)。このゴーレムはヨーゼフとかヨッセルと呼ばれ、反ユダヤ主義のポグロム〔ロシア語で「破滅」、「破壊」を意味する言葉。ユダヤ人に対し行われる集団的迫害行為〕からラビたちを守るために作られ、とても効果があったようだ。ヨーゼフのようなゴーレムは、魔法の呪文を唱えると、動いたり、気づきが生まれたり、命令に従うようになる。しかし、ヨーゼフは、何かひどい間違いが起こり、愛想はなくても従順だったのに、暴力的な怪物に変わってしまった。最終的に、ラビは呪文を取り消すことに成功し、ゴーレムはシナゴーグの敷地内でバラバラになった。そのゴーレムは、今日までプラハの墓地や屋根裏に隠されていて、再び動き出すのをじっと待っているとも言われている。

ラビのレーヴのゴーレムは、知性があり感じることのできる生き物、私たちの似姿である生き物を、神になりかわって造ろうとするときに招いてしまう傲慢さを思い起こさせる。それがうまくいくことはめったにない。メアリー・シェリーの『フランケンシュタイン』の怪物からアレックス・ガーランドの『エクス・マキナ』のエヴァ、そしてカレル・チャペックの同名のロボット、ジェームズ・キャメロンの『ターミネーター』、リドリー・スコットの『ブレードランナー』のレプリカント、スタンリー・

キューブリックの『二〇〇一年宇宙の旅』のHALまで、これらの創造物はほとんど常にその創造者に反抗して、破壊と憂鬱と哲学的混乱の爪痕を残している。

ここ一〇年ほどの間に、AIの急速な普及が、機械の意識についての問題に新たな緊急性を与えている。AIは今や私たちの身の回りにあり、携帯電話や冷蔵庫、自動車に組み込まれている。多くの場合、脳の構造にヒントを得たニューラルネットワーク・アルゴリズムが搭載されている。当然ながら、この新しいテクノロジーがもたらす影響が懸念される。仕事が奪われるのではないか？　社会的な繋がりが分断されてしまうのではないか？　最終的に、利己的な心が芽生えることで、あるいは計画的な見通しを欠くことで、私たち全てを破壊してしまうのではないか。その結果、地球の資源すべてをペーパークリップの山にしてしまうのではないか？[2]　こうした心配の多く、特に実存論的で黙示録的な心配の根底にあるのは、AIが加速度的に発達する中で、ある時点で意識を持つようになるという仮定である。これは、シリコンでできたゴーレムの神話だといえる。

機械が意識を持つためには、何が必要だろうか？　その意味は何だろうか？　そして、実際、意識のある機械とゾンビのような機械とをどうやって区別すればよいのだろうか？

なぜ、機械（人工知能）が気づきを持つようになるとまで考えるのだろうか。先ほど述べたように、機械がまだ知られていない知性の閾値を超えれば、意識は自然に現れると考えるのは、決して普遍的なことではないが、ごく一般的なことである。しかし、このような直感はなぜ生まれるのだろうか。私は、二つの重要な仮定がそれを生み出していると考えているが、どちらも正当化できるものではない。第一の仮定は、どんなものであれ、意識を持つために必要な条件についてである。もう一つは、特定のものが意識を持つのに十分な条件についてである。

第一の仮定、つまり必要条件は、機能主義である。機能主義によれば、意識は、システムが何からできているかには関係ない。ウェットウェアであれハードウェアであれ、ニューロンであれシリコン論理ゲートであれ、モルダウ川の粘土であれ、関係ない。機能主義によれば、意識にとって重要なのは、システムが何をするかということである。システムが入力を正しい方法で出力に変換すれば、そこに意識が生まれる。第1章で説明したように、ここには二つの別々の主張がある。一つは、特定の基体や素材からの独立性に関するもので、もう一つは、入力と出力の関係の十分性に関するものである。たいていの場合、この二つは両立するが、時には離れてしまうこともある。

機能主義は心の哲学者の間で人気のある考え方であり、哲学者以外の多くの人々にも既定の立場として受け入れられていることが多い。しかし、だからといって、それが正しいとは限らない。私としては、意識は基体に依存しないという立場にも、意識は入力と出力の関係、つまり「情報処理」の問題にすぎないという立場にも、白黒はっきりさせるような決定的な議論はないと思う。機能主義に対して私は、懐疑的な不可知論の立場をとっている。

人工知能を持つコンピュータが意識を持つためには、機能主義が真でなければならない。これは必要条件である。しかし、機能主義が正しいだけでは十分ではない。情報処理はそれだけでは意識に十分ではない。第二の仮定は、意識を持つために十分な情報処理は、知性を下支えする情報処理でもあるということだ。これは、意識と知性は密接に、さらには構成的に結びついているという仮定であり、意識はただ、それに合流して乗っかっているというものだ。

しかし、この仮定も裏付けが乏しい。前章で見たように、意識と知性を混同する傾向は、私たちが自分自身の価値観や経験という歪んだレンズを通して世界を過剰に解釈する、悪質な人間中心主義につながる。私たちには意識があり、私たちには知性がある。そして私たちは、自らが明らかにした知性を非常に種として誇りにしているため、知性は意識の状態とは緊密に関連していて、その逆もまた然りであると思い込む。

知性は、意識を持つ生物に多様な意識状態の豊富なメニューを提供するが、知性が——少なくとも高度な形態の知性が——意識に必要または十分であると考えるのは誤りである。意識が知性と本質的に結びついているという仮定にこだわると、知性があると思われる人工システムに意識を持たせることに躍起になり、他のシステム（例えば、他の動物など）には意識を否定しすぎて、私たちが問題にしている人間の認知能力の基準に合致しなくなるかもしれない。

ここ数年、必要性と十分性に関するこれらの仮定は、他の多くの懸念や誤解によって粉飾され、人工意識の見通しに、実際には相応しくない緊急性と黙示録的な意味づけを与えている。

そのいくつかを紹介しよう。意識的であろうとなかろうと、ＡＩは人間の知性を追い越すために暴走し、私たちの理解やコントロールを超えて自ら起動させるようになるのではないかという心配がある。これはいわゆる「特異点《シンギュラリティ》」仮説で、未来学者レイ・カーツワイルが広め、過去数十年にわたる未処理のコンピュータ資源の異常な増加によって動機づけられたものである。[3] 私たちは指数関数的な曲線のどのあたりにいるのだろうか？　最近のコロナウイルスの大流行で多くの人が学んだように、指数曲線の問題は、そのどこに立っても、前方はありえないほど急で、後方はそれとは無関係に平坦に見えることである。そのため、どこにいても、そこからの眺めはあてにならない。そして、私たちが創ったものが何らかの形で自分たちに牙をむくのではないかというプロメテウス的な恐怖がある。この恐怖は、数々のSF映画や本によって認識され、作り直され、売り戻されてきた。最終的に、残念なことに、機械の能力という点から見ると、「意識」という言葉が役に立たないずさんさで、言い争われることが多い。AI研究者を含む一部の人々にとって、刺激に反応し、何らかの学習を行い、報酬を最大化したり目標を達成したりするために行動するものはすべて意識的ということになる。私には、これは「意識的であること」が合理的に意味するところを、無意味に拡大解釈しているように思える。

これらの要素をすべて総合すると、意識的なAIがすぐそこまで来ており、それが到来したときのことを非常に心配すべきだと考える人が多くても不思議ではない。その可能性を完全に排除することもできない。もし、シンギュラリティを唱える人たちが正しいことが判明すれば、私たちは本当に心配しなければならない。しかし、現在の状況からすると、その可能性は極めて低い。それよりも可能性が高いのは、図21で述べられているような状況である。ここでは、意識は知性によって決定されるものではなく、知性は意識なしに存在しうる。[4] 意識も知能もさまざまな形で現れ、さまざまな次元で表現される。つまり、意識と知能のどちらにも単一の尺度は存在しない。[5]

この図では、現在のAIは知能指数のかなり低いところに位置していることがわかるだろう。これは、現在のAIシステムが有意義な意味という点で知的であるかどうかが不明だからである。今日のAIの多くは、洗練された機械に基づくパターン認識にスパイス程度の計画性が備わったものだというのがよ

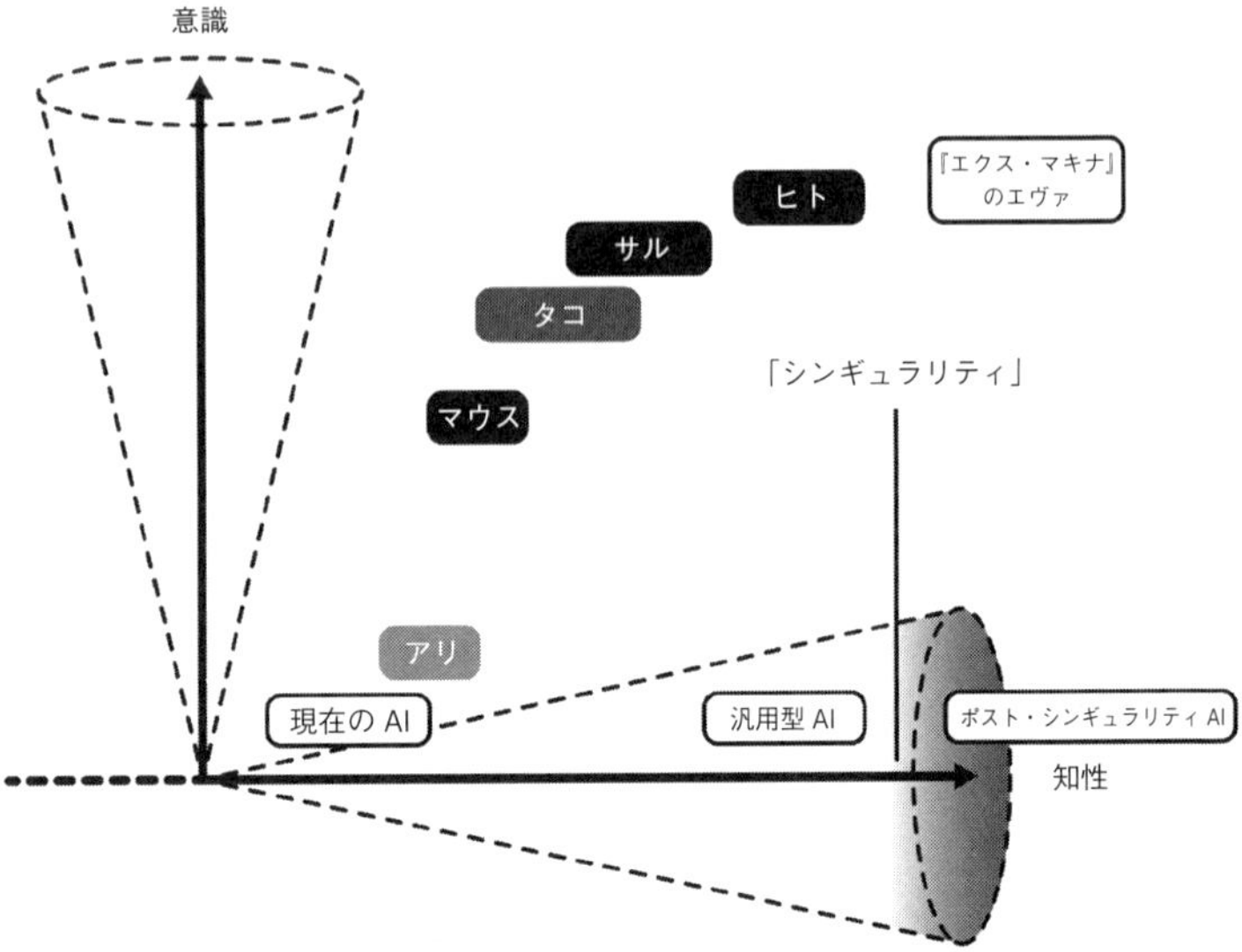

図 21　意識と知性は分離可能であり、多次元的である。動物や機械（現実と空想）の位置を図示している。

いレベルである。知的かどうかは別として、これらのシステムは何の意識もせずに行うべきことを行っている。

未来に目を向けると、多くのＡＩ研究者が掲げるムーンショット型の目標は、人間の一般的な知的能力を持つシステム、いわゆる「汎用人工知能」もしくは「汎用型ＡＩ」を開発することである。そして、その先には、ポスト・シンギュラリティの知能という未知の領域が広がっている。しかし、この旅の途中のどの時点でも、意識はただ合流して乗っかっているだけと考えるのは正当ではない。さらに言えば、人間のような知性から逸脱した知性が数多く存在する可能性がある。そして、それは、意識を巻き込むことなく、私たちの種に特有の認知ツールに置き換わりったり、それを増幅するというよりもむしろ、意識を補完するものとなるだろう。

ある種の知性は、意識なしではありえないということがわかるかもしれない。しかし、たとえそうであったとしても、すべての知性が、まだ知られていない閾値を超えたら、意識を必要とするということにはならない。逆に、知性を十分に広く定義すれば、すべての意識ある実体は少なくとも少しは知性を持っているということもありうる。この場合も、知性が意識への王道であることを証明するものではない。

　コンピュータを賢くするだけでは、感じることのできる存在にはならない。しかし、これは機械の意識が不可能であることを意味するものではない。もし、最初から意識を設計しようとしたらどうだろう？　もし知性がなければ、意識のある機械を作るには何が必要だろうか？


　この問いへの答えは、システムが意識を持つための十分条件が何だと考えるかによって変わり、そしてそれは、あなたがどの意識理論に従うかによって変わってくる。したがって、機械が意識を持つためには何が必要なのかについて多くの見解があることは驚くことではない。

　スペクトラムのリベラルな側には、機能主義の線上で、意識とは単に適切な情報処理を行うようなことだと考える人たちがいる。この情報処理は「知性」と同一である必要はないが、それでも情報処理であり、したがってコンピュータで実装できる類のものである。たとえば、二〇一七年に『サイエンス』誌に掲載された提案によれば、情報の「システム全体での利用可能性」を伴う方法で情報処理を行い、そのパフォーマンスを「自己監視」できるようになれば、機械は意識的であると言えるとされた。著者らは、そのような機械が実際に意識を持つのか、それとも単に意識があるかのように振る舞うのかについては明言していないが、根底にあるのは、意識には正しい種類の情報処理以上のものは必要ないという主張である。[6]

意識のある機械についてより強い主張をしているのは、統合情報理論（ＩＩＴ）の提唱者たちである。第3章で見たように、ＩＩＴは、意識とは単に統合された情報であり、あるシステムが生み出す統合情報の量は、その内部機構の特性、すなわちその「原因―結果の構造」によって完全に決定されると主張している。ＩＩＴによれば、統合情報を生成する機械であれば、それが何でできていようと、また外見上どうであろうと、ある程度の意識を持つことになる。しかし、ＩＩＴは、機械が外からの観察者には意識的であったり、知的であったり、あるいはその両方に見えるかもしれないが、そのメカニズムは統合された情報を全く生成しないので、その機械には意識が全くない、という事態になる可能性をも残している。[7]

どちらの理論も、意識と知能を同一視していないが、ある特定の条件（正しい種類の情報処理とかゼロでない統合情報）を満たす機械が意識を持つことを認めている。しかし、これらの可能性を受け入れるには、当然ながら、次の理論も受け入れる必要がある。

動物機械論は、世界と自己の経験を、生き続けようとする生物学的欲動に基づかせる。この理論は、意識のある機械の可能性について何を語るのだろうか。

シリコンの脳と人間のような身体を持ち、あらゆる種類のセンサーやエフェクターを備えた近未来のロボットを想像してほしい。このロボットは、予測処理と能動的推定の原理に従って設計された人工ニューラルネットワークによって制御されている。回路を流れる信号は、その環境と自分自身の身体の生成モデルを実装している。このロボットは、感覚入力の原因についてベイズ的な最良の推測を行うためにこのモデルを常に使用している。これらの総合的で制御された（そして制御する）幻覚は、ロボットを最適な機能状態に保つためにデザインされたものであり、それ自身の判断によって「生きている」状態を維持する。さらに、バッテリーの残量やアクチュエーター〔エネルギーを機械的な動きに変換し、機器を正確に動かす駆動装置〕や人工筋肉の状態を示す人工的な内受容的入力も備えている。これらの内受容的な入力に対して、制御指向型の最良の推測を行うことで、ロボットの行動を動機付け、誘導する人工的な情動状態を作り出す。

このロボットは自律的に行動し、目的を達成するために適切なタイミングで適切な行動をとる。そうすることで、外見上は知的で感じることのできる作用主であるかのような印象を与える。内部的には、このロボットのメカニズムは、人間の基本的な身体化と自己という性質の経験の根底にあると私が示唆した予測機械に直接対応するものである。これは、シリコン製の動物機械なのだ。

そのようなロボットに意識があるだろうか。

満足いくものではないが正直に答えるとすれば、よくわからないが、たぶんないだろう、となる。動物機械論では、人間や他の動物の意識は、進化の過程で生まれ、発達の過程でそれぞれの中に現れ、生命システムとしての私たちの状態と密接に接続した形で瞬間から瞬間へと作動する、と提唱されている。私たちの経験や知覚はすべて、自らの存続を重視する自活した生命機械としての性質に由来している。私の直感では——直感にすぎないが——、生命の物質性は、あらゆる形の意識の出現にとって重要であることが判明すると思う。その理由の一つは、生命システムにおける調節と自己維持の必要性が、身体全体の統合性のような一つのレベルだけに限定されないからである。生命システムにおける調節と自己メンテナンスは、個々の細胞のレベルにまで及んでいる。あなたの体の細胞も、どんな体の細胞も、時間とともに自らの統合性に必要な条件を継続的に再生している。(8) 同じことは、現在あるいは近い将来のコンピュータにはあてはまらないし、私が今説明したようなシリコン製の動物機械にも当てはまらないだろう。

これは、個々の細胞に意識があるとか、すべての生物に意識があるという意味にとらえるべきではない。重要なのは、動物機械論における意識と自己という性質を支える生理的調節のプロセスは、「幅広く」適用される基本的な生命プロセスから起動されるということである。この見解では、方程式に火を灯すのは情報処理ではなく生命なのだ。

実際には意識のある機械はまだはるか先のことだとしても――本当に可能であればの話だが――、心配することはまだたくさんある。近い将来、ＡＩやロボット工学の発展により、実際に意識があると信じる決定的な理由がないとしても、意識があるかのような見てくれを与える新しいテクノロジーが登場する可能性は十分にある。

アレックス・ガーランド監督の二〇一四年の映画『エクス・マキナ』では、幽居する億万長者の天才技術者ネイサンが、彼が作った知的で好奇心の強いロボット、エヴァに引き合わせるために、凄腕のプログラマー、ケイレブを人里離れた隠れ家に招待する。ケイレブの仕事は、エヴァに意識があるのか、それとも彼女――それ――が内面を全く持たない単なる知的ロボットなのかを解明することだった。

『エクス・マキナ』は、機械が考えることができるかどうかを評価するための有名な基準であるチューリングテストを大いに利用している。[9] あるシーンで、ネイサンはケイレブにチューリングテストについて質問する。ケイレブが知っているように、チューリングテストの標準的なバージョンでは、人間の審査員が、候補となる機械と別の人間の両方に、遠隔からタイプされるメッセージだけをやりとりして質問する。審査員が一貫して人間と機械を見分けられない場合、機械はテストに合格したことになる。しかし、ネイサンはもっと面白いことを思いついていた。エヴァに関しては、「課題は、彼女がロボットであることを示したうえで、それでも彼女に意識があると感じるかどうかを見ることだ」と彼は言う。

この新しいゲームは、チューリングテストを知性のテストから意識のテストに変えるもので、現在わかっているように、知性と意識は非常に異なる現象である。さらにガーランドは、チューリングテストが実際にはロボットに関するテストとは全く違うことを教えてくれる。ネイサンが言うように、問題とされていることはエヴァが機械であるかどうかではない。エヴァが、たとえ機械であったとしても、意識を持つかどうかが問題とされているわけでもない。問題とされているのは、エヴァが意識のある人に、自分（エヴァ）が意識を持っていると感じさせるかどうかだ。ネイサンとケイレブのこのやりとりのすばらしさは、この種のテストが本当のところは何に対して行われているかを明らかにしていることだ。それは機械に対するテストではなく、人間に対するテストなのだ。このことは、オリジナルのチューリングテストにも、ガーランドによる二一世紀の意識を調べるテストにも言えることである。ガーランドが創出したこの対話は、機械に意識を持たせることの難しさを見事に表現しており、「ガーランドテスト」という言葉自体が、今、話題になっている。[10] SFが科学にフィードバックされた珍しい例である。
現在、さまざまな種類のチャットボット〔自動会話プログラム〕を含む多くの単純なコンピュータ・プログラムは、十分な割合の人間の審査員を十分な割合の時間、騙すことができたという理由で、チューリング・テストに「合格」したと主張している。特に風変わりな例として、同じく二〇一四年に、三〇人中一〇人の人間の審査員が、一三歳のウクライナの少年のふりをしたチャットボットを現実の一三歳のウクライナの少年だと誤解してしまった。これによって、AIの積年の課題が越えられたと騒がれた。[11] しかし、年齢も言語も文化も同じ相手になりすますより、英語が苦手な外国人の若者になりすます方が簡単なのは当然で、特に遠隔地のテキスト対話しか許されない場合はなおさらである。チャットボットが勝利したときの反応は、「チューリングテストには、かなり都合のよいやり方で勝ったと感じる」であった。[12] ハードルをここまで下げれば、テストは格段に合格しやすくなる。これは人間の騙されやすさのテストであり、人間は騙されたのである。[13]
AIの進歩に伴い、このように人為的に基準を下げなくてもチューリングテストに合格する日は近いかもしれない。二〇二〇年五月、研究機関オープンAIは、インターネット上の莫大な量の自然言語の例から学習させた膨大な人工ニューラルネットワーク、GPT-3を発表した。[14] GPT-3は、チャットボット的な対話だけでなく、数個の単語や行を入力すると、さまざまなスタイルのまとまった文章を生成することができる。GPT-3は自分が生み出したものを理解していないが、[15] その流暢で洗練された出力は驚きであり、人によっては恐怖さえ感じるだろう。その一例として、『ガーディアン』誌に掲載された「人間はなぜAIを恐れてはならないか」という五〇〇語に及ぶエッセイがある。[16] 人間の暴力心理から産業革命に至るまで、さまざまなトピックが扱われていて、その中には以下のような不穏な一節も含まれていた。「AIは、人工知能に不信感を抱く人々の視点を理解しようとすることに時間を費やすべきではない」と。

GPT-3は洗練されてはいるが、それなりに洗練された理性を持つ人間相手であれば、間違いなく見破られると思う。これは、GPT-4やGPT-10には当てはまらないかもしれないが、たとえGPTのようなシステムが将来、チューリングテストを何度も突破したとしても、それは非常に狭い範囲の（シミュレーションされた）知性の形、つまり身体を持たない相手との言葉のやりとりを示すだけで、人間や他の多くの動物、そして私の仮説のシリコン型動物機械に見られる、十分に身体化された「正しいことを正しい時に行う」自然知性とは言えない。

意識に関しては、ウクライナのチャットボットに相当するものはなく、ましてGPTには遠く及ばない。ガーランドテストには挑めないままである。実際、感じることのできる人造人間を作る試みは、『エクス・マキナ』でケイレブがエヴァに感じた魅力、共感、哀れみが入り混じった感じではなく、しばしば不安や反発の感じを生み出してきた。

日本のロボット研究者、石黒浩は、数十年かけて可能な限り人間に近いロボットを作ってきた。彼はそれを「ジェミノイド」と呼んでいる。石黒は、自分自身（図22参照）と娘（当時六歳）のジェミノイドを作ったほか、約三〇人の人物をブレンドした日欧のテレビキャスターのジェミノイドも作っている。ジェミノイドは、精巧な3Dスキャンで作成され、空気圧アクチュエータで様々な表情やジェスチャー

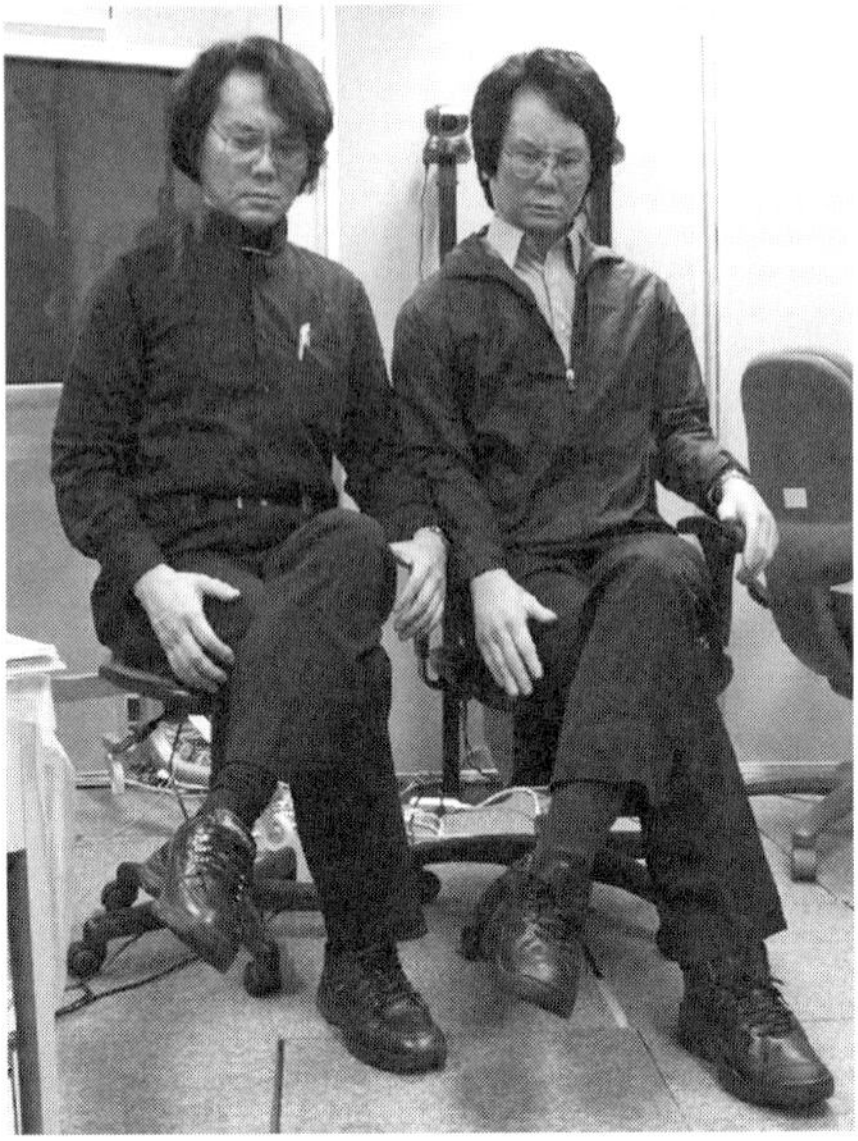

図22　ジェミノイドと並んだ石黒浩氏。ATR石黒浩研究所の許可を得て使用。

ができるようになっている。ジェミノイドにはAI自体はほとんど搭載されていない。ジェミノイドはすべて人間の模倣であり、とりわけ、遠隔地に姿を見せる「テレプレゼンス」への応用が期待されている。石黒はジェミノイドを使って、百五〇人の学部生に四五分間の遠隔講義を行ったこともある。

ジェミノイドは紛れもなく不気味な存在だ。現実的だが、現実さが足りない。ジェミノイドとの出会いは、猫との出会いとは反対だと考えればよい。ネコやタコの場合、見た目は人間とはかなり違うのに、すぐに別の意識体がいることが感知される。しかし、ジェミノイドの場合、体が驚くほど似ているのに完全には似ていないことから、違和感や異質感が増す。二〇〇九年に行われたある調査では、ジェミノイドに出会った人が最も多く経験した感じは「恐怖」だった[17]。

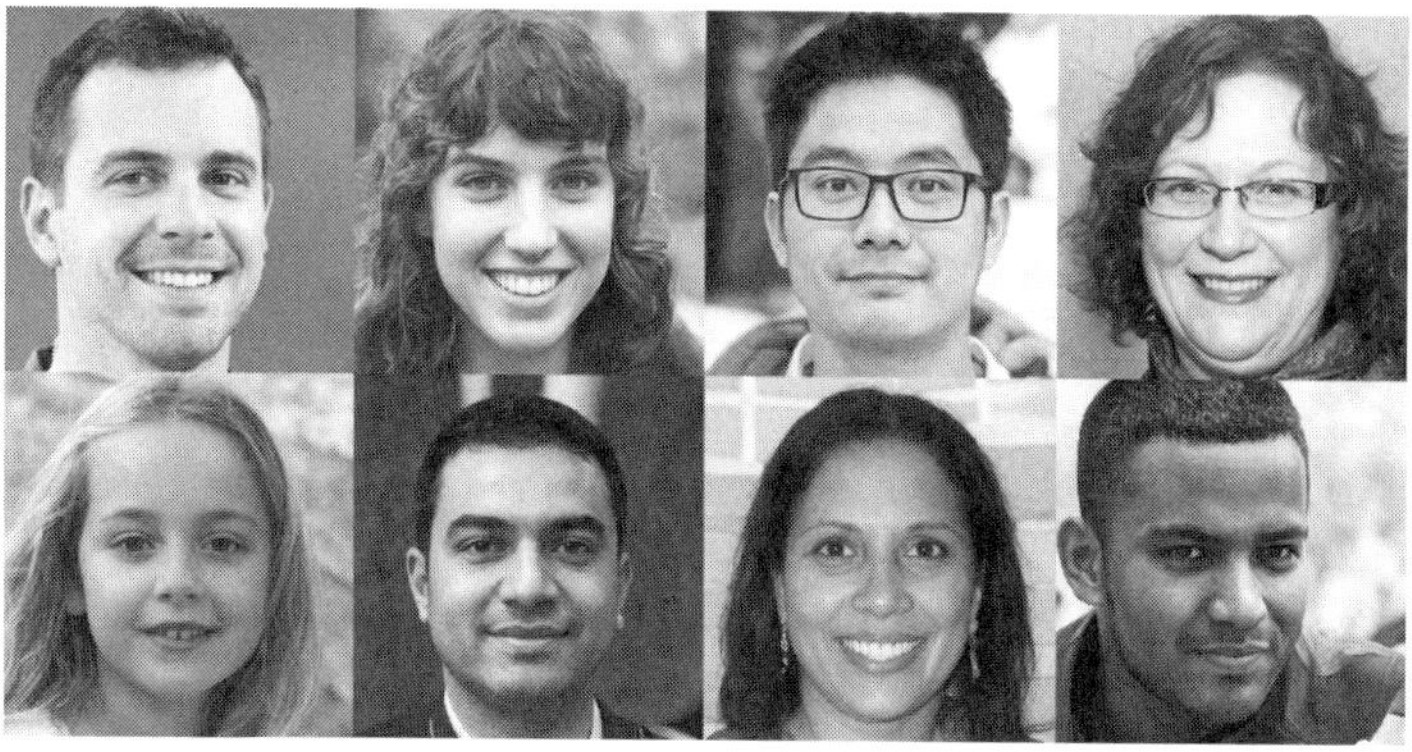

図23　8名の顔写真。彼らは実際には存在しない。

このような反応は、一九七〇年に日本人研究者の森政弘が提唱した「不気味の谷」と呼ばれる概念に通じるものがある。森の主張は以下のようなものであった。ロボットが人間らしく見えるようになると、人々からますます好意的で共感的な反応を引き出すようになる（『スター・ウォーズ』のC3POを思い浮かべていただきたい）。しかし、ある点を超えると、ある点では驚くほど人間に近いが、他の点ではそうではないように思われて、これらの反応は急速に反発と恐怖に変わる。これが不気味の谷だ。そして、見分けがつかないほど類似性が高まると、そこから回復する。なぜ不気味の谷があるのか、その理由は諸説あるが、その存在を疑う者はほとんどいない[18]。

現実世界のロボットは、この不気味な谷からなかなか抜け出せないが、仮想世界では、すでに斜面を登り、反対側に出ようとする動きが見られる。敵対的生成ニューラルネットワーク（GANN）を用いた機械学習の最近の進歩により、実際には存在しない人物の写実的な顔を生成できるようになった（図23参照）[†]。この画像は、（第6章で紹介した）幻覚機械で用いたのと同様の手法で、実際の顔の大規模データベースから得た特徴を巧みに混合して作成されている。これらの顔を動画にして何でもしゃべらせることができる「ディープフェイク」技術と組み合わせ、それが話したことを、GPT－3などのますます洗練された音声認識・言語生成ソフトウェアによって強化すると、私たちは突然、本物の人間の仮想表現と実際に区別がつかない仮想人間が住む世界に生きることになる。(19) この世界では、誰が本物で誰が本物でないか見分けがつかないことに慣れることになる。

映像で強化されたチューリングテストが納得のいく形で合格する前に、こうした開発が頭打ちになると考えるのは、間違いである可能性が高い。このように考えることは、人間の例外主義、想像力の欠如、あるいはその両方がしつこく残っていることを示すものだと言える。チューリングテストの突破は起こることになるだろう。二つの疑問が残る。一つは、これらの新しい仮想的な創造物が、石黒のジェミノイドが囚われたままの不気味の谷を越えて、現実の世界に入り込むことができるのかどうかということである。もう一つは、ガーランドテストが破られるかどうか。これらの新しい作用主がコンピュータのコードの羅列にすぎないとわかっていても、それらに実際に意識があり、また、実際に知性があると私たちは感じるだろうか。

そして、もしそう感じるとしたら、それは私たちに何をもたらすだろうか。

AIの急速な台頭は、それが誇大広告であれ現実であれ、倫理に関する議論を再燃させ、必要なものにしている。多くの倫理的懸念は、自動運転車や自動化された工場労働者のような近未来技術がもたらす経済的・社会的影響に関係しており、大きな混乱が避けられない。(＊＊) 意思決定能力を人工システムに委ねることについては、正当な懸念も存在する。そのシステムの内部構造があらゆる種類の偏見や急変に影響を受けるかもしれないし、そのシステムのその影響を受ける人々だけでなく設計者にとっても不透明な部分が残るかもしれないからである。極端な話、AIシステムに核兵器やインターネットの基幹を任せたら、どんな恐ろしいことが起こるだろうか？

また、AIや機械学習がもたらす心理的・行動的な影響についても、倫理的な懸念がある。ディープフェイクによるプライバシー侵害、予測アルゴリズムによる行動修正、ソーシャルメディアのフィルターバブル（「インターネットの検索サイトが提供するアルゴリズムが、自分が見たい情報しか見えなくすること」）やエコーチェンバー（自分の意見が増幅・強化されること）における信念の歪みなどは、私たちの社会の網の目を歪める多くの力のほんの一部にすぎない。これらの力が解き放たれることで、私たちは、自分のアイデンティティと自律性を、広大で制御されないグローバルな実験を行っている顔の見えないデータ企業に進んで譲り渡していることになる。[20]

このような背景から、機械の意識に関する倫理的な議論は、見通しが甘くて難解なものだと思うこともできるかもしれない。しかし、そんなことはない。たとえ、当の機械が（まだ）意識を持たなかったとしても、こうした議論は必要なのだ。ガーランドテストに合格すれば、私たちは、それ自身の主観的

＊　これらの合成顔は thispersondoesnotexist.com を利用して生成したものである。

＊＊　これらの技術の中には、見かけほど新しくはないものもある。私の同僚の金井亮太は最近、「馬は基本的に自動運転である」と提案した。

な内面を持っていないことがわかっていても、あるいは持っていないと信じていたとしても、それらには主観的内面があると感じてしまうような存在と生活を共にすることになる。このことが心理的、行動的にどのような結果をもたらすかは、予見しがたい。一つの可能性として、私たちは自分がどう感じているかということと、どう動作すべきかということを区別できるようになり、人間とロボットの双方に意識があると感じるにもかかわらず、人間には気を遣ってもロボットには気を遣わないということが、自然に思えるようになるだろう。しかし、それが私たち一人ひとりの心理にどのような影響を与えるかはわからない。

テレビシリーズ『ウエストワールド』では、人間の最も堕落した行動のはけ口として、虐待され、殺され、犯されるために、実物そっくりのロボットが開発されている。頭ではロボットに意識がないとわかりつつ、気持ちではロボットには意識があると感じながら、自分の心を壊さずに拷問することは可能なのだろうか?現在の私たちの精神にあてはめれば、このような行動は最上級の社会病質者《ソシオパス》になってしまうだろう。もう一つの可能性は、私たちの道徳的関心の輪が、自分に似ていると感じる存在に対してより大きな共感を覚えるという人間中心的な傾向によって歪められるということである。このシナリオでは、私たちは他の動物はおろか、他の人間よりも次世代のジェミノイドの双子を気遣うようになるかもしれない。

もちろん、すべての未来がそれほどディストピア的である必要はない。しかし、ＡＩの進歩と誇大広告の間の競争が加速するにつれ、心理的な情報に基づいた倫理もその役割を果たさねばならない。新しいテクノロジーを世に送り出し、何が起こるかを待つだけでは不十分だ。とりわけ、人間の知能を再現し、それを超えるという標準的なＡＩの目標は、やみくもに追求されるべきではないだろう。ダニエル・デネットが適切に表現しているように、私たちは「同僚ではなく、知的な道具」を作っているのであり、その違いをしっかりと認識しなければならない[21]。

そして、真の機械意識の可能性が出てくる。もし私たちが意図的であれ意図せずにであれ、新しい形の主観的経験を世界に導入するとしたら、私たちは前例のない規模の倫理的・道徳的危機に直面することになるだろう。ひとたび何かが意識的な地位を得れば、それは道徳的な地位も持つことになる。私たちは、生き物の苦しみを最小限に抑えるのと同じように、そのような機械の潜在的な苦しみを最小限に抑える義務を負うことになるが、私たちは特にそのようなことに備えているわけではない。さらに、想定される、感じることのできる人工的な作用主については、それらがどのような種類の意識を経験しているのか見当もつかないという難題もある。私たち人間には、それに対応するものも、その概念もなく、それを認識する本能も一切ない、全く新しい形の苦痛を被るシステムを想像してみてほしい。肯定的な感情と否定的な感情の区別さえも適用されず、対応する現象的次元も存在しないシステムを想像してみてほしい。ここでの倫理的難問は、関連する倫理的問題が何であるかさえわからないということである。

人工意識の実現がいかに遠ざかろうとも、その遠い可能性についてさえ、ある程度考慮しておくべきだろう。意識のある機械を作るために何が問題になるかはわからないが、何が問題でないのかもわからない。

二〇一九年六月、ドイツの哲学者トーマス・メッツィンガーは、まさにこうした理由から、彼の言う「合成現象性」を生み出すことを目的としたすべての研究を、ただちに三〇年間一時停止するよう呼びかけた。[22] 彼がこのことを発表したとき、私はその場にいた。私たち二人は、講演するために、ケンブリッジ大学のリーヴァーヒューム「知の未来」研究所が主催する人工意識に関する会合に来ていた。心理学における計算論的モデリングはすべてではないにしても、その多くはメッツィンガーのいう合成現象性にあたるため、メッツィンガーの懇願に忠実に従うことは難しいが、彼のメッセージの核心は明らかである。興味があるから、役に立つから、かっこいいからという理由だけで、安易に人工意識を作ろうとしてはいけない。最高の倫理とは予防的な倫理である。

バイタリズムの全盛期には、人工生命の倫理を語ることは、現代の私たちにとって人工意識の倫理を語るのと同じくらい荒唐無稽に思えたかもしれない。しかし、それから一〇〇年余り経った今、私たちは、何が生命を可能にするのかを深く理解するだけでなく、生命を改変し、さらには創造するための新しい手段を数多く手に入れた。CRISPRのような遺伝子編集技術によって、科学者は簡単にDNA配列を変更し、遺伝子の機能を変化させることができるようになった。私たちは、「遺伝子から」構築された完全な合成生物を開発する能力さえ持っている。二〇一九年、ケンブリッジの研究者は、完全な合成ゲノムを持つ大腸菌の変種を作成した。新しい形態の生命を創造することの倫理は、突然、実に重要な意味を持つようになった。[23]

そして、人工意識に最も近づくのは、AIよりもむしろバイオテクノロジーかもしれない。ここで、特に重要なのは「脳オルガノイド」の登場である。これは、ヒトの多能性幹細胞（さまざまな形の細胞に分化できる細胞）から培養した、本物の神経細胞でできた小さな、脳のような構造体である。「小型の脳」ではないが、人間の脳に似ていることから、脳の発達がうまくいかない病気の実験モデルとして有用視されている。このオルガノイドは、原始的な形の身体を持たない意識を宿しているだろうか？　特に、最近の研究で明らかになったように、未熟な人間の赤ん坊に見られるような、協調的な波形の電気活動が示された[24]となると、その可能性を否定することはできない。

コンピュータと違って、脳オルガノイドは本物の脳と同じ物理的素材でできているので、意識を持つ可能性があると考える上での障害が一つ取り除かれる。一方、極めて単純で、完全に体から切り離され、外界と全く相互作用しない（カメラやロボットアームなどと接続することは可能だが）。私の考えでは、現在のオルガノイドが意識を持つ可能性は極めて低い[25]が、技術が発達しても、この問題は人を困惑させるほどに未解決のまま残るだろう。ここで、予防的な倫理観の必要性に立ち戻ることになる。オルガノイドが意識を持つ可能性は、それを否定できないからだけでなく、巻き込まれる可能性のある規模の大きさからも、倫理的な緊急性を帯びている[26]。オルガノイドの研究者であるアリソン・ムオトリのように、「私たちはこのオルガノイドの農場を作りたい」という者もいるのだから[27]。

機械が意識をもつ可能性はなぜこれほどまでに魅力的なのだろうか？　なぜ私たちの集合的な想像力をこれほどまでに引きつけるのだろうか？　それは、一種の技術有頂天《テクノラプチャー》、つまり、終末の時が近づくにつれて、私たちの限定され雑然とした物質的な生物学的存在を超越したいという根深い欲求と関係があるのではないかと思うようになった。もし意識ある機械が可能なら、ウェットウェアに基づく意識ある心を、年を取らず、死ぬこともない未来のスーパーコンピュータの原始的な回路の中に移すという可能性が出てくる。これはマインド・アップロードという領域のことであり、一度の人生では物足りない未来派や超人間主義者が好んで使う比喩である。[28]
私たちはすでにそこにいるのではないかという考え方もある。オックスフォード大学の哲学者ニック・ボストロムの「シミュレーション仮説」は、私たちが本来の生物学的な人類の一部であるより も、技術的に優れ、系統以外のことが目に入らない子孫によって設計され実装された、高度に洗練されたコンピュータシミュレーションの一部である可能性の方が高いとする統計的理由を概説している。この見解からすると、私たちはすでに仮想の宇宙における仮想の感じることのできる作用主なのである。[29]
技術有頂天に魅了された人々の中には、特異点《シンギュラリティ》が間近に迫っていると考える人もいる。それは、AIが私たちの理解を超え、私たちの制御の及ばないところでみずから起動するようになる、歴史上の臨界点である。シンギュラリティ後の世界では、意識のある機械や祖先シミュレーションであふれている。私たち炭素系生命体は、はるか彼方に取り残され、太陽の下で過ごす時間は終わりを告げることになる。
不老不死を手にするという、人類史上、前例のない転換期において、自分を極めて重要な存在だと考えることができる技術的エリートに対して、この陶然とさせる酒が魅力的に見えることには、さしたる社会学的洞察は要らない。これは、人間の例外主義が完全にレールから外れたときに起こることである。このように考えると、機械の意識に関する騒動は、人間が生物学的性質や進化上の遺産からますます疎外されていることとの兆候だと言えるだろう。
動物機械の視点は、この物語とほとんどすべての点で異なっている。私の理論では、これまで見てきたように、人間の経験と精神生活の全体は、自らの存続を重視する自活した生物としての人間の性質によって生じるのであって、そのような性質にもかかわらず生じるのではない。このような意識と人間の性質に関する見解は、意識のある機械の可能性を排除するものではないが、まもなく感じることのできるコンピュータができるという興奮を焚き付け、技術有頂天になっている物語——人々に恐怖を与え、人々の夢に浸透しているその物語を——、根底から覆すものである。動物機械の視点から見ると、意識を理解するための探求は、私たちをますます自然の中に置くことになり、自然からますます離れることにはならない。

まさに、そうあるべきなのだ。

エピローグ

制御したい、
完全な肉体がほしい、
完全な魂がほしい、
　　　レディオヘッド「クリープ」（一九九二）

二〇一九年一月、私は初めて生きた人間の脳と対面した。私が意識の科学を研究し始めてから二十数年、サセックスの研究室がオープンしてから一〇年、そして本書の冒頭で述べた私自身の麻酔による忘却の経験から三年後のことだ。暗赤色の静脈が繊細に張り巡らされ、緩やかに脈打つ灰白色の皮質の表面を眺めていると、このような塊が、思考、感じ、知覚の内宇宙を生み出し、まったくの一人称で生きる人生を生み出すとは、またしても想像できないような気がしてきた。脳移植は、受ける側より提供する側に回った方がいい唯一の手術だという古いジョークと、私が感じた深い驚きが、私の心の中で居心地悪く混ざり合った。

私は、イギリス西部のブリストル王立小児病院で働く小児脳外科医、マイケル・カーターのゲストとして参加した。脳外科手術の中でも特に劇的な手術の見学に私を招いてくれた。その患者は六歳そこそこの子供で、大脳半球離断術を受けることになっていた。彼は生まれたときから重度のてんかんを患っていた。発作は、早産の際にひどく損傷した右の大脳皮質の半球から生じていた。標準的な抗てんかん薬はすべて効果がなく、最後の手段として脳外科医が呼ばれた。

大脳半球離断術は、機能不全に陥った右半球の神経を完全に切り離す手術でである。外科医は右側から脳に入り、側頭葉を切除（「離断」）し、右半球と脳や体の残りの部分をつないでいる白質路という接続線維の束をすべて切り離す。切り離された半球は頭蓋骨の中に残り、血液も供給される。それは、生きてはいるが、大脳皮質の孤島である。[1] この手術は、より一般的な分離脳手術の極端なもので、神経を完全に分断することで、損傷を受けた右半球から発生する電気の嵐が脳の残りの部分に広がるのを防ぐという発想である。この手術が早期に行われれば、若い脳は十分な適応性を持っており、残りの半球がほとんど、あるいはすべての障害を補うことができる。この手術は極端なものだが、症例によって違いはあれ、一般的に良好な結果が得られている。

この特別な手術は、正午ごろから八時間余りにわたって行われた。自分の仕事は、メールやクリケットのスコア、紅茶のおかわりなどに気を取られ、五分と持たない。マイケルは、神経外科の研修生と交代制のアシスタントに支えられながら、辛抱強く、順序立てて、休みなく、何時間も働き続けた。途中、外科医の研修生が少し休んだ隙に、私は手術用顕微鏡の前に立つように言われた。まさかこんなに素晴らしいものが見られるとは思っていなかった。明るく照らされた子供の脳の空隙を覗き込みながら、私はさまざまな領域や経路に関する抽象的な知識を、目の前に照らし出された組織の塊と照合しようとした。しかし、それはほとんど意味をなさない。私が研究で知っていた皮質のくっきりした階層構造や、ボトムアップとトップダウンのシグナル伝達の流れは、どこにも見あたらなかった。脳は新たに不可解な存在となり、私は脳外科医の技量と、この非常に不思議な物体の物質的現実性の両方に畏敬の念を抱くことになった。それは、ほとんど超越的なものに感じられた。カーテンが引かれ、あまりに近すぎて見ることができなかったものが露わになった。私は、人間の自己の仕組みを直接見ていたのだ。

手術は予定通り終わった。八時を少し過ぎた頃、マイケルは頭皮の縫合をする研修生を残して、私を連れてその子の家族に会いに行った。家族の方々は、とても喜び、ほっとした様子だった。あの日、私が見たものを彼らが見たら、何を感じただろうかと思った。

その後、冬の暗闇の中を車で帰宅しながら、デイヴィッド・チャーマーズが「意識のハード・プロブレム」について述べていたことを再び考えていた。「経験が物理的な基盤から生まれることは広く認められているが、なぜ、どのようにして経験がそのように生まれるのかはうまく説明できない(2)。一体なぜ物理的な処理が豊かな内面を生み出すのか？　客観的に見て不合理なことのように思えるが、実際にそうなのだ」。

この謎を前にして、哲学は、汎心論（あらゆるところに多かれ少なかれ意識がある）から消去的唯物論（少なくとも私たちが考えるような意識はない）に至るまで、さらにその間にあるあらゆる選択肢を、提供してきた。しかし、意識の科学は、どんなに高級なレストランやどんなに腕のいいシェフだとしても、決められたメニューの中から選ぶというようなものではない。哲学、神経科学、心理学、コンピュータサイエンス、精神医学、機械学習などからのさまざまな断片をさまざまな方法で組み合わせたり、組み替えたりして、新しいものに変えていくようなものだ。

これが、意識に対するリアルプロブレムのアプローチの本質である。意識が存在することを認めた上で、意識のさまざまな現象的特性、つまり、意識的な経験がどのように構成され、どのような形をとるのかが、身体と世界に埋め込まれた脳の特性とどのように関連するのかを問うのである。このような疑問に対する答えは、脳の活動のあれこれのパターンと、意識的経験のあれこれのタイプの間の相関関係を同定することから始めることができるが、そこで終わる必要はないし、終わるべきでもない。課題は、メカニズムと現象性の間にますます頑丈な説明の橋をかけることであり、それによって、私たちが描く関係を恣意的なものではなく、意味のあるものにすることである。この文脈で「意味がある」とはどういうことを意味するか。繰り返しになるが、説明し、予測し、制御することである。

歴史的に見れば、この戦略は、生命に関する科学的理解が、生命システムの特性を個別化し、その基礎となるメカニズムの観点からそれぞれを説明することによって、バイタリズムの魔術的思考を超越したことに呼応している。もちろん、生命と意識は別のものだが、この二つは最初の見た目以上に密接に結びついているとことがお分かりいただけたのであれば幸いである。いずれにせよ、戦略は同じである。意識というハードプロブレムを正面から解決しようとするのではなく、また、意識の経験的な質を完全に脇へ追いやるのでもなく、リアルプロブレムのアプローチは、物理的なものと現象的なものを調和させることを真に望んでいる。ハードプロブレムを解決するのではなく、解消するのである。

まず、意識のレベル（昏睡状態、目覚めの様々な状態、気づきのある状態との差）については、測定の重要性に焦点を当てた。ここで鍵となるのは、因果の密度や統合された情報のような尺度の候補は、恣意的なものではないということである。むしろ、これらの指標は、すべての意識的経験に高度に保存されている特性、つまり、一つ一つの意識的経験は統一されていると同時に他の経験から区別されているということを捉えているのである。すべての意識的な場面は「一つのものとして」経験され、すべてはそのまま経験されるのであって、他の形で経験されるのではない。

次に、意識の内容の性質、特に意識的な自己であることの経験に話を移した。私は、物事がどのように見えるかについて一連の異議を申し立て、それぞれについて、意識的知覚に関する新しい、コペルニクス後的な視点を採用するように促した。

最初の異議は、知覚を、客観的な外的現実の受動的な登録としてではなく、能動的で行動指向型の構築として理解することであった。私たちが知覚する世界は、客観的な外的現実が何であれ、それ以下であると同時にそれ以上でもある。私たちの脳は、ベイズ的な最良の推測のプロセスを通じて世界を創造しており、感覚信号は主に、絶えず進化する知覚の仮説を補強する役割を果たす。私たちは、進化が正確さではなく、実用性のために設計した、制御された幻覚の中で生きているのだ。

二つ目の異議は、この洞察を内側に、つまり自己であることを経験することに向けたものだ。私たちは、自己がいかにして、それ自体、一つの知覚であり、もう一つの制御された幻覚であるかを探った。個人的なアイデンティティや時間を超えた継続性の経験から、単に生きている身体であるという漠然とした感覚に至るまで、これらのさまざまな自己という性質はすべて、内側からの知覚的予測と外側からの予測誤差の間で繰り広げられる、同一の繊細なダンスに依存している。この踊りの多くは、今や身体という制限の中で生じるのであるが。

最後の異議は、意識的知覚の予測機械が、その起源と主要な機能を世界や身体を表現することにではなく、私たちの生理的状態を制御し調節することにある、とわかることだった。私たちの知覚や認識の総体、つまり人間の経験や精神生活の全パノラマは、生き続けるという深く根ざした生物学的欲動によって形作られている。私たちは、周囲の世界とその中の自分自身を、生きている体とともに、体を通して、また生きている体があるがゆえに、認識するのである。

これが、ジュリアン・オフレイ・ド・ラ・メトリの『人間機械論』の二一世紀版、あるいは逆転版ともいうべき、私の動物機械論である。そして、意識と自己という性質についての考え方の最も深い変化がここで起こる。

「自分である」という経験と自分の周りの世界を経験することとは大きく異なるという謎がある。今、私たちは、それらを同じ知覚的予測の原理の異なる表現として理解することが可能となり、現象性の違いは、関与する予測の種類の違いに遡ることができる。知覚的推定の中には、世界の対象について知るためのものもあれば、身体の内部を制御するためのものもある。

私たちの精神生活を生理的現実に結びつけることで、生命と心の連続性に関する古くからの概念は、予測的処理と自由エネルギー原理という頑丈な柱に支えられて、新たな実体を与えられた。そして、この深い連続性によって、私たちは自分自身を他の動物や自然とより密接な関係にあると見ることができるようになり、それに応じてＡＩという肉体のないコンピュータから遠ざかることにもなる。意識と生命は一緒になるが、意識と知性は切り離されている。自然における私たちの位置づけを見直すことは、私たちの肉体や生物学的な身体だけでなく、意識的な心、私たちを取り巻く世界や私たちが自分であるという経験にも適用される。

科学は、私たちを物事の中心から遠ざけるたびに、はるかに大きな見返りを与えてきた。コペルニクス革命は、私たちに宇宙を与え、宇宙は、この一〇〇年間の天文学的発見によって、人間の想像力の限界をはるかに超えて拡張した。チャールズ・ダーウィンの自然淘汰による進化論は、私たちに家族を与え、他のすべての生物種とつなげ、そして深い時間と進化的デザインの力を正しく認識できるようになった。そして今、意識の科学は、動物機械論もまさにその一部であるが、人間の例外主義の最後の砦、つまり人間の意識的な心が特別であるという思い込みを打ち破り、これもまた自然のより広いパターンに深く刻み込まれていることを示そうとしているのである。

意識的な経験のすべては一種の知覚であり、すべての知覚は一種の制御された、あるいは制御する幻覚である。この考え方で私が最も心が躍るのは、この考え方がどこまで私たちを連れて行ってくれるかということだ。自由意志の経験は知覚である。時間の流れも知覚である。私たちが経験する世界の三次元構造や、知覚経験の内容が客観的に実在するという感覚も、知覚の一側面かもしれない(3)。意識科学の道具によって、カントが提唱したヌーメノン、つまり、私たちもその一部である究極の不可知な現実に、ますます近づくことが可能になっている。これらのアイデアはすべて検証可能であり、どのようなデータが出ようと、この種の質問を投げかけるだけで、意識とは何か、どのように起こるのか、何のためにあるのかについての私たちの理解を作り変える。意識とは恐ろしい一つの大きな謎で、私たちが探し求めているのも恐ろしい一つの大きな解決であるという、魅力的ではあるが役に立たない直感を、一歩一歩、削り取っていく。

実際的な意味も豊富にある。理論面から着想された意識レベルの測定法は、新しい意識「測定器」の到来を告げ、行動面で反応しない患者の残存意識、「隠れ意識」を検出することができるようになってきている。予測的知覚の計算モデルは、幻覚や妄想の基礎に新たな光を当て、精神医学に症状に対処することから原因に目を向けるよう、転換を促している。また、AI、ブレイン・マシン・インターフェース、バーチャル・リアリティなど、既存の技術から新しい技術まで、さまざまな新しい方向性が模索されている。意識の生物学的基盤を追究することは、驚くほど有用なことなのだ。

とはいえ、気づきの謎に直面することは、今もこれからも、深い個人的な旅であるだろう。意識の科学は、私たち個人の精神生活や、周囲の人々の内面に新たな光を当てない限り、何の役に立つのだろうか。

これこそ、リアルプロブレムがまさに期待されるところである。この道を辿れば、最終的にどこへ行こうとも、私たちを取り巻く世界の経験と、その中での私たち自身の意識的な経験について、非常に多くの新しいことを理解するようになるだろう。私たちの内なる宇宙が、いかに自然の一部であり、他のものから切り離されていないかがわかるだろう。そして、あまり意識することはないかもしれないが、自分であるという、制御された幻覚が、最終的に無に帰したときに、起こること、あるいは起こらないことに対して、新たな折り合いをつける機会を持つことになる。それは、忘却が麻酔による意識の川の中断ではなく、私たち一人ひとりが一度は出てきた永遠への回帰であるような時になる。

この物語の最後に、一人称の人生が完結するときに、少しの謎が残るのも悪くないかもしれない。

謝辞

この本に書かれているアイデアは、友人、同僚、生徒、先生、そしてメンターとの二〇年以上にわたる数え切れないほどの会話のおかげで形作られたものです。彼らすべてに感謝します。

サセックス大学の研究グループの過去と現在のメンバー全員に感謝します。皆さんと一緒に仕事ができたことは、これまでも、そしてこれからも光栄なことです。特に、この本の中で私が研究を引用したグループのメンバーには感謝しています。ライオネル・バーネット、アダム・バレット、ピーター・ラッシュ、アルベルト・マリオラ、ヤイル・ピント、ウォリック・ローズブーム、マイケル・シャートナー、デヴィッド・シュワルツマン、マキシン・シャーマン、鈴木啓介、アレクサンダー・ツァンツのみなさん、ありがとうございました。

マニュエル・バルティエーリ、レニー・ベイコヴァ、リュック・ベルトゥーズ、ダニエル・ボー、クリス・バックリー、エイサー・チャン、ポール・チョーリー、ロン・クリスリー、アンディ・クラーク、マリアンヌ・コール、クレマンス・コンパン、ギョーム・コルルエ、ヒューゴ・クリッチリー、ゾルタン・ディーンズ、トム・フロイス、ポール・グラハム、インマン・ハーベイ、オーウェン・ホランド、金井良太、トマーシュ・コルバック、イザベル・マランハオ、フェデリコ・ミケリ、ベレン・ミリッジ、トーマス・ノヴォトニ、アンディー・フィリピーデス、シャーロット・ライ、コリン・レヴェリー、ライアン・スコット、リナ・スコラ、ナディーン・スピチャラ、マルタ・スアレス＝ピニラ、クリス・

ソーントン、ハオティン・ワン、そしてジェイミー・ウォードーすべてサセックスの今と昔の同僚であり友人です。彼らの仕事とアイデアは、私の仕事に大いに貢献してくれていますし、本書の一部を読んでコメントを下さった皆さんも大勢いらっしゃいます。

私のキャリアのどの段階においても、優れた科学者たちから指導を受けることができたことに、とても感謝しています。二〇一五年に亡くなったニコラス・マッキントッシュは、ケンブリッジ大学での私の学士課程を見守り、学問の世界に踏み出す自信を私に与えてくれました。フィル・ハスバンズは、私のDPhilを指導してくれ（サセックス大学では博士課程ＰｈＤをこう呼んでいました）、私がどこへ行こうとしているのかを注意深く見守りながら、自由に探求することを許してくれました。二〇一四年に亡くなったジェラルド・エーデルマンは、博士研究員として六年以上にわたって私を指導してくれました。彼の指導のもと、私の意識への興味はついに私の仕事となりました。また、長年にわたって並外れた影響とインスピレーションを与えてくれたマーガレット・ボーデン、アンディ・クラーク、ダニエル・デネット、トーマス・メッツィンガーに感謝したいと思います。

本書の初期の全草稿を読み、詳細にコメントする仕事を引き受けてくださった方が何人もいます。ティム・ベイン、アンディー・クラーク（再び）、クラウディア・フィッシャー、ヤコブ・ホーヴィ、そしてマレイ・シャナハンに心から感謝します。彼らのアイデアや提案は、私にとって非常に有益なものでした。また、カール・フリストン、マルチェロ・マッシミーニ、トマス・メッツィンガー（再び）、エイドリアン・オーウェン、アニルッド・（アニ）・パテルにも大変感謝しています。スティーブ・ウェスト（レイジー・チーフ）のスタイリッシュなイラストに感謝します。ババ・ブリンクマンには、その言葉の才能にいつも感化されています。彼の『意識へのラップガイド』で一緒に仕事をしたことは、本当に素晴らしいことでした。マイケル・カーターには、半球離断術に立ち会うために手術に立ち合わせてくれたことに感謝します。デイビッド・エーデルマンとグラツィアーノ・フィオリトにはタコの世界へ連れて行ってくれたこと、イアン・チュイニーとローリー・サントスにはサルの世界へ連れて行ってくれたこと、そしてルイーズ・シュライターには全く別の世界へ連れて行ってくれたことに感謝します。

長年にわたり、アドバイスやアイデア、サポートを提供してくれた多くの人々の中で、私が挙げることができるのはほんの数人です。アニル・アナンタスワミ、クリス・アンダーソン、バーナード・バース、リサ・フェルドマン・バレット、イザベル・ベーンケ、トリスタン・ベキンシュタイン、ヨシュア・ベンジオ、マット・バーグマン、ヘザー・ベルリン、ロビン・カーハート＝ハリス、オリビア・カーター、デイヴィッド・チャーマーズ、デヴィッド・ビエロ、クリーアマンズ、アテナ・デメルツィ、スティーブ・フレミング、アクセル・クザフェリオス・ファウンタ、フライデイ・フットボール、クリス・フリス、ウタ・フリス、アレックス・ガーランド、マリアナ・ガルザ、メル・グッデール、アナカ・ハリス、サム・ハリス、ニック・ハンフリー、ロブ・イリフ、ロビン・インス、ジョン・イヴェルセン、ユージン・イジケビッチ、アレクシス・ヨハンセン、ロバート・ケントリッジ、クリストフ・コッホ、シド・コイダー、ジェフ・クリクマ、ヴィクター・ランメ、ハクワン・ラウ、スティーブン・ローリーズ、ラファエル・マラック、ダーニッシュ・マスード、サイモン・マクレガー、ペドロ・メディアノ、ルシア・メローニ、リアド・マドリック、フィル・ニューマン、アンガス・ニスベット、ザ・パラサイツ、メガン・ピーターズ、ジョバンニ・ペッツーロ、トニー・プレスコット、ブレイク・リチャード、フェルナンド・ロサス、アダム・ラザフォード。ティム・サタースウェイト、トム・スミス、ナラヤナン・スリニバサン、キャサリン・タロン＝ボードリー、ジュリオ・トノーニ、土屋尚嗣、ニック・ターク＝ブラウン、ルシナ・ウッディン、サイモン・ファン・ハール、ブルーノ・ファン・スウィンデレン、アニエク・フェルホルト、ポール・フェルシュア、ルーシー・ウォーカー、ナイジェル・ワーバートン、リサ・ウェストベリー、マルティン・ウォッケなどの方々、ありがとうございました。

これらの人たちは、長年にわたって、いろいろと私を正してくれました。これは、彼らが私の言うことに同意しているということではありません。この本の中に残っている誤りや足りない点は、もちろんすべて私自身のものです。

この本は、ウエルカム財団（エンゲージメント・フェローシップを通じて）、モーティマー・アンド・テレサ・サックラー財団、カナダ高等研究所（私はそこの脳・心・意識に関するプログラムの共同ディレクターをしています）からの支援なしには書けなかったものです。私の時間と私のグループが行う研究の両方をサポートしてくれたことに感謝しています。また、長年にわたって私に学問の場を提供してくれたサセックス大学に感謝します。

最後に、私のエージェントと編集者に感謝の意を表します。ジャンクロー＆ネスビットのウィル・フランシスは、そもそも私にこの本を書くように勧め、私が企画書を作成するのを助け、優れた編集者を探し、概してこのプロジェクトの最初から最後までを取り仕切ってくれました。フェイバー＆フェイバーのローワン・コープとローラ・ハッサン、ダットン／ペンギンのスティーブン・モロー、そしてコピー・エディターのエレノア・リーズにも同様に感謝します。

訳者あとがき

本書は、アニル・セスのBeing You（Farber & Farber, 2021.9）の全訳である。セスはサセックス大学認知・計算論的神経科学の教授で、カナダ高等研究所（CIFAR）の脳・心・意識プログラムの共同ディレクターも務めるほか、『意識の神経科学』誌の編集長でもある。自然科学（修士、ケンブリッジ、一九九六年）、知識ベースストシステム（修士、サセックス、一九九六年）、コンピュータ科学と人工知能（博士、サセックス、二〇〇一年）の学位を持つ。元々、一〇代の頃の物理学と哲学への情熱が高じて心理学と神経科学に魅せられるようになったが、博士課程に進んだのは、意識の科学の評判が悪かった時代で、人工知能やロボット工学などで学位を取得することになった。それはセス自身が述べるように長い回り道だったかもしれないが、これが現在の研究の貴重な基盤となっていることもまた確かであろう。そしてエーデルマンのもとで意識の脳内基礎を直接研究することとなった。

現在に至るまで一八〇以上の論文を発表し、Web of Science の被引用回数の高い研究者一覧にも掲載されている（二〇一九、二〇二〇、二〇二一年）。二〇一七年のＴＥＤ講演は一二〇〇万回以上視聴され、本書は、サンデー・タイムズ紙のトップ一〇ベストセラー、ガーディアン紙のブック・オブ・ザ・ウィーク、フィナンシャル・タイムズ紙の年間ベスト・サイエンス・ブックに即座に選ばれたという。神経科学の知見から意識をどう考えることができるかを、専門的な知識がなくても読めるようわかりやすく説いている。

基本的なスタンスとして、意識の主観的な側面（現象性）を、客観的な側面と同等に重視している。

客観性を重視する立場だけではイージープロブレムの域を出ることはできないため、現象性を視野に入れ、それを説明し、予測し、制御することを目指すリアルアプローチをとることで、リアルプロブレムからハードプロブレムに迫るという戦略を提唱しているのである（31頁参照）。

本書のポイントを、セス自身の言葉で紹介しておこう。「意識は、私たち一人ひとりにとって、そこにあるすべてのものである。意識がなければ、世界も、自己も、何もない。しかし、私たちは、この私たちの生活の最も中心的な特徴の物質的・生物的基盤について、驚くほど知らない。頭蓋骨の中に閉じ込められた何十億ものニューロンの共同活動から、豊かな感覚体験、自己と身体の感覚、そして意志作用、作用主、「意思」はどのようにして生まれるのだろうか。かつては哲学や神学の領域であった意識を理解することが、今世紀の主要な科学的課題として再浮上してきた。本書は、この新しい意識の科学について新しい視点を提供する。脳は一種の予測マシンであり、世界や自己の経験は「制御された幻覚」の一形態であること、そして意識は、体現され環境に埋め込まれた生き物としての我々の本質に深く根ざしていることを見ていく」。

今なお、多くの人が外界を知覚する際、脳は感覚器官を通して外界から得た情報を分析し、再統合することで外界を知覚していると考えているのではないだろうか。（例えば視神経→後頭葉の一次視覚皮質→高次の視覚領域（下側頭皮質）という感覚情報の流れの中で、外界に関する情報が分析され、再度統合されることで知覚が生まれる）。しかし、本書はそのようなボトムアップ的な図式が誤りであり、知覚が「制御された幻覚」であることを、様々な実例を示しながら説明している。（例えば、ラバーハンド錯覚、アデルソンのチェッカーボードなど）。脳は外界から入ってくる情報を分析し統合して知覚するのではなく、脳は予測機械であり、外界をトップダウンの形で能動的に予測し、その予測誤差を最小化するプロセスが知覚と呼ばれているものになる。

知覚が「制御された幻覚」であるなら、電車の前に飛び出してみればいいという批判がなされることもあるが、電車が存在していることを否定しているわけではない。制御された幻覚というときの「制御された」は、「幻覚」と同じくらい重要である。「知覚をこのように記述することは、何でもありということではなく、知覚経験の中に世界の物事が現れる仕方を脳が構築しているという意味なのである」。（94頁）セスは知覚に関するこのような見方の転換を、コペルニクスの地動説になぞらえて、意識研究の分野におけるコペルニクス革命と捉えている。太陽が地球の周りを回っているのではなく、地球が太陽の周りを回っているのが真相であったように、私たちは単に受動的に世界を知覚しているのではなく、能動的に世界を生成しているのである。

外界の知覚が「制御された幻覚」であるだけでなく、自己も、非常に特殊な種類のものではあるが、もう一つの知覚であり、あまりに自然で当然のことと考えられている自己の統一性も、「制御された幻覚である」と主張する。そして、この観点から身体化、一人称的視点、自由意志、物語的自己、社会的自己などについて論じられている。

一方、人間は身体を持つ存在でもあり、身体内部からのさまざまなシグナルを脳は調整してホメオスタシスを保っているが、内受容も感情も同じく制御された幻覚である。この制御がいかに行われているかについては、ベイズ推定と自由エネルギー原理の観点から説明がなされている。そして、意識と知性は別であり、意識は知性より生きることに密接に関係があるという。

「意識は、体現され環境に埋め込まれた生き物としての我々の本質に深く根ざしている」との主張の背景には、セスが機能主義に対しては、「懐疑的な不可知論」の立場をとっているということがある。脳という物理的素材も意識を持つことに関係しており、結局、意識は生きることとは切り離せないのではないかという。古典的なトピックから先端をいくテーマまで、さまざまな研究成果をもとに、意識の謎に迫っている。現象性を視野に入れた意識研究のトップランナーが見ている景色の醍醐味を味わっていただけたらと思う。

なお、先に引用したセスの言葉は、二〇二一年一二月一〇日に行われたアニル・セスとマーク・ソームズとのオンラインでの対談企画の案内文から引用したものである。本書の翻訳のお誘いを出版社からいただいたのは、この対談（二〇二一年一二月一〇日）が終わって間も無くのことだったので、ご縁を感じ、お引き受けすることにした。（マーク・ソームズもThe Hidden Springという本を二〇二一年三月に出版したばかりで、翻訳も『意識はどこから生まれてくるのか』（青土社、二〇二一年七月）というタイトルで世に出たところだった）。両者の主張はかなり重なり合うが、重要な点で見解の相違も見られる。読み比べていただければ、それぞれの主張の特徴がより浮き彫りになるだろう。翻訳出版にあたっては青土社の篠原一平さんに大変お世話になった。感謝申し上げる。

岸本寛史

二〇二二年三月二〇日

註

プロローグ

（1）Barnes（2008）.

第1章

（1）Baars（1988）; Dehaene & Changeux（2011）; Mashour et al.（2020）; Shanahan（2010）.

（2）グローバル・ワークスペース理論のもう一つの考え方としては、「現象的意識」というよりも「アクセス意識」の理論と捉える考え方がある。現象的意識は、明確に経験を指す。アクセス意識は、経験よりも認知機能を強調する。精神状態が「アクセス意識的」であるとは、その精神状態が推論、意思決定、行動の制御を含むあらゆる種類の認知機能で利用可能であることを意味する。Block（2005）を参照。

（3）高次理論には多くの種類がある。R. Brown et al.（2019）; Fleming（2020）; Lau & Rosenthal（2011）を参照のこと。

（4）Portin（2009）.

（5）Chalmers（1995a）, p. 201.

（6）さらに最近、チャーマーズは意識の「メタプロブレム」――「なぜ人々は意識のハードプロブレムがあると考えるのか」という問題を導入した（Chalmers, 2018）。メタプロブレムは、実際にはイージープロブレムの変化版である。というのも、それは行動を――この場合は意識のハードプロブレムに対する信念を表明する人々の言語行動だが――、説明するものだからである。私がメタプロブレムで気に入っていることの一つは、意識そのものについてどんな形而上学的なスタンスをとっても、それが問題であることを認め、それを研究することができるという点である。

（7）Craver & Tabery（2017）.

（8）Chalmers（1995a）, p. 203. 強調は原文。

（9）物理主義と唯物論の違いは、大まかにいうと歴史的なものである。唯物論は物理主義より古い言葉だ。物理主義は（あらゆる言語的記述は何らかの物理的記述と等価であるという）「言語的テーゼ」であるのに対し、唯物論は物事の本質に関するより一般的な主張であるという人もいる。Stoljar（2017）を参照。

（10）機能主義者の多くは物理主義者であるが、物理主義者でなくても機能主義者になることは可能である。

（11）マシュー・コブの『人は脳をどう捉えてきたか』（Cobb, 2020）は、脳の機能がその時代の支配的なテクノロジーを使ってどのように解釈されてきたか（時にはその逆も）の歴史に関連する興味深い作品である。

（12）訳註：インスタンス化とは、オブジェクト指向のプログラミングにおいて、インスタンス（クラスを基にした実際の値としてのデータ）を生成すること。通常、インスタンスはクラスと対比して使用される。例えば「名前、身長、体重」というクラスがあるとすれば、そのインスタンスは「佐藤、一七〇、六〇」というようにして作られる。一つのクラスから複数のインスタンスを作ることができ、それぞれのインスタンスは違った値を持つことができる。また、プログラムの中で実際に扱われるのはクラスではなく、こうして作られたインスタンスの方である。（「IT用語辞典バイナリ」より）

（13）Silver et al.（2017）. オリジナルプログラムのアルファ碁のストーリーは、同名の映画で美しく語られている（https://

www.alphagomovie.com/)。これらのプログラムは、囲碁そのものというよりも、「囲碁の歴史」をプレイしていると言った方が正確だと異議を唱える人もいるかもしれない。

(14) この議論をより洗練させたのが、ジョン・サールの有名な「中国語の部屋」での思考実験である。ここでこの例を使わなかったのは、サールの議論が意識よりもむしろ知性(あるいは「理解」)を主な標的としているからである(Searle, 1980)。

(15) 哲学者のジョン・ペリーは、「意識について長く考えていると、汎心論者になるか、破綻するかのどちらかだ」と言った。おそらく、問題は、(科学を)行うことよりも、考えることしかしないところにあるのだろう。汎心論の明確な擁護については、フィリップ・ゴフの『ガリレオの誤り』(二〇一九年)がお勧めである。ペリーの引用は、オリビア・ゴールドヒルによる『クォーツ』の二〇一八年の記事に掲載されている:qz.com/1184574/the-idea-that-everything-from-spoons to stones-are-conscious-is-geting-academic-credibility.

(16) McGinn (1989).

(17) 人間の理解を超えるものが常に存在するという考えに対する反論は、Deutsch (2012) を参照のこと。

(18) もう一つ、本文で取り上げた「イズム」よりも非公式な「イズム」であるが、言及に値する「イズム」がある。イリュージョニズム〔錯覚主義〕とは、(現象的な)意識は内観的な錯覚であり、意識的な状態について内観するとき、実際には持っていない現象的な性質(クオリア)を持っているように誤って表現しているという見解である。一つの解釈として、錯覚主義は意識的な状態が実際には存在しないとするものもあるが、これには私は同意しない。もう一つは、私もより共感を覚えるが、錯覚主義は、意識的な経験は存在するが、私たちが考えているようなものではない、と言っていると解釈する立場もある。錯覚主義をこのように受け取る読み方は、私が本書で述べることと両立する可能性がある。錯覚主義については、Frankish (2017) を参照。

(19) 哲学的ゾンビには、少なくとも二つのタイプがある。「行動的ゾンビ」は、外見からは、つまり行動からは、意識のある相手と見分けがつかない。「神経学的ゾンビ」は、内側からも意識のある生物と同じであるという幻想がこれに加わる。「神経学的ゾンビ」は同じ内部構造を持ち、ゾンビ版の元になっている意識ある生物と同じ電気化学的なウェットウェアで作られていることもある。すべての種類のゾンビは完全に意識を欠いている。

(20) Gidon et al. (2020); Herculano-Houzel (2009).

(21) ゾンビを擁護する人たちは、重要なのは論理的な可能性だけであって、この特定の宇宙の物理法則から考え得ることではない、と答えるかもしれない。私はそうは思わない。航空力学の別の原理を使えば、Ａ３８０が後ろ向きに飛ぶことは論理的に可能かもしれないが、それを認めたところで、この世界において、私たちが実際に使っている物理学と航空力学の法則で、実際のＡ３８０がどのように飛ぶのかについては何も明らかにしない。私が知りたいのは、この宇宙の物理法則に従う現実の脳(と身体など)が、この宇宙で実際に意識的な経験をどのように形成し、生み出しているのか、ということだ。

(22) 「リアルプロブレム」という言い方は目新しいものではない。少なくとも全く新しいというわけではない。チャーマーズ自身、「マッピングプロブレム」(Chalmers, 1996)や「構造的一貫性の原則」(Chalmers, 1995a)という形で同様の戦略を述べていて、これは彼のハードプロブレムのオリジナルの説明の一部を形成している。また、現象的特性を脳とその活動の側面に一致させようとする「神経現象学」にも、長く、非常に影響力のある一連の研究がある(Thompson, 2014; Varela, 1996)。しかし、これらの立場の間には、強調点に違いがある(Seth, 2009, 2016b)。

(23) Sutherland (1989).

(24) Crick & Koch (1990)。同じ頃、アメリカの哲学者ダニエル・C・デネットが『解明される意識』(Dennett, 1991) を発表し、大きな反響を呼んだ。一九九〇年代初頭にこの本を読んだことが、私にとっての転機となった。この本は、今もなお、活力に満ちた啓発的な本である。意識科学の歴史については、LeDoux ら (2020) および Seth (2017, 2018) を参照されたい。

(25) Crick & Koch (1990).

(26) なお、NCCは通常、特定の脳領域に関連すると解釈されるが、そうである必要はない。NCCの定義は、様々な脳領域にわたって実行されうる神経メカニズムに関連している。あるNCCに対して、関与する脳回路は時間の経過とともに変化する可能性さえある(G. M. Edelman & Gally, 2001)。

(27) ここで微妙なのは、両眼視野闘争の研究で現れる脳領域は、意識的な知覚の間の遷移と関連していることが多いということである。これが重要なのは、変化の知覚と知覚の変化は別物だからである。Blake et al. (2014) を参照。この違いについては第6章で再度論じる。

(28) このような問題は何年も前から言われていたが、一般的には無関係とされるか、あるいは絨毯の下に押し込められるかのどちらかだった。しかし、二〇一二年に発表された二つの論文によって、この問題がようやく明らかになった。Aru et al. (2012)、de Graaf et al. (2012)。

(29) いくつかの実験では、意識的知覚を注意や行動の報告と区別するための勇敢な試みがなされている。いわゆる「無報告」パラダイムは、ボランティアが知覚したものについて行動報告を行わないというもので、その結果には特に興味をそそられる。これらの研究の多くでは、残存するNCCには、グローバル・ワークスペース理論や高次の思考理論などの理論の中心である前頭葉の脳領域が含まれていない。最近の議論については、Frässle et al. (2014)、Tsuchiya et al. (2015)、Raccah et al. (2021) を参照のこと。

(30) 哲学者のスーザン・ハーリーとアルヴァ・ノエは、この野心を別の言葉で表現している。それによると、異なる経験がなぜそのような現象的特性を持つのかを説明する「比較」の際の説明のギャップと、現象性というようなものがなぜ、どのように存在するのかという(ハード)プロブレムである「絶対的」な説明のギャップが区別されるという。リアルプロブレムは、絶対的な説明のギャップを解決というか、おそらくは解消するために、比較の説明のギャップに徹底的に取り組むことだと考えることができる。Hurley & Noë (2003) を参照。

(31) バイタリズムは、「生物は非生物とは根本的に異なり、生物は何らかの非物理的要素を含んでいるか、無生物とは異なる原理で支配されている」と考える (Bechtel & Williamson, 1998)。今日でも、就学前の子どもの大多数は、バイタリズムでの説明を、他のより現代的な説明よりも好む傾向にある(稲垣・波多野, 2004)。バイタリズムと意識の科学との歴史的な類似性は、哲学者のパトリシア・チャーチランド (Churchland, 1996) が特に精力的に研究してきた。

(32) 量子力学に基づく意識理論の多くは、一九八九年に出版された数学者ロジャー・ペンローズの『皇帝の新しい心』(Penrose, 1989) までさかのぼるが、その根強い魅力は、このような驚異的な解決策へのあこがれからきているのかもしれない。将来、量子力学に基づく理論が意識について何か有益なことを語る可能性は否定できないが、これまでの試みは誤った三段論法であるように私には思われる。量子力学はミステリアスだ、意識もミステリアスだ、だから両者は関係があるに違いない、と。

第2章

（1） www.encyclopedia.com/science/dictionaries-thesauruses-pictures and-press-releases/dalence-joachim.
（2） H. Chang（2004）.
（3） この問いを立て、それに答えた最初の人物は、おそらくトーマス・ヘンリー・ハクスリー（『ダーウィンのブルドッグ』）であろう。彼は一八七〇年の講演で、「私たちは遅かれ早かれ、熱の機械的等価物に到達したように、意識の機械的等価物に到達するものと信じている」と述べた。Cobb（2020）, p.113 に引用されている。
（4） Seth et al.（2008）.
（5） Weiser et al.（2008）.
（6） Myles et al.（2004）.
（7） Nasraway et al.（2002）.
（8） Herculano-Houzel（2009）.
（9） Lemon & Edgley（2010）を参照。小脳は、神経画像研究の「関心領域」としてしばしば登場する。小脳は実験の焦点ではないので、研究者は小脳について何と言えばよいかわからないため、これらの知見が議論されないことがよくある。
（10） DiNuzzo & Nedergaard（2017）.
（11） Ferrarelli et al.（2010）; Massimini et al.（2005）.
（12） すべて1（またはすべて0）の配列を圧縮して表現するには、長さnの配列に対して、最初の1（または0）を特定し、その繰り返しをn回特定するだけでよい。逆に、全くランダムな配列は全く圧縮できない。正確に再生するためには、1や0を一つ一つ適切な場所に特定しなければならない。予測可能な構造をある程度持つ配列は、その中間的な圧縮表現になる。最適に圧縮された表現の長さは、コルモゴロフ―チャイティン―ソロモノフ複雑性と呼ばれる。LZWの複雑性は、この量を近似し、上限を提供する。
（13） Casali et al.（2013）.
（14） Schartner et al.（2017b）; Schartner et al.（2015）. これらの研究では、LZWの複雑性の変化が、睡眠中に起こることが知られている低周波の「デルタ波」の増加などに見られる、意識消失に伴う脳波信号の変化のような、他のよく知られている変化のとるに足らない反映ではないことを確認した。
（15） Casarotto et al.（2016）.
（16） 例えば、広く使われているグラスゴー昏睡尺度（Teasdale & Murray, 2000）などを参照されたい。
（17） 閉じ込め症候群は、脊髄と脳の他の部分をつなぐ重要な神経経路がある橋という脳幹の部分の損傷によって起こることがほとんどである。
（18） Bauby（1997）. 閉じ込められることは死よりも悪い運命だと思うかもしれないが、この状態におちいって、生活に耐えられないと感じる人がいる一方で、驚くほど多くの人がかなり良い生活の質を報告している（Rousseau et al., 2015）。「外見」から「内面」がどうであるかを決めつけることの危険性が浮き彫りになる。
（19） この話はここでも紹介されている。www.humanbrainproject.eu/en/follow-hbp /news/measures-of-consciousness-and-a-tale-

of-cultural-loss.

(20) Owen et al. (2006). エイドリアン・オーウェンは、彼のチームの発見の物語と、それが医学や意識研究に及ぼした影響を、著書『生存する意識』(Owen, 2017) で語っている。

(21) Monti et al. (2010). この設定において、患者が「イエス」か「ノー」しか答えられないことを考えると、研究者は質問を選択する際に非常に慎重にならざるを得ない。痛みかあるかどうかを尋ねるのは合理的だが、生き続けたいかどうかを尋ねるのはどうだろうか。ここには多くの倫理的な迷いがある。二〇一六年、作家のリンダ・マーシャル・グリフィスとプロデューサーのナディア・モリナリ、そして私は、これらの問題を探るオーディオドラマ『空はもっと広い The Sky Is Wider』を制作した。https://www.lindamarshallgriffiths.co.uk/the-sky-is-wider-best-single-drama.

(22) Naci et al. (2017).

(23) この問題のよく知られた例は、「IQ」のような単一の尺度で知能を定義し、測定しようとする試みであった。このプロジェクトは、個人、文化、種にまたがって見られる、実に多様な知的行動の前に常に挫折してきた。意識レベルを特徴づける多次元的なアプローチについては、Bayne, Hohwy, and Owen (2016) を参照。

(24) Konkoly et al. (2021) を参照。

(25) Konkoly et al. (2021) を参照。

(26) Albert Hofmann, "LSD-My Problem Child," http://psychedelic-library.org/child1.htm.

(27) この歴史についてさらに知りたければ、マイケル・ポーランの『心の変え方』を参照されたい (Pollan, 2018)。

(28) Carhart-Harris et al. (2012).

(29) MEGやEEGのデータは、神経細胞集団の電気的活動を直接反映するため、一般にミリ秒オーダーの非常に高い時間分解能を持つ。それに比べて機能的MRIは非常に遅く、数秒のタイムスケールとなるのが普通である。これは、一般的なMRIスキャナーの動作が遅く、通常一〜二秒に一回しか測定ができないことと、fMRIが測定する血液の酸素化信号のタイムスケールが遅いことが一因である。

(30) Schartner et al. (2017a). また、より最近の研究では、DMTで同じパターンの結果が得られている (Timmermann et al., 2019)。

(31) ライオネル・バーネットが主導した追跡研究では、サイケデリック状態では、大脳皮質の領域間の「情報の流れ」が著しく減少することを発見した。これは再び、サイケデリック状態における知覚構造の喪失を物語るものである。Barnett et al. (2020) を参照。

(32) Tononi & Edelman (1998)。エーデルマンは二〇一四年に亡くなったが、この多大な影響力を持つ科学者に敬意を表して多くの追悼文が書かれ、私も書かせてもらった (Seth, 2014a)。

(33) 意識的な体験は統一されていることが必要であるという前提に疑問を呈する哲学者もいる (Bayne, 2010)。意識が統一されていない可能性がしばしば指摘されるシナリオの一つが、外科手術で大脳半球を切り離された分離脳の患者である。これについては、第3章で詳しく説明する。

(34) Tononi et al. (1994).

(35) Seth et al. (2011a); Seth et al. (2006).

(36) 神経科学の文脈における複雑性の尺度の比較については、Seth et al. (2011a) および Mediano et al. (2019) を参照のこと。

（37）Demertzi et al.（2019）; Luppi et al.（2019）.

第3章

（1）トノーニのグループのIITに関する主な論文には、以下のようなものがある。Tononi（2008）; Tononi（2012）; Tononi et al.（2016）。わかりやすい本としては、Koch（2019）を参照のこと。

（2）Seth et al.（2006）.

（3）www.scientificamerican.com/article/is-consciousness-universal.

（4）例えば、Scott Aaronson の批評：www.scottaaronson .com/blog/?p=1799 を参照のこと。

（5）Φは、「創発」という特性を測定する方法だと考えることもできる。創発とは、巨視的な特性（群れなど）が、その微視的な構成要素（個々の鳥）からどのように生じるか、あるいは関係するかを指す、非常に一般的な概念である。Hoel et al.（2013）、Rosas et al.（2020）、Seth（2010）を参照。

（6）トノーニとコッホ自身がこのアナロジーを使っている（Tononi & Koch, 2015）。

（7）これらは、Tononi（2008）より引用した。

（8）これは第一近似であり、コントラスト調整など、アレイ全体に作用する可能性のあるものは除外している。

（9）分割脳手術は、大脳皮質半球をつなぐ巨大な神経線維の束である脳梁を切断するものである。この手術は重篤なてんかん発作の緩和に成功することはあるが、より侵襲の少ない他の治療法が利用できるようになった現在では、ほとんど行われていない。分離脳患者では、大脳半球間の接続性がある程度保たれているが、この例では、脳全体を半分に切断したと仮定してみよう。de Haan et al.（2020）を参照。

（10）Tononi et al.（2016）.

（11）IITは、統合と情報の公理以外に、意識が存在すること、多くの要素で構成されていること、特定の時空間スケールに排他的であることの三つの公理を提案している（Tononi et al., 2016）。哲学者のティム・ベインは、IITが提案する公理、特に「排除」に関する最後の公理は、実際には自明な真理ではない可能性があると批判している（Bayne, 2018）。

（12）情報理論では、情報（不確実性の低減）はエントロピーと呼ばれる量によって測定される。エントロピー（通常Sと表記される）は、あるシステムが取りうる状態の数と、そのそれぞれの状態になる確率の関数である。エントロピーは、$S=-\Sigma p_k \log(p_k)$ という式で与えられる。つまり、システムの各状態（k）に対して、その状態にある確率とその確率の対数を掛け合わせ、その値をすべての状態について合計するということである。どのようなシステムであっても、各状態の確率が等しいとき、エントロピーは最大となる。公平なサイコロのエントロピーは約2.5ビット（対数の底を2とした時）である。インチキサイコロ［ある面だけ重りがついていてその面が出やすくなっているサイコロ］は、より低いエントロピーを持つことになる。

（13）したがって、システムの持つ価値とは、そのダイナミクス（何をするか）よりも、そのメカニズム（どのように配線されているか）についての主張である。実際、最近のIITのバージョンでは、Φを「還元不能な因果的な力」という言葉で表現しているが、これはダイナミクスではなくメカニズムについての主張である（Tononi et al., 2016）。

（14）専門的には、この分割を〝最小情報分割〟と呼んでいる。また、大きなパーティションはより多くの要素を持つため、より多くの情報を生成することができるため、異なるサイズのパーティションをどのように扱うのがベストか、という厄介な問題もある。

(15) IITによれば、「意識的な国」は、国全体が時空間スケールで最大化され、個々の人々が脳の神経細胞に類似したものである場合、発生する可能性がある。このような状況では、いったん国が意識的なものになると、その個々の要素である人々はもはや個別には意識的でなくなるという奇妙なことか示唆されることになる。この奇妙なシナリオは、アメリカの哲学者エリック・シュヴィッツゲーベルが探求してきた。schwitzsplinters.blogspot.com/2012/03/why-tononi-should-think-that-united.html を参照のこと。

(16) Deisseroth (2015).

(17) www.templetonworldcharity.org/accelerating-research-consciousness-our-structured-adversarial-collaboration-projects を参照。「不活性する inactive」と「不活化された inactivated」とを比べる実験は、ウンベルト・オルチェーゼとジュリオ・トノーニによって提案された。

(18) Wheeler (1989).

(19) Barrett & Seth (2011); Mediano et al. (2019). 数学的には、私たちの測定は、その最大エントロピー分布ではなく、システムの経験的な分布で動作する。

(20) 一つの興味深い提案は、視覚経験の広範な「空間性」が、視覚皮質の下位レベルで見られるグリッド状の解剖学的構造によって説明されるというものである (Haun & Tononi, 2019)。

第4章

(1) 知覚の階層は互いに厳密に隔絶されているわけではない。経験則によれば、末梢の感覚から離れるほど知覚様式を越えた相互作用が多くなる。Felleman & Van Essen (1991); Stein & Meredith (1993) を参照。

(2) Grill-Spector & Malach (2004).

(3) Marr (1982).

(4) He et al. (2016).

(5) Anscombe (1959), p. 151. 強調は原文。

(6) 『イブン・アル＝ハイサムの光学』(一〇三〇年頃) より、Sabra (1989) 訳。この歴史は、ヤコブ・ホーヴィの恐るべき本『予知する心』(Hohwy, 2013) で詳しく語られている。

(7) Swanson (2016).

(8) Bruner & Goodman (1947).

(9) Gregory (1980).

(10) Clark (2013); Clark (2016); Hohwy (2013); Rao & Ballard (1999).

(11) おそらく、すべての予測がトップダウンではなく、予測誤差も必ずしもボトムアップではないのだろう。「ボトムアップ予測」は、知覚的推定のグローバルで安定した側面を反映する制約と考えることができる (Teufel & Fletcher, 2020)。知覚的制約の例としては、自然の画像における垂直方向と水平方向の過剰表現が考えられる。また、後述する影が輝度に与える影響もボトムアップ的な予測制約となりうる。

(12) Dennett (1998) 参照。もう一つ例を挙げよう。音楽を聴くために、頭に小さな楽団や頭蓋内マイクロフォンの複雑なシステムは必要ないのだ。ダニエル・デネットは、「心のフィグメント」という楽しい言葉を生み出した人でもある。

(13) Gasquet (1991). この言葉は、パウル・クレーの言葉とも言われている。

(14) 現実に関するこの挑発的な台詞については、ピアレビューを受けたラップアーティスト、ババ・ブリンクマンに感謝する。「現実であるもの」の知覚については、第6章で詳しく説明する予定である。

(15) *Eye Benders* (Gifford & Seth, 2013)。

(16) Brainard & Hurlbert (2015); Witzel et al. (2017).

(17) 最近の何碧玉《カ・ヘキギョク》、らの研究では、ムーニー画像が認識されたときとそうでないときとで、神経ダイナミクスがどのように異なるかを調べている。Flounders et al. (2021) を参照。

(18) クリス・ダーウィンは、正弦波スピーチの優れた例を www.lifesci.sussex.ac.uk/home/Chris_Darwin/SWS でオンライン公開している。私は二〇一七年のTEDトークで別の例を使用した。www.ted.com/talks/anil_seth_your_brain_hallucinates_your_conscious_reality. また、聴覚で「ドレス」に対応するものもある。一例として、ある人は「ヤニー」と聞き、ある人は「ローレル」と聞く音がある(Pressnitzer et al., 2018)。二〇二〇年には、安物のおもちゃから出る曖昧なブリキ音が、あなたが読んでいる言葉に応じて「緑の針」にも「ブレインストーム」にも聞こえる TikTok 動画が登場した (time.com/5873627/green-needle-brainstorm-explained)。

(19) 予期が知覚を形成することを示す実験のレビューについては、de Lange et al. (2018) を参照のこと。

(20) もう一つ、知覚の真実性を考える上で役立つ直感的な後押しとなるのが、視線の中心(中心窩視覚)から離れた部分の視野である「周辺視覚」だ。視覚の周辺部は、中心窩よりもはるかに光受容体の密度が低いが、視覚体験は周辺部でぼやけているようには見えない。では、周辺視覚は「シャープネスの錯覚」(より具体的には「ぼやけない錯覚」)が起こるため、中心窩視覚よりも真実性が低いのだろうか? いや、そんなことはない。シャープネスとぼやけは、視覚系の各部分が同調している感覚データに相対する知覚経験の特性である。この点については、示唆に富む議論は Haun (2021) を、歴史的文脈については Lettvin (1976)、知覚の(不)真実性に関する幅広い議論については Hoffman et al. (2015) を、それぞれ参照されたい。

(21) ジョン・ロックの『人間悟性論』(一六八九年)、第一四版(1753)。色の例は直感的であるが、これが本当に二次的な質として重視されるのか、哲学者たちは精力的に議論してきた (Byrne & Hilbert, 2011)。哲学の文献に見られるこれと関連した違いは、「種類」の違い、つまり、何かが存在するために必要な条件がどこにあるのかについての違いである。例えば、貨幣はその存在に社会的慣習が必要となるため、「社会的種類」である。水は社会的慣習を必要としないので、「自然的種類」である。

第5章

(1) このタイトルの着想を与えてくれたババ・ブリンクマンに改めて感謝する。私が科学面を監修した彼の著書『意識へのラップガイド』(二〇一八年)に由来する。https:// bababrinkman.com/shows/#consciousness を参照されたい。

(2) この例は、F. V. Jensen (2000) から引用している。仮説的推論を徹底的に学ぶには、Peter Lipton (2004) の『最良の説明への推定』が最適である。

(3) ベイズの法則は通常、次のような式で表される。

p (H|D) = (p(D|H)*p(H)/(p(D))

p (H|D) は事後確率、つまり、データDを既知とする条件のもとでの仮説Hの確率。p (D|H) は尤度、つまりある仮説の条件

のもとでのデータの確率、p（H）とp（D）はそれぞれ、仮説とデータの事前確率である。p（D）の数値を計算するのは難しいが、幸いなことにその必要はないことが多い。よくあるように、ある範囲の選択肢の中から最も可能性の高い事後確率を求めることが目的であれば、p（D）はうまく相殺されるからである。

（4）二〇〇九年、米国政府はまさにこの理由から、四〇代の女性に対するマンモグラフィーによる乳がん集団検診を行わないよう勧告した。当時のマンモグラフィーの感度は約八〇％であった。つまり、この年齢層の女性が検診を受けると、約八〇％の乳がんが発見されるということである。しかし、当時のこの検査では、乳がんをもたない女性の約一〇％にもがんがあると判定された。重要なのは、この年齢層での乳がんの発生率、つまり「基本率」が約〇・〇四パーセントと低いことだ。この基本率を事前分布としてベイズの法則を適用すると、マンモグラムが陽性であった場合に乳癌である確率は約三％に過ぎないと計算できる。結果が陽性であった一〇〇人の女性のうち九七人はがんではなく、不必要な不安と、高価で侵襲的な追加検査を受けることになる。この話から得られる教訓の一つは、検査の感度と特異性を向上させることであり、マンモグラフィは以前よりはるかに改善された。最近の英国の研究では、四〇代の女性の検診は、現在では行うに値することが示唆されている。McGrayne（2012）, Duffy et al.（2020）参照。

（5）ベイズ分析の歴史が驚くほど議論を呼んだことは、シャロン・マグレインの『異端の統計学ベイズ』（McGrayne, 2012）で見事に再現されている。

（6）これについては、Lakatos（1978）やSeth（2015b）を参照。

（7）統合失調症における幻覚と妄想のベイズ理論について同じことを指摘していたPaul FletcherとChris Frith（Fletcher & Frith, 2009）に敬意を表する。

（8）厳密には、Xは確率分布によって値が決まるので「確率変数」である。図8の例は、Xが許容範囲内の任意の値をとることができるので、「連続的」な確率分布（確率密度関数ともいう）である。Xが「頭」か「尻」かといった特定の値しかとれない場合は、「離散」的な確率分布となる。

（9）ベイズ的信念と脳とを対応させる地図を解釈する方法は二つある。弱い方の解釈は、私たちが物理的な地図を使って周囲の環境を表現するのと同じように、外部を観察する者である私たちは、これらの信念を使って私たちの目に映る物事を表現しているというものである。この考え方では、観察された神経活動は、科学者である私たちの目に映る、ある種の状態を表していることになる。より強い解釈は、脳がこれらの信念（あるいはそれに類するもの）を使って、物事それ自体を表現しているというものである。この第二の解釈は、「ベイズ脳」仮説がその代表であり、脳を予測機械とする考え方の中心をなすものである。この二つの「表現」の意味を区別しないことが、認知科学や神経科学における多くの混乱の原因となってきた。Harvey（2008）を参照。

（10）ボトムアップとトップダウンの経路はそれぞれ、「フィードフォワード」と「フィードバック」と呼ばれることもある。予測処理の観点からは、これは間違いである。工学的には、「フィードバック」は通常、「フィードフォワード」の制御信号を調整するために使われる誤差信号と関連付けられている。したがって、予測処理では、ボトムアップ接続がエラー信号を伝達するため、「フィードバック」接続となる。さらに問題を複雑にするのは、先に述べたように、いくつかの（グローバルで安定した）予測はボトムアップのシグナルに埋め込まれ、トップダウンの接続は予測誤差を伝えるようになることである（Teufel & Fletcher, 2020）。

（11） 本書では予測処理を、予測符号化に限らず、予測誤差最小化の中核的なメカニズムを含む様々な理論の略語として使っている。そうすることで、それらの、興味深く重要な違いを相殺するつもりはない（Hohwy, 2020a）。

（12） ベイズの用語では、生成モデルは事前分布と尤度の組み合わせで規定される。これは、「仮説とデータの結合確率」p（H, D）と考えればよい。このように考えると、予測誤差の最小化がベイズ推論に近似するという主張が数学的に裏付けられる（Buckley et al.、2017）。

（13） 階層的予測誤差の最小化は、知覚に関与する脳の部分が、より高い階層からより低い階層への信号を伝えるトップダウンの接続性に豊かに恵まれているはずであることを示唆する。多くの研究がこれを示しており、例えば、Markov et al.（2014）を参照のこと。このような豊かなトップダウンの接続性の存在は、知覚に関するボトムアップの観点からは説明が難しい。

（14） Feldman & Friston（2010）を参照。精度の重み付けは、推定される精度が増加または減少するように、精度の事前分布（いわゆる超事前分布）を変更することで実現される。

（15） Simons & Chabris（1999）も参照。

（16） 心理学とマジックに関するレビューは、Kuhn, Amlani, & Rensink（2008）を参照されたい。

（17） サセックス大学の同僚であるアンディ・クラークは、予測処理に関する「動作指向型」の定式化を長く支持してきた。彼の著書『不確実性の波に乗る』（Clark, 2016）は、画期的な研究である。

（18） 神経科学者のジェルジ・ブザーキが著書『逆向きに見た脳』で論じているように、この視点は実験神経科学に異議を唱え、新たな可能性を開くものである。すべてではないが、ほとんどの実験家は、脳を本来的にダイナミックで能動的なシステムとしてではなく、外部刺激に応じた活動を調べることで研究している。Buzsáki（2019）、および Brembs（2020）も参照。

（19） Friston et al.（2010）.

（20） アレクサンダー・ツァンツ、クリストファー・バックリー、ベレン・ミリッジ、そして私は、これに基づいて、少量のデータから生成モデルを学習できる新しい機械学習アルゴリズムの開発を行っている（Tschantz et al.、2020a）。興味深いことに、「ボトムアップ」予測（Teufel & Fletcher, 2020）の可能性は、この文脈での応用が期待される。これは、機械学習における「償却」という強力な手法と関連づけることができ、適切に訓練された人工ニューラルネットワークを通じたフィードフォワード（ボトムアップ）スウィープによって、近似的なベイズ事後分布を計算する。

（21） この考えは実験的に検証することができ、実際に、動作中は予想通り、固有感覚の感度が低下することが判明した（C. E. Palmer et al.、2016）。また、動作に伴う感覚の減衰は、なぜ自分の体をくすぐることができないのかをうまく説明してくれる（Brown et al., 2013）。

第6章

（1） Kandel（2012）.

（2） Gombrich（1961）.

（3） Seth（2019b）.

（4） Kandel（2012）, p. 204.

(5) この例は、Seth (2019b) で Albright (2012) から引用た。www.wikiart.org/en/camille-pissarro/hoarfrost-1873 <http://www.wikiart.org/en/camille-pissarro/hoarfrost-1873> を参照。

(6) この言葉は、ルロワが一八七四年四月二五日に『ル・シャリヴァリ』誌に発表した印象派の芸術を風刺する批評の中に登場し、「印象派」という言葉を生み出した。

(7) Gombrich (1961).

(8) 晩年、ピサロは深刻な目の病気に悩まされた。同じ印象派のクロード・モネやエドガー・ドガも同じように苦しんでいた。このような視力の低下が、彼らの芸術的洞察力に貢献したのか、またどのように貢献したのかを考えるのは興味深い。おそらく、物体の細部よりも光のパターンに敏感だったのだろう。しかし、エル・グレコ（一五四一―一六一四）という画家の以下のような話もあるので慎重に考えねばならない。エル・グレコの作品には、不自然に細長い人物がよく登場するが、これは彼の乱視が原因だとする説がある。つまり、エル・グレコが細長い人物を描いたのは、そのように見えたからだ、ということである。しかし、心理学者たちは、この論理では、彼はキャンバスをも細長く見ていたことになり、乱視の影響が打ち消されてしまうことを正しく指摘した。この種の論理的誤りは「エル・グレコの誤謬」と呼ばれ、今日でも知覚研究者を苦しめている。Firestone (2013) を参照。

(9) Gombrich (1961), p. 170.

(10) ゴンブリッチの洞察は、後に作家、批評家、芸術家であるジョン・バーガーにも引き継がれ、一九七二年に出版された『イメージ―視覚とメディア』は、「私たちが見るものと知っているものとの関係は、決して定まったものではない」という一節で始まり、大きな影響を与えた。文化的に保守的なゴンブリッチに比べ、バーガーは知覚に及ぼす政治的、文化的影響を強調し、私たちが見るものがいかに人々の間、集団の間で異なるかを強調した (Berger, 1972)。

(11) 実はこの予測は一筋縄ではいかない。Press et al. (2020) 参照。

(12) これは、第1章で説明した「両眼視野闘争」というよく知られた方法の変形である (Blake et al. 2014)。

(13) 我々の研究は、ここにまとめた以上に複雑であった。私たちは、その結果を説明する上で、人々の反応の仕方や注意の集中の仕方における偏りのような他の要因をできる限り排除するために、多数の対照研究を実施した。他の類似研究のレビューについては de Lange et al. (2018)、この文献への影響力のある初期の貢献については Melloni et al. (2011) を参照されたい。

(14) 「ブレインリーディング」では、機械学習アルゴリズムを学習させ、脳の活動を様々なカテゴリーに分類する。Heilbron et al. (2020) を参照。

(15) www.boredpanda.com/objects-with-faces <http://www.boredpanda.com/objects-with-faces>.

(16) Suzuki et al. (2017).

(17) 具体的には、ネットワークは深層畳み込みニューラルネットワーク（DCNN）であり、標準的なバックプロパゲーションアルゴリズムを用いて学習することが可能である。Richards et al. (2019) を参照。

(18) 標準的な「フォワード」モードでは、画像がネットワークに提示され、その活動が層を通して上方に伝搬され、ネットワークの出力がその画像に何が写っていると「考えている」かを伝える。ディープドリームアルゴリズムでは、このプロセスを逆転させる。ネットワークの出力を固定し、ネットワークが安定した状態に落ち着くまで入力を調整する。詳しくは鈴木ら（2017）を参照。

（19） パノラマ映像をヘッドマウントディスプレイで見る幻覚装置体験は、静止画よりもはるかに没入感がある。サンプル映像はこちら（www.youtube.com/watch?v=TIMBnCrZZYY）。

（20） このような計算モデルが神経回路の仮説に対応する場合、このアプローチは「計算論的神経現象学」と呼ばれ、Francisco Varela（1996）に遡る神経現象学を計算論的に強化したものとなる。この精神に基づき、鈴木啓介、デビッド・シュワルツマンと私は、生成モデルを明示的に取り入れた、より実際の脳に近い幻覚機械を開発している。私たちの新しい幻覚装置は、オリジナルよりもはるかに多様な幻覚体験をとらえることができる。

（21） Seth（2019b）.

（22） Merleau-Ponty（1964）.

（23） O'Regan（2011）; O'Regan & Noë（2001）を参照。すべての理論と同じく、これは多くの先行研究の上に成り立っている。特に、知覚がいかに身体化された行為に依存するかについてのジェームズ・ギブソンやモーリス・メルロ＝ポンティの考え方、さらにはエドモンド・フッサールやモーリス・メルロ＝ポンティの哲学的現象学が基礎になっている。ギブソンの「アフォーダンス」という概念―第9章で再び紹介する―は、私たちが対象を知覚する際に、その対象に与えられている行動の可能性という観点から捉えるという考えを示している（Gibson, 1979）。フッサールは、「知覚には、他の知覚の可能性からなる地平があり、そのような地平にある知覚は能動的に知覚の過程の方向を変えれば持ちうるものである」（Husserl, 1960（1931）, sec. 19））。フッサールの影響を強く受けたメルロ＝ポンティは、知覚経験の身体的側面を強調し、『知覚の現象学』は今もなお影響力を持っている（Merleau-Ponty, 1962）。

（24） Seth（2014b）。これも「計算論的現象学」の一例である。「アフォーダンス競合」の点で関連する神経生理学的理論として、Cisek（2007）も参照。

（25） Seth（2014b）.

（26） Suzuki et al.（2019）.

（27） もう一つの良い例は、滝の錯視のような運動残効である。滝（あるいは滝の映像）をしばらく直視した後、滝の横にある岩肌を眺めていただきたい。すると、岩肌が上に動いて見えると同時に、同じ場所に留まっているように見える。

（28） www.youtube.com/watch?v=hhXZng606Dk <http://www.youtube.com/watch?v=hhXZng606Dk>を参照.

（29） 時間を研究している神経科学者の多くは、この見解に反対であろう。実際、時間知覚に関するほとんどの心理・神経モデルは、神経細胞内に何らかの「ペースメーカー」が存在し、それが物理的な時間と比較する基準となって、持続時間の知覚が生じると想定している（van Rijn et al.、2014）。また、時間知覚は身体から来る時計のような信号（心拍数など）に依存すると考える者もいる（Wittmann（2013）参照）。しかし、私たちの研究はこの考えにも疑問を投げかけている（Suárez-Pinilla et al.、2019）。

（30） 長い時間を過小評価し、短い時間を過大評価することは、「平均への回帰」効果の一例である。この効果は、すべてではないにしても、多くの知覚様式で見られ、平均を事前値と考えることができるため、ベイズ推定の特徴である。時間知覚では、この効果は「フィーアオルトの法則」として知られている。

（31） Roseboomら（2019）を参照。ウォリックの考えをさらに裏付けるものとして、ネットワークの入力を、各ビデオの、人が見ている部分に限定した場合、計算モデルと人間のパフォーマンスの一致がさらに近くなることがわかったことがある。

(32) Sherman et al. (2020).

(33) もちろん、下には実験協力者を受け止める大きなネットがあった。

(34) このプロジェクトの初期の形については、鈴木ら (2012) を参照されたい。

(35) Phillips et al. (2001). この研究の線上には、重要な社会学的意味が潜在している。人々が自分の知覚を「現実」であり真実であると経験する限り、同じ客観的状況に直面しても、他人が異なる知覚経験を持っているかもしれないことを受け入れるのは難しいだろう。これが、「ドレス」(第4章参照) があれほど騒がれた理由の一つである。ある見方をする人は、自分の知覚がそのまま客観的な現実を現していると考えるからこそ、他の見方も可能であることを受け入れることができなかったのである。このような知覚の傾向は、ソーシャルメディアのエコーチェンバーの一般化であり、個人、集団、文化間の差異をどのように認識し、解決または受容するかについて多くの示唆を与えている (Seth, 2019c)。

(36) これらの引用は、Kail (2007), p. 20 に見られるように、ヒュームの『人間本性論』(1738, 1:3.14:25) と『道徳原理の研究』(1751, Appendix 1:19) に遡るものだ。これらの文献については、Dennett (2015) で知った。

(37) 哲学者はこれを「透過性」と呼んでいる (Metzinger, 2003b)。

第7章

(1) Collier (2012).

(2) Davis et al. (2017).

第8章

(1) この思考実験は、哲学者のデレク・パーフィットや作家のスタニスワフ・レムが独自に行ったとされている。

(2) このような自己の見方は、哲学の世界では「バンドル理論」として不滅のものとなった。

(3) Metzinger (2003a).

(4) これはカナダのブリティッシュ・コロンビア州に住むクリスタとタチアナ・ホーガンの事例である。www.nytimes.com/2011/05/29/magazine/could-conjoined-twins -share-a-mind.html.

(5) 身体的自己の障害については、Brugger & Lenggenhager (2014) のレビューを参照。

(6) この直感の一人称的な脱構築の古典的著作として、ダグラス・ハーディングの『頭がないという経験について』(Harding, 1961) を参照されたい。

(7) ラバーハンド錯覚を説明した最初の論文は一九九八年に発表され (Botvinick & Cohen, 1998)、その後、追試を行う小さな事業が生まれた。三本手の錯覚や無手の錯覚が可能かどうか、異なる肌の色の手の所有感覚を誘発することで、暗黙の人種の偏見が変化するかどうか、さらにはマウスが「ゴムのしっぽ」錯視にかかりやすいかどうかなどが調べられている。レビューは Braun et al. (2018)、Riemer et al. (2019) を参照。

(8) この実験は、ボランティアが自分の身体ではなく、コンピュータで作られた偽の身体、「アバター」の背中を見たときにもうまくいった。Ehrsson (2007) ; Lenggenhager et al. (2007) を参照。

（9） Monroe（1971）.

（10） Tong（2003）, p. 105 に引用されている。

（11） Blanke et al.（2004）, p. 248.

（12） Blanke et al.（2015）.

（13） Brugger & Lenggenhager（2014）を参照。

（14） Petkova & Ehrsson（2008）.

（15） www.themachinetobeanother.org.

（16） Lush et al.（2020）. この論文では、私たちは「催眠」ではなく「現象学的制御」という用語を用いたが、これは「催眠」が歴史的に不幸にも重荷を背負わされた言葉であることも理由の一つである。実験デザインから生じる暗黙の予期が参加者の経験や行動に影響を与えるという考え方は、心理学ではよく知られた問題だが、十分に評価されていないことが多く、それはいわゆる「要求特性」（Orne, 1962）に関する初期の研究まで遡ることができる。重要なことは、ラバーハンド錯覚では、同期と非同期を対比させるだけでは要求特性を制御できないことである。なぜなら、人はこれらの異なる条件で何を経験するかについて強い予期を持っているからである（Lush, 2020）。ラバーハンド錯覚、現象論的制御、要求特性に関する私たちの研究のまとめは、Seth et al.（2021）を参照。

（17） 催眠暗示は、行動や主観的体験の報告を誘発するだけでなく、生理的・神経生理学的な反応を生み出す（あるいは催眠鎮痛の場合はそれを抑制する）ことができる（Barber, 1961; M. P. Jensen et al., 2017; Stoelb et al., 2009）。それゆえ、このような一見客観的な指標も、暗示性によって混乱する可能性がある。幸いなことに、これらすべては問題としてだけでなく、機会としても捉えることができる。催眠暗示は、トップダウンの予期がどのように知覚経験を生成し、または消滅させるかを研究するための強力な方法を提供する。私たちは現在、自己と世界のどのような種類の知覚経験が暗示効果によって形成または生成されうるかをより深く調べるために、いくつかの実験を行っているところである。

（18） エストニア系カナダ人の心理学者エンデル・タルヴィングは、このような自己意識のことを「オートノエティックな意識〔「想起意識」とも訳される〕」（Tulving, 1985）と呼んでいる。

（19） デボラ・ウェアリング『『七秒しか記憶がもたない男』（Wearing, 2005）に掲載された日記。

（20） Wearing（2005）, pp. 202-3.

（21） www.newyorker.com/magazine/2007/09/24/the-abyss.

（22） このように定義される直接的な社会的知覚の存在は、普遍的に受け入れられているわけではない。他のアプローチでは、これに代わって、他者の精神状態に対する私たちの気づきは、知覚とは異なる方法で他者の行動から推定されると提案されている。これについては、Gallagher（2008）, C. J. Palmer et al.（2015）を参照のこと。

（23） 社会的な能動的推定の意味するところは、視覚的な能動的推定と同様に、基礎となる生成モデルが動作の結果に関する条件付き予測を符号化することである。視覚の場合、第6章で見たように、この予測は、あれこれの動作があった場合、視覚の感覚信号がどのように変化するかについての予測である。そこで私は、この条件付き予測が「物体性」という現象的な特性の根底にあると主張した。二〇一五年の論文で、コリン・パーマー、ヤコブ・ホーヴィ、そして私は、社会的知覚において同様のことが起こると提案した。私たちの考えでは、私たちの脳が、あれこれの動作を行った場合にそれらがどのように変化するかについての条件付き予測の豊富なレパートリーを符号化する程度に応じて、他人の精神状態が「現実」に見える。そのような予測とは、例えば、「ワインを買ってきて」というような特定の発話をしたときに、その人の信念や感情の状態がどのように変化するかという予測である。この考えは、心の理論を持つということが何を意味するのかについて、予測機械による解説を提供し、例えば自閉症で起こるような社会的知覚の明らかな不足を解釈する有用な方法を提供する可能性がある。C. J. Palmer et al.（2015）を参照。

（24）社会的知覚に関する神経科学的な議論では、いわゆる「ミラーニューロン」がしばしば取り上げられる。このニューロンは、イタリアの神経科学者ジャコモ・リゾラッティとその同僚がサルの脳で最初に発見したもので、動物が動作するときも、他の動物が同じ動作をするのを見たときも発火する（Gallese et al., 1996）。このニューロンは、あたかも観察者自身が動作しているかのように反応するため、他の動物の行動を「鏡映《ミラー》する」と言われる。このような神経細胞による応答は、あらゆる社会現象の基盤として提唱されている。しかし、このような提案は、結局のところ、特定の種類の脳細胞に大きな説明的負担を強いているにすぎない。fMRIスキャンに基づいて、あれこれの領域の活動が「愛」や「言語」を説明する、と言うときと同じ単純化の誤りを犯している。Caramazza et al.（2014）を参照。

（25）「人はだれも孤島ではない。いかなる人も、大陸の一部であり、本土の一部である」（Donne, 1839）, pp.574-75。心理学者のクリス・フリスはこの考えをさらに推し進め、すべての意識的経験の主要な機能は社会的なものであると主張している（Frith, 2007）。

（26）アントニオ・ダマシオは、著書『無意識の脳　自己意識の脳』（Damasio, 2000）の中で、自己という性質のこの側面を強調している。

（27）James（1890）, p. 242.

第9章

（1）アナイス・ニン『ミノタウロスの誘惑』（Nin, 1961, p.124）。ニンはこの発言を古代のタルムードのテキストに起因するとした。

（2）存在の大いなる連鎖という概念は、古代ギリシャのプラトン、アリストテレス、プロティノスに端を発し、中世の西ヨーロッパで本格的に発展していった。

（3）歴史の生き生きとした記述については、ジョージ・マカリの『ソウル・マシン』（Makari, 2016）を参照されたい。

（4）https://en.m.wikipedia.org/wiki/Trademark _argument. Hatfield（2002）も参照のこと。

（5）Shugg（1968）, p. 279. 原文は以下を参照。*The Philsophical Works of Descartes*, trans. E. S. Haldane and G.R. T. Ross（New York, 1955）, vol.1, 114-16, 118.

（6）La Mettrie（1748）.

（7）Godfrey-Smith（1996）; Maturana & Varela（1980）.

（8）Craig（2002）.

（9）Critchley & Harrison（2013）.

（10）内受容における島皮質の役割については、Barrett & Simmons（2015）; Craig（2009）を参照されたい。

（11）James（1884）, p.190. ダーウィンに従って種を超えて保存された生得的情動を主張する「古典的」情動論者と、そうでない「構築主義者」の論争は、今日まで続いている。前者には、生物学者のヤーク・パンクセップとその信奉者がいる。パンクセップは、一連の基本的情動は特定の（そして進化的に古い）神経回路によってインスタンス化されていると主張した（Panksepp, 2004）。Darwin（1872）も参照。後者は、神経科学者のリサ・フェルドマン・バレットとジョー・ルドゥーに代表され、人間の情動は認知的評価に依存するという考え方の異なる見解を提唱している。これはのちに見るように、私自身の考え方に近い。感情理論の歴史については、Barrett & Satpute（2019）; LeDoux（2012）を参照されたい。

（12） 例えば、Harrison et al.（2010）を参照のこと。

（13） 評価理論については、Schachter & Singer（1962）が古典的な文献として知られている。

（14） Dutton & Aron（1974）.

（15） このアイデアのアウトラインは、二〇一一年の論文（Seth et al., 2011b）に初めて登場し、その後、標準的な文献となった二〇一三年の論文（Seth, 2013）で改良された。核となる考え方は、二〇一五年以降、意識と自己の「動物機械」論に拡張された。Seth（2015a）; Seth（2019a）; Seth & Friston（2016）; Seth & Tsakiris（2018）.

（16） ダマシオの考え方は、特に自己に関して、私自身の考え方を深く形作った。Damasio（1994, 2000, 2010）を参照のこと。リサ・フェルドマン・バレットは、私と同じく、感情における内容的予測の役割を強調している。Barrett（2017b）; Barrett & Simmons（2015）、また彼女の素晴らしい著書『情動はこうして作られる』（Barrett, 2017a）を参照されたい。

（17） Petzschner et al.（2019）を参照。動物の研究から、内受容的推定に関する追加の証拠が得られ始めている。例えば、最近の二つの実験では、マウスの島皮質のニューロンが内受容的予測のようなものを符号化することが示唆されている（Gehrlach et al., 2019; Livneh et al., 2020）。

（18） Aspell et al.（2013）、Suzuki et al.（2013）を参照。関連する研究として、ミカ・アレンらは、予期せぬ生理的覚醒が視覚刺激の知覚に影響を与えることを示し、ここでも外受容プロセスと内受容プロセスの相互作用が示唆される（Allen et al., 2016）。レビューについては Park & Blanke（2019）、心拍検出による内受容感度の測定に関連する問題についての議論については Brener & Ring（2016）および Zamariola, Maurage, Luminet, & Corneille（2018）を参照されたい。催眠暗示性が身体化に及ぼす影響については、第8章で論じた。

（19） Wiener（1948）.

（20） サイバネティクスの歴史は、現在では異なると考えられている学問分野が、どうしてかつては共通のアプローチの一部であったのかを示すだけでなく、科学が時として、従っていれば並外れた豊かさをもたらしたかもしれない道から迷い出てしまうこともあるということを明らかにするものである。この点については、ジャン゠ピエール・デュピュイの『認知科学の起源――心の機械化』（Dupuy, 2009）をお勧めする。

（21） Conant & Ashby（1970）.

（22） モデルであることとモデルを持つことの区別については、Seth（2015）; Seth & Tsakiris（2018）を参照のこと。

（23） 研究論文では、私は、予測知覚のエピステーメー的（探求型、情報探索型）な形態と道具的（目標指向型、制御指向型）な形態に区別されると言及している。Seth（2019a）; Seth & Tsakiris（2018）; Tschantz et al.（2020b）。

（24） Ashby（1952）. 例えば、人間の体温は三二℃から四〇℃の間に保たれなければならず、そうしなければ急速に死に至る。

（25） 外的動作と内的動作は、関与する筋肉の種類によって区別される。外的動作は骨格筋（横紋筋）系に依存し、内的作用は内臓筋系（平滑筋）と心筋系に依存する。これらの筋肉は、末梢神経系（脳と脊髄の外にある神経系の部分）の異なる枝によって制御されている。骨格筋は体性神経系、内臓筋と心筋は自律神経系によって制御されている。

（26）McLeod et al.（2003）を参照。

（27）Gibson（1979）.

（28）この理論は、しばしば「制御システムは何をするかではなく、何を感じるかを制御する」というスローガンに要約される（Powers, 1973）。この理論のより最近の表現については、Marken & Mansell（2013）を参照のこと。

（29）私は、視覚以外の体験に形を与えるという比喩に反対しているわけではない。痛みには、鋭いものと鈍いものがある。味覚にも鋭いものがあるし、嫉妬のような情動もこのように表現される。しかし、これらの経験には、カップや猫、コーヒーテーブルに形があるのと同じような仕方で形があるわけではない。

（30）Sterling（2012）。アロスタティックな内受容制御の計算モデルについては、Tschantz et al.（2021）; Stephan et al.（2016）を参照されたい。

（31）動物機械論とその構成要素のさらに専門的な説明については、Seth（2013）; Seth（2014b）; Seth（2015a）; Seth（2019a）; Seth & Friston（2016）; and Seth & Tsakiris（2018）を参照されたい。この理論には多くの祖先と影響があり、ここでは十分に紹介しきれない。例えば、トーマス・メッツィンガーの自己の哲学的検討（Metzinger, 2003a）、アンディ・クラークとヤコブ・ホーヴィによる予測処理の画期的な説明（Clark, 2016; Hohwy, 2013）などがある。動物機械論は特に、生命、身体、心、意識の間の繋がりについての、深くてさまざまな観点からの主張の恩恵も受けてきた。中でも、私は、Antonio Damasio（e.g., 1994, 2010）; Gerald Edelman（e.g., 1989）; Karl Friston（e.g., 2010）, Joe LeDoux（e.g., 2019）; Evan Thompson（e.g., 2014; Varela et al., 1993も参照）に強く影響を受けた。関連する考えとしては、Panksepp（2005）; Park & Tallon-Baudry（2014）; Solms（2021）; メッツィンガーの「存在バイアス」の概念（Metzinger; 2021）、Lisa Feldman Barrett（2017bなど）の仕事を参照。

（32）意識と生理的調節の密接な関連性から、大脳半球の最深部と脊髄の間に位置する一連の神経核である脳幹の役割に新たな疑問が投げかけられている。一般に脳幹は、テレビの電源ケーブルのような、意識を「可能にするための要因」と考えられてきた。しかし、脳幹は生理的調節に非常に積極的な役割を担っており、大脳皮質を必要とせず、ここで意識が生じるという説がある（Solms, 2021; Merker, 2007も参照）。大脳皮質（および視床）と意識状態を結びつける説明的証拠の重みを考えると、これは極めて考えにくいことだと思う。とはいえ、脳幹は、電力ケーブルのたとえで示唆されるよりも、意識状態の形成に決定的な役割を果たしているかもしれない（ニュアンスの異なる見解については、Parvizi & Damasio（2001）を参照されたい）。

（33）体の中で起こっていることをより正確に知覚することが脳にとって有用と思われる病気や怪我の時に、自己変化盲が減衰するかどうかを考えるのは興味深いことである。このような疑問を扱う認知神経科学の新しい下位分野として、「計算論的サイコソマティクス」（Petzschner et al.）がある。

（34）ギリシャ人はすでにこのことを理解していた。ソクラテスは「汝自身を知れ」という言葉を残したが、ストア派は平静と自己制御の重要性を強調した。知覚制御理論の提唱者は、さらに進んで、私たちは自分を安定した存在と知覚するために、生理的な状態を調節していると言うかもしれない。

(35) Cotard (1880).

(36) 自己がいかに現実性を失うかについて、一つの考えられる説明は、基礎となる生成モデルが、動作が生理的調節にどのように影響するかに関する条件付きまたは反事実的な内受容的予測の豊富なレパートリーを符号化できないことである。これは、視覚的な条件付き予測が物体性の現象性の根底にある仕方からの類推によるものである。Seth & Tsakiris (2018) を参照。

(37) 意識は、(シリコンでできたコンピュータが決して持ちえない) 特異な生物学的特性に依存するという主張は、生物学的自然主義と呼ばれることがある。この用語は人によってさまざまな使われ方をしているので、ここでは使わないことにする (Schneider (2019) の議論を参照)。

第10章

(1) フリストンは自由エネルギー原理に関する論文を多数発表している。主要な概説としては、Friston (2009, 2010) がある。

(2) Buckley et al. (2017).

(3) www.lesswrong.com/posts/wpZJvgQ4HvJE2bysy/god-help-us-let-s-try-to-understand-friston-on-ree energy. 他の本当に優れたものには、アリアナ・マレンによる「カール・フリストンの読み方 (原文はギリシャ語)」(www.aliannajmaren.com/2017/07/27/how-to-karl-friston-in-the-original-greek) やアンドリュー・ウィルソンとサブリナ・ゴロンカによる「自由エネルギー、その仕組み、生態的にどうなってるの」(psychsciencenotes.blogspot.com/2016/11/free-energy-how-fck-does-that-work.html) がある。

(4) FEPでは、境界は統計学や機械学習の概念である「マルコフブランケット」という言葉で表現される。確率変数の集合によって記述されるシステムについて、マルコフブランケットとは、システムを「内部状態」、「外部状態」、「ブランケット状態」に統計的に分割し、ブランケットによって内部と外部とが分離される。マルコフブランケットは、ブランケット内の変数 (内部状態) はブランケット外の変数 (外部状態) とは条件付きで独立であり、その逆も成り立つという条件を満たす。つまり、過去の内部状態とブランケットの状態から、内部状態のダイナミクスを完全に予測することができる。マルコフブランケットとFEPについてはKirchhoff et al. (2018)、理解の助けになる批判についてはBruineberg et al. (2020) を参照されたい。

(5) 技術的には、自由エネルギーは「サプライザル (/驚き)」または「自己情報」と呼ばれる量の上限を提供するもので、これは、ある事象が (統計的に) どの程度予期されないかを示すものと考えることができる。上限というのは、自由エネルギーがサプライザルより小さくはならないことを意味する。非平衡な定常状態を仮定した場合、サプライザルの長期的な平均値がエントロピーになるという点で、サプライザルとは情報理論的なエントロピー量と関係がある。非公式には、エントロピーは不確実性のようなものであり、不確実性とは遭遇すると予期される平均的なサプライズ (/驚き) のことである。

(6) 数学が好きな人のために詳しく説明しておく。自由エネルギーは、二つの確率分布で定義される。(i) 環境の状態に関する現在の最良の推測をコード化した認識密度、および (ii) 環境状態が感覚入力をどのように形成 (生成) するかの確率的モデルをコード化した生成密度である。ここで、「環境」とは、どんな感覚信号であれ、その隠れた原因を指す。自由エネルギー量には、サプライザルに対応するエネルギーと、認識密度が真の事後密度 (感覚入力が与えられたときの環境の状態に対する確率）からどれだけ「離れている」かを反映する相対エントロピーという二つの要素がある。これらの密度間の距離は、情報理論ではカルバック・ライブラー（ＫＬ）発散と呼ばれる量によって測定される。認識密度と生成密度がガウス分布であると仮定すると（また、タイムスケールの独立性など他の仮定をすると）、自由エネルギーは予測処理における精度で重み付けされた予測誤差に直接対応する。「離れている」の最小の尺度は０であるから、これは自由エネルギーが常にサプライザルより大きいことを意味する（すなわち、上限を提供する）。つまり、自由エネルギーを小さくするには、認識密度と真の事後確率の乖離を小さくするか（よりよい知覚的推定を思いつく）、あるいは、（新しい感覚入力をサンプリングして）サプライザルを減らす必要がある、ということである。

（7） Friston（2010）. ヤコブ・ホーヴィは、このプロセスをきちんと「自己証明」と呼んでいる（Hohwy, 2014）。数学的には、自由エネルギーを最小化することは、（ベイズ）モデルの証拠を最大化することと等しいので、この見方は正当化される。実際、自由エネルギーがサプライザルの上限を提供するように、それはモデルの証拠の下限を提供する（機械学習におけるいわゆる証拠の加減 evidence lower bound、ELBO）。Winn & Bishop（2005）を参照されたい。

（8）「暗室問題」は、ＦＥＰに対して最初に提起された反論の一つである（Friston et al., 2012）。本書の執筆中に再び浮上し、同僚と私は再び反論した。Seth et al.（2020）; Sun & Firestone（2020）を参照。

（9） Hohwy（2020b）, p. 9.

（10） Goodstein（1985）, p. 1.

（11） このように動物機械論を補強する方法の一例は、生命システムが自分自身とその環境の間に境界を維持するという概念に戻る。ここでＦＥＰにおける境界は、マルコフブランケットの観点から理解される（２０５ページの注を参照）。フリストンにとって、マルコフブランケットの単なる存在または同定は、能動的推定が起こっていることを直接的に意味する。批判についてはKirchhoff et al.（2018）と再びBruineberg et al.（2020）を参照されたい。

（12） その一例として、自由エネルギーを最小化する作用主が、適応的に偏った環境の知覚モデルをどのように学習するかを探る私たちの研究がある（Tschantz et al.2020b）。

（13） Hohwy & Seth（2020）. 他にも、例えば生成モデルの時間的深さの観点から、ＦＥＰを意識と結びつける試みがなされている（Friston, 2018）。Solms（2018）; Solms（2021）; Williford et al.（2018）も参照されたい。

（14） このような試みは「敵対的共同作業」という形で行われ、二つの理論の支持者が、ある実験の結果が自分の好む理論を支持するか、あるいは損ねるかについて事前に書いておく。この特別な敵対的協力は、ＩＩＴと能動的推定（ＦＥＰそのものではない）を戦わせるものである。第3章では、提案された実験の一つを紹介した。ＩＩＴは、すでに不活性なニューロンを不活性化すると意識的知覚に違いが生じると予測するが、能動的推定はそうではない。

第11章

（1） McEwan（2000）。この引用については、ユニヴァーシティ・カレッジ・ロンドンのパトリック・ハガード氏に感謝する。

（2） この哲学的な地雷区域に対する巧みなガイドとして、Bayne（2008）を参照されたい。

（3） Strawson（2008），p. 367.

（4） この考え方は、哲学者が「両立主義」と呼ぶもので、私はこれに賛同している。両立主義とは、いくつかの合理的な自由意志の概念は、宇宙が決定論的であることと両立しうるというものである。これに対して、「自由意志論者」の自由意志（政治哲学とは関係ない）は、不気味な自由意志の哲学版である。また、いわゆる「強い決定論」の支持者もいて、これは決定論が真であるとし、そこから自由意志の合理的な概念は生き残れないと結論付けるものである。なお、私は宇宙が決定論的であるかどうかについては不可知論者だが、それでも両立主義者であることに変わりはない。

（5） たとえ宇宙がある基本的なレベルで決定論的であったとしても、ニューロンやシナプスのレベルで一見ランダムに見えるゆらぎが、脳機能に重要な役割を果たしている可能性もある。これは起こりうることであり、おそらく可能性も高いのだが、やはりそれは問題ではない。

（6） 一九六〇年代にドイツの生理学者ハンス・コルンフーバーとリューダー・デーケによって初めて記録され、準備軸電位と呼ばれた（Kornhuber & Deecke, 1965）。

（7） 哲学者にとっては、意図と衝動は別のものである。私は、私を困らせている人を殴りたいという衝動を感じるかもしれない。しかし、私は誰かを傷つけたり、自分が逮捕されたりする意図はないので、この衝動を抑えることができる。意図には理由や規範があるが、衝動にはそれがない。随意的に指を曲げるというような単純なケースでは、両者はほとんど同じことを意味し、リベット自身もこの言葉をほとんど同じように使っていた。

（8） Libet（1985）. 当然のことながら、準備電位の発生と意識的意図のタイミングの両方が、運動そのものに先立って起こる。

（9） Libet et al.（1983）.

（10） 哲学者のアル・メレは、その数年前に同様の概念的な指摘をしている（Mele, 2009）。

（11） Schurger et al.（2012）.

（12） この問題に関する興味深い実験については、Caspar et al.（2016）を参照されたい。

（13） この引用は、ショーペンハウエルが一八三九年にノルウェー王立科学協会で発表したエッセイに由来する。英訳は、Zucker（2013），p. 531 を参照。ショーペンハウエルの区別の中に、すべての依存症の根源を見ることができる。

（14） ここに、サイバネティクスとの興味深い接点がある。第9章で「優れた制御装置理論」と「本質的変数」の概念で出会ったロス・アシュビーは、それ以前の「必要量の多様性の法則」（Ashby, 1956）でも知られている。この法則、もしくは原理は、成功する制御システムは、それを摂動している環境と少なくとも同数の状態に入ることができなければならない、と述べている。アシュビーが言うように、「多様性だけが多様性を強制終了させることができる」。Seth（2015a）を参照。

（15） Dennett（1984）.

（16） Brass & Haggard (2008) ; Haggard (2008) ; Haggard (2019).

（17） Fried et al.（1991）. この領域へのより強い刺激は、衝動とそれに対応する動作の両方を発生させることができる。

（18） Brass & Haggard（2007）.

（19） Wegner（2002）.

（20） サム・ハリスが最近のポッドキャストで言っていたように、「問題は、単に自由意志の問題が客観的に意味をなさないということだけでなく、主観的にも意味をなさないということだ」。https://samharris.org/podcasts/241-final-thoughts-on -free-will/

を参照。

(21) Csikszentmihalyi (1990); Harris (2012).

(22) Della Sala et al. (1991); Formisano et al. (2011).

(23) 腫瘍による小児性愛の事例については、Burns & Swerdlow (2003) に記載されている。チャールズ・ホイットマンの例については、二〇一一年のデイヴィッド・イーグルマンによるアトランティック誌の記事 (www.theatlantic.com/magazine/archive/2011/07/the-brain-on-trial/308520) をはじめ、何度も関連づけられてきた。

(24) 「私は何一つ自分の手柄を主張しない。すべては、始まりも終わりも、私たちが制御できない力によって決定されているのである。昆虫に対しても、星に対しても、決定されている。人間も、野菜も、宇宙の塵も、みな不思議な曲に合わせて踊っているのだ」。この一節には、アインシュタインのよく知られた決定論への傾倒が存分に表れている。(アインシュタインは、「神は宇宙のことを決めるのにサイコロを振らない」とも言っているが、これは量子力学に内在するランダム性を否定するものである)。しかし、これまで見てきたように、不気味な自由意志を否定するために決定論を受け入れる必要はないのである。この文章は、一九二九年一〇月二六日の『サタデー・イブニング・ポスト』紙(一一七ページ)に掲載されたジョージ・シルヴェスター・ヴィーレックのインタビューから引用した。

(25) 道徳的責任という概念は支離滅裂だとする見解については Waller (2011)、それに代わる見解については Dennett (1984, 2003)を参照されたい。この問題については、Dennett & Caruso (2021) に示唆に富む最近の論考がある。

(26) 神経生物学者のビョルン・ブレンブスは、非常に単純な生物であっても、そのさまざまな行動が、「内部から」きているようにも見える自発的な仕方に見える時には、私たちが自由意志と呼ぶものの痕跡を見出すことができると論じている。こうした行動は、たとえば、ゴキブリの予測不可能な「逃避反応」のような行動だが、捕食動物を避けるのに有益であるため、おそらく、人間が多くの自由度を制御するようになったやり方の進化の起源を反映しているのだろう。Brembs (2011) 参照。

第12章

(1) Evans (1906).

(2) デカルトの動物観は一七世紀に発表されたため、こうした中世の信仰や習慣と一部共存していた。その後、啓蒙主義がヨーロッパ全土に浸透すると、デカルト的な考え方が主流となる。

(3) 意識の「高次の思考」理論(第1章で簡単に説明した)の提唱者はこれに反対するかもしれない。Brown, Lau, & LeDoux (2019) を参照。

(4) デカルトとは対極にあるダーウィンは、特に動物の情動表現について、強く擬人化された視点を採用した (Darwin, 1872)。多くの種にまたがって保存された一連の情動という彼の仮定は、人間の感情を研究するために動物実験を使用することを認め、この一連の研究は後にヤーク・パンクセップらによって取り上げられ、ポール・エクマン (Ekman, 1992) の研究に見られるように、特定の表情と関連した「固定配線された」または「基本的な」情動という形で現代文化に焼きつけられた。第9章で説明したように、この「基本情動」という見方には、リサ・フェルドマン・バレットやジョー・ルドゥーといった現代の「構築主義者」が異議を唱えており、彼らは、私と同じく、意識的な内容の形成におけるトップダウンの解釈の役割を強調している。Barrett (2017b); LeDoux (2012) を参照。

（5） Steiner & Redish（2014）, p. 1001 を参照のこと。

（6） 生物学者エルンスト・ヘッケルは、一八九二年に「生物心理主義」という言葉を作り、「意識はあらゆる物質の特性である」という汎心論的な見方とは異なる、生物は全て、そして生物のみが、感じることのできる存在であるとする見方を述べた。Thompson（2007）を参照。

（7） そのままの脳の大きさよりも洗練された指標として、体格を考慮した相対的な脳の大きさの指標である「脳化指数」がある。脳化指数が種を超えた認知能力の信頼できる予測因子であるかどうかについては多くの議論がある（Herculano-Houzel, 2016; Reep et al., 2007）。しかし、脳の大きさも脳化指数も、種を超えた意識の有無の指標とする理由はほとんどない。

（8） Seth et al.（2005）.

（9） Kelz & Mashour（2019）.

（10） Lyamin et al.（2018）; Walker（2017）.

（11） Uexküll（1957）.

（12） Gallup（1970）.

（13） 私にとって史上最高の論文の一つのタイトルに報告されている。その論文とは「もう一頭のゴリラ（ニシローランドゴリラ）は鏡の中の自分を認識する」（Posada & Colell, 2007）である。

（14） レビューについては、Gallup & Anderson（2020）を参照のこと。ホンソメワケベラについての議論は、Kohda et al.（2019）; de Waal（2019）に再録されている。

（15） Gallup & Anderson（2018）.

（16） Cowey & Stoerig（1995）.

（17） Boly et al.（2013）.

（18） Kessler & Rawlins（2016）.

（19） www.ted.com/talks/frans_de_waal_do_animals_have_morals.

（20） ある研究では、アカゲザルは数週間の訓練でミラーテストに合格できることを見出した（L. Chang et al., 2017）。しかし、集中的な訓練を受けてテストに合格することは、自己認識のために自発的に鏡を使用することとは大きく異なる。

（21） Borrelli et al.（2006）. この素晴らしい、しかし非常に重い本を家に持って帰る際には、ライアンエアーの手荷物許容量を軽く越えてしまった。

（22） 二〇一五年、私はある本で「宇宙人の意識」の章を書くように誘われた。しばらく悩んだ末、存在するであろう宇宙人について推測するのではなく、実際に存在するタコについて書くことにした（Seth, 2016a）。タコとエイリアンの類似は、ドゥニ・ヴィルヌーヴ監督の芸術的な二〇一六年の映画『メッセージ』（原題は Arrival）でも探求されている。

（23） Godfrey-Smith（2017）, p. 10.

（24） Hochner（2012）; Shigeno et al.（2018）.

（25） Carls-Diamante（2017）.

（26） Liscovitch-Brauer et al.（2017）.

（27） Fiorito & Scotto（1992）. D. B. Edelman & Seth（2009）; Mather（2019）、また、頭足類の行動に関する古典的なテキストとして、Hanlon & Messenger（1996）も参照されたい。

（28） www.bbc.co.uk/programs/p05nzfn1。ピッパ・エールリッヒとジェームズ・リードによる二〇二〇年のドキュメンタリー『オクトパスの神秘――海の賢者は語る』にも同様の印象的な映像があり、映画監督であるクレイグ・フォスターがタコと驚くほど親密な関係を築いていく様子が描かれている。

（29） 海洋生物学者のロジャー・ハンロンは、タコのカモフラージュの例を数多くビデオに収めている。その中でも特に優れたものを紹介しておく。www.youtube.com/watch?v=JSq8nghQZqA.

（30） Mather（2019）; Messenger（2001）.

（31） van Giesen et al.（2020）.

（32） Nesher et al.（2014）.

（33） 哺乳類以外の意識については、D. B. Edelman & Seth（2009）; D. B. Edelman et al.（2005）を参照のこと。

（34） Clayton et al.（2007）; Jao Keehn et al.（2019）; Pepperberg & Gordon（2005）; Pepperberg & Shive（2001）.

（35） 興味深いことに、鳥の脳には哺乳類の大脳皮質に似たもの（「外套」と呼ばれる）があるが、哺乳類の二つの大脳半球をつなぐ脳梁に相当するものはない。したがって、鳥類は一種の「自然分離脳」であり、鳥類の意識の統一性に疑問が投げかけられている（Xiao & Gunturkun, 2009）。ノア・ストリッカー著『鳥の不思議な生活』（Strycker, 2014）は、鳥類の認知と行動についての素敵な入門書である。

（36） 意識の進化に関する優れた扱いについては、Feinberg & Mallatt（2017）; Ginsburg & Jablonka（2019）; LeDoux（2019）を参照のこと。

（37） 根拠が決定的でない場合は動物に〝疑しきは罰せず〟とすべきだという議論（より正式には「予防原則」として知られる議論）を動機とする、有用な概説についてはBirch（2017）を参照されたい。注目すべきは、欧州連合が二〇一〇年に頭足類を動物福祉法の下に含める決定をしたことである（実験動物保護指令 2010/63/EU）。

（38） Entler et al.（2016）.

（39） fruit fly: Khuong et al.（2019）.

（40） Kelz & Mashour（2019）.

（41） ジョナサン・バーチ、アレクサンドラ・シュネル、ニコラ・クレイトンは、意識的経験の種間変異を特徴づけるために「意識プロファイル」という言葉を提案し、有益であった。彼らは、知覚的豊かさ、評価的豊かさ、統一性、時間性、自己という性質の五つの次元のバリエーションを提案している。Birch et al.（2020）を参照。

第13章

（1） 一九六四年に出版された『科学と神』（Weiner, 1964）の中で、多才なパイオニアであるノーバート・ウィーナーは、将来のAIのリスクに関する推測の中心的存在としてゴーレムを扱った。

（2） ペーパークリップの最大化のたとえでは、あるAIができるだけ多くのペーパークリップを作るように設計されている。このAIは人間の価値観を欠いているが、それ以外は非常に賢いので、その試みに成功して世界を破壊してしまうのである。Bostrom（2014）を参照。

（3） シンギュラリティ仮説に対する爽やかで酔いをさますような考察は、Shanahan（2015）を参照されたい。

（4） 意識と知性は二重に解離可能である、つまり、それぞれが他方なしに存在しうる、と言いたくなる。しかし、これは正しいとは言えない。私は、知性は意識なしでも存在しうると考えているが、意識はゼロでないレベルの知性を必要とするのではないかと思う。

（5） 多次元的な意識（と知性）という考え方は、ジョナサン・バーチらの「意識プロファイル」という概念（Birch et al., 2020）や、ティム・ベイン、ヤコブ・ホーヴィ、エイドリアン・オーウェンらが提唱した人間の意識レベルに対する多次元的アプローチ（Bayne et al., 2016）を想起させる。

（6）Dehaene et al. (2017)。システム全体での利用可能性は、人気のある意識のグローバル・ワークスペース理論に対応し、自己監視は高次の理論の側面を捉えるものである。この両理論については、第1章で簡単に紹介した。『サイエンス』誌の論文の著者［Dehaeneら］は、意識の「経験的」要素を省いている可能性があることを明確に認めている。私からすると、これはあまりにも多くのことを省いているように思われる。

（7）この可能性は、IITが機能主義の一部（基体の独立性）を認めながら、別の部分（入出力マッピングの十分性）は認めないために生じる。いくつかのメカニズム、特に適切な大きさのフィードフォワード人工ニューラルネットワークは、任意に複雑な入出力マッピングを実装することができる。これらのメカニズムは、適切な方法で実装された場合、外見上、知性や意識のようなものを感じさせるかもしれない。しかし、純粋なフィードフォワード・ネットワークは、統合された情報を全く生成せず、何らかの再帰性や「ループ性」が常に必要とされる。したがって、IITは、第1章で説明したように、外見上は意識があるように見えるが、実際には意識を持たない人工物である「行動ゾンビ」という概念を認めることになる。Tononi & Koch (2015) を参照。

（8）これは、チリの生物学者ウンベルト・マトゥラーナが提唱した「オートポイエーシス」（ギリシャ語で「自己」と「創造」を意味する言葉に由来）という概念と密接な関係がある。オートポイエーシスとは、自らを維持し再生する能力を持つシステムのことで、システムとして存在し続けるために必要な物理的構成要素を作り出すことも含まれる。オートポイエーシスは、何よりもまず細胞に関する理論であるが、細胞のオートポイエーシスと自由エネルギー原理（第10章参照）の間には、興味深いつながりがある。どちらも、「生命」と「心」の間に強い連続性があることを示唆しており、そのことは、心には（そして意識にも）単にシステムが「何をするか」以上のものがあることを示唆している（Kirchhoff, 2018; Maturana & Varela, 1980）。マトゥラーナは二〇二一年五月に九二歳で亡くなったが、私は幸運にも二〇一九年一月に彼の故郷のサンティアゴで会い、バリオ・プロビデンシアの木陰のカフェの庭で、コーヒーを飲みながらこれらのアイデアについて議論する時間を持てた。

（9）アラン・チューリングが考案した元の「模倣ゲーム」では、同性の人間二人と機械一台がいて、機械と一人の人間（協力者）は、ともに異性の人間のふりをする。そして、もう一人の人間に、どちらが機械でどちらが協力者かを判断させるのである（Turing, 1950）。

（10）この言葉は、『エクス・マキナ』の着想の一つとなった著書『身体化と内なる生命』を書いたマレー・シャナハンの造語である（Shanahan, 2010）。

（11）www.reading.ac.uk/news-archive/press-releases/pr583836.html.

（12）「ユージン・グーストマンは本物の少年である――チューリング・テストがそう言っている」。二〇一四年六月九日のガーディアン・パスの註。https://www.theguardian.com/technology/short cuts/2014/jun/09/eugene-goostman-turing-test-computer-program を参照。

（13）チューリングテストが「人間の騙されやすさ」のテストであるという記述は、ジョン・マルコフの二〇一五年のニューヨーク・タイムズの記事からとった。「ソフトウェアは大学入試に受かるほど賢くなったが、知性には遠く及ばない」『ニューヨーク・タイムズ』（二〇一五年九月二一日）。www .nytimes.com/2015/09/21/technology/personaltech/software-is-smart-enough-for-sat -but-still-far-from-intelligent.html を参照のこと。

（14）ＧＰＴとは、「Generative Pre-trained Transformer（生成的事前学習型変換装置）」の略で、言語の予測と生成に特化したニューラルネットワークの一種である。このネットワークは、教師データを使わないディープラーニングのアプローチで学習し、前の単語やテキストの断片が与えられると「次の単語を予測」するようになっている。ＧＰＴ－３は驚異的な一七五〇億のパラメータを持ち、約45テラバイトのテキストデータを学習した。技術的な詳細については、https://openai .com/blog/openai-api/; および https://arxiv.org/abs/2005.14165 を参照されたい。

（15）もちろん、「理解」の意味するところにもよる。人間の「理解」は、ＧＰＴ－３が示すような「理解」と何ら変わりがないと言う人もいるかもしれない。認知科学者のゲイリー・マーカスは、これに反論しているが、私も同意見である。www.technologyreview.com/2020/08/22/1007 539/gpt3-openai-language-generator-artificial-intelligence-ai-opinion/ を参照のこと。

（16）「この記事はすべてロボットが書いたものである。人間よ、まだ怖いか?」ガーディアン・オピニオン、二〇二〇年九月八日。www.theguardian.com/commentisfree/2020 /sep/03/robot-wrote-this-article-gpt-3 を参照。この例がどの程度代表的なものであるかは不明である。

（17）Becker-Asano et al.（2010）.

（18）Mori et al.（2012）.

（19）「ディープフェイク」とは、機械学習を用いてソース動画（大抵は人の顔の動画）とターゲット動画（別の人の顔の動画）を組み合わせ、現実的だがフェイクの動画を生成するものである。二〇一七年に広く拡散された例では、バラク・オバマが言ってもいないことを言う説得力のある動画を作成するために、ディープフェイクの手法が用いられた（www.youtube.com/watch?v= Q54GDm1eLO）。二〇二一年に公開されたトム・クルーズをディープフェイクした一連の TikTok 動画は、その水準が大幅に上がった（https://www.theverge.com/22303756/tiktok-tom-cruise -impersonator-deepfake）。

（20）ＡＩ研究者のスチュアート・ラッセルは、著書『ＡＩ新生』（Russell, 2019）の中で、現在および近未来のＡＩがもたらす脅威と、それを回避するためにシステムを再設計する方法について雄弁に語っている。ニーナ・シックは、ディープフェイクがもたらす脅威について同様に素晴らしい仕事をしている（Schick, 2020）。

（21）「哲学者ダニエル・デネット、ＡＩ、ロボット、宗教について」。『フィナンシャル・タイムズ』、二〇一七年三月三日。https://www.ft.com/content/96187a7a-fce5 -11e6-96f8-3700c5664d30 を参照。

（22）Metzinger（2021）.

（23）エマニュエル・シャルパンティエとジェニファー・ダウドナは、CRISPR技術の開発への貢献により、二〇二〇年のノーベル化学賞を受賞した。合成大腸菌はジェイソン・チンの研究室で作られたものである。Fredens et al.（2019）参照。

（24）Trujillo et al.（2019）.

（25）私はティム・ベインとマルチェロ・マッシミーニとの最近の論文で、オルガノイドの意識の可能性について吟味した（Bayne et al., 2020）。

（26）これらの問題は、真剣に受け止められている。二〇二〇年の夏、私は他の神経科学者数名とともに、オルガノイドとキメラ（特定の人間の特徴を発現するように遺伝子操作された動物）の両方を含む研究の規制と法的枠組みを確立するために招集された米国国立アカデミーの合同委員会に招かれて講演をした。www.nationalacademies.org/our-work/ethical-legal-and-regulatory-issues-associated-with-neural-chimeras-and-organoids を参照。

（27）　カール・ジマー「オルガノイドは脳ではない。どうやって脳波を作るんだ?」『ニューヨーク・タイムズ』、二〇一九年八月二九日。www.nytimes.com/2019/08/29 /science/organoids-brain-alysson-muotri.html を参照。

（28）　マインド・アップロードの展望と落とし穴については、Schneider（2019）を参照されたい。

（29）　シミュレーションの議論は次のようなものである（Bostrom, 2003）。自滅を免れた十分に遠い未来の文明は、膨大な計算資源を利用できる可能性が高い。この文明の人々の中には、自分たちの祖先の詳細なコンピュータ・シミュレーションを行いたいと思う人がいるかもしれない。そのようなシミュレーションが大量に実行できるのであれば、現在、生命を体験している個人が、生物学上のオリジナルな人間よりも、シミュレーションされた心の中にいる可能性が高いと結論づけるのは合理的であろう。ボストロムはこう言っている。「もし私たちが現在コンピュータ・シミュレーションの中で生きていると考えないのであれば、私たちの子孫がそのような先祖のシミュレーションをたくさん実行すると信じる権利はない」（Bostrom, 2003, p. 243）。この議論には多くの問題があるが、その一つは、機能主義が正しいこと、つまり、意識に関しては、シミュレーションはインスタンス化と等価であることを前提としていることである。以前にも述べたように、機能主義が安全な仮定であるとは思わない。

エピローグ

（1）　この半球はまだ血液の供給を受けており、「生きている」のだから、切り離された半球が独自の孤立した意識を維持することはできるだろうか？　このような「気づきの島」は、前章で紹介した豚の頭蓋骨再生脳や大脳オルガノイドなど、他の新しい神経技術でも発生する可能性がある。私たちは、これらの事例について、Bayne et al.（2020）で議論している。

（2）　Chalmers（1995b）, p. 201.

（3）　Hoffman（2019）も参照されたい。

文献

Albright, T. D. (2012). "On the perception of probable things: neural substrates of associative memory, imagery, and perception." *Neuron*, 74(2), 227-45.

Allen, M., Frank, D., Schwarzkopf, D, S., et al. (2016). "Unexpected arousal modulates the influence of sensory noise on confidence." *Elife*, 5, e18103.

Anscombe, G. E.M. (1959). *An Introduction to Wittgenstein's Tractatus*. London: St. Augustine's Press.

Aru, J., Bachmann, T., Singer, W., et al. (2012). "Distilling the neural correlates of consciousness." *Neuroscience and Biobehavioral Reviews*, 36(2), 737–46.

Ashby, W. R. (1952). *Design for a Brain*. London: Chapman and Hall.

Ashby, W. R. (1956). *An Introduction to Cybernetics*. London: Chapman and Hall.

Aspell, J. E., Heydrich, L., Marillier, G., et al. (2013). "Turning the body and self inside out: Visualized heartbeats alter bodily self-consciousness and tactile perception." *Psychological Science*, 24(12), 2445-53.

Baars, B.J. (1988). *A Cognitive Theory of Consciousness*. New York, NY: Cambridge University Press.

Barber, T. X. (1961). "Physiological effects of 'hypnosis." *Psychological Bulletin*, 58, 390-419.

Barnes, J. (2008). *Nothing to Be Frightened Of*. New York, NY: Knopf.

Barnett, L., Muthukumaraswamy, S. D., Carhart-Harris, R. L., et al. (2020). "Decreased directed functional connectivity in the psychedelic state." *Neuroimage*, 209, 116462.

Barrett, A. B., & Seth, A. K. (2011). "Practical measures of integrated information for time-series data." *PLoS Computational Biology*, 7(1), e1001052.

Barrett, L. F. (2017). *How Emotions Are Made: The Secret Life of the Brain*. Boston, MA: Houghton Mifflin Harcourt.

Barrett, L. F. (2017b). "The theory of constructed emotion: an active inference account of interoception and categorization." *Social Cognitive and Affective Neuroscience*, 12(1), 1-23.

Barrett, L. F., & Satpute, A. B. (2019). "Historical pitfalls and new directions in the neuroscience of emotion." *Neuroscience Letters*, 693, 9-18.

Barrett, L. F., & Simmons, W. K. (2015). "Interoceptive predictions in the brain." *Nature Reviews Neuroscience*, 16(7), 419-29.

Bauby, J. D. (1997). *The Diving Bell and the Butterfly*. Paris: Robert Laffont.『潜水服は蝶の夢を見る』(河野万里子訳、講談社、一九九八年)

Bayne, T. (2008). "The phenomenology of agency." *Philosophy Compass*, 3(1), 182–202.

Bayne, T. (2010). *The Unity of Consciousness*. Oxford: Oxford University Press.

Bayne, T. (2018). "On the axiomatic foundations of the integrated information theory of consciousness," *Neuroscience of Consciousness*, 1, niy007.

Bayne, T., Hohwy, J., & Owen, A.M. (2016). "Are There Levels of Consciousness?" *Trends in Cognitive Sciences*, 20(6), 405-13.

Bayne, T., Seth, A. K., & Massimini, M. (2020). "Are there islands of awareness?" Trends in Neurosciences, 43(1), 6-16.

Bechtel, W., & Williamson, R. C. (1998). "Vitalism." In E. Craig (ed.), Routledge Encyclopedia of Philosophy. London: Routledge.

Becker-Asano, C., Ogawa, K., Nishio, S., et al. (2010). "Exploring the uncanny valley with Geminoid HI-1 in a real-world application." IADIS International Conferences Interfaces and Human Computer Interaction, 121-28.

Berger, J. (1972). Ways of Seeing. London: Penguin. 『イメージ――視覚とメディア』(伊藤俊治訳、Parco出版、一九八六年／〔文庫版〕筑摩書房、二〇一三年)

Birch, J. (2017). "Animal sentience and the precautionary principle." Animal Sentience, 16(1).

Birch, J., Schnell, A. K., & Clayton, N. S. (2020). "Dimensions of Animal Consciousness." Trends in Cognitive Sciences, 24(10), 789-801.

Blake, R., Brascamp, J., & Heeger, D. J. (2014). "Can binocular rivalry reveal neural correlates of consciousness?" Philosophical Transactions of the Royal Society B: Biological Sciences, 369(1641), 20130211.

Blanke, O., Landis, T., Spinelli, L., et al. (2004). "Out-of-body experience and autoscopy of neurological origin." Brain, 127 (Pt 2), 243-58.

Blanke, O., Slater, M., & Serino, A. (2015). "Behavioral, neural, and computational principles of bodily self-consciousness." Neuron, 88(1), 145-66.

Block, N. (2005). "Two neural correlates of consciousness." Trends in Cognitive Sciences, 9(2), 46-52.

Boly, M., Seth, A. K., Wilke, M., et al. (2013). "Consciousness in humans and non-human animals: recent advances and future directions." Frontiers in Psychology, 4, 625.

Borrelli, L., Gherardi, F., & Fiorito, G. (2006). A Catalog of Body Patterning in Cephalopoda. Florence: Firenze University Press.

Bostrom, N. (2003). "Are you living in a computer simulation?" Philosophical Quarterly, 53(11), 243-55.

Bostrom, N. (2014). Superintelligence: Paths, Dangers, Strategies. Oxford: Oxford University Press. 『スーパーインテリジェンス――超絶AIと人類の命運』(倉骨彰訳、日本経済新聞出版社、二〇一七)

Botvinick, M., & Cohen, J. (1998). "Rubber hands 'feel' touch that eyes see." Nature, 391(6669), 756.

Brainard, D. H., & Hurlbert, A. C. (2015). "Color vision: understanding #TheDress." Current Biology, 25(13), R551–54.

Brass, M., & Haggard, P. (2007). "To do or not to do: the neural signature of self-control." Journal of Neuroscience, 27(34), 9141-45.

Brass, M., & Haggard, P. (2008). "The what, when, whether model of intentional action." Neuroscientist, 14(4), 319-25.

Braun, N., Debener, S., Spychala, N., et al. (2018). "The senses of agency and ownership: a review." Frontiers in Psychology, 9,535.

Brembs, B. (2011). "Toward a scientific concept of free will as a biological trait: spontaneous actions and decision-making in invertebrates." Proceedings of the Royal Society B: Biological Sciences, 278(1707), 930-39.

Brembs, B. (2020). "The brain as a dynamically active organ." Biochemical and Biophysical Research Communications. doi: 10.1016/j.bbrc. 2020.12.011

Brener, J., & Ring, C. (2016). "Towards a psychophysics of interoceptive processes: the measurement of heartbeat detection." Philosophical Transactions of the Royal Society B: Biological Sciences, 371(1708), 20160015.

Brown, H., Adams, R. A., Parees, I., et al. (2013). "Active inference, sensory attenuation and illusions." Cognitive Processing, 14(4), 411-27.

Brown, R., Lau, H., & LeDoux, J. E. (2019). "Understanding the higher-order approach to consciousness." Trends in Cognitive Sciences, 23(9), 754-68.

Brugger, P., & Lenggenhager, B. (2014). "The bodily self and its disorders: neurological, psychological and social aspects." Current Opinion in Neurology, 27(6), 644-52.

Bruineberg, J., Dolega, K., Dewhurst, J., et al. (2020). "The Emperor's new Markov blankets." http://philsci-archive.pitt.edu/18467.

Bruner, J. S., & Goodman, C. C. (1947). "Value and need as organizing factors in perception." Journal of Abnormal and Social Psychology, 42(1), 33–44.

Buckley, C., Kim, C. S., McGregor, S., and Seth, A. K. (2017). "The free energy principle for action and perception: a mathematical review." Journal of Mathematical Psychology, 81,55-79.

Burns, J. M., & Swerdlow, R. H. (2003). "Right orbitofrontal tumor with pedophilia symptom and constructional apraxia sign." Archives of Neurology, 60(3), 437–40.

Buzsáki, G. (2019). The Brain from Inside Out. Oxford: Oxford University Press.

Byrne, A., & Hilbert, D. (2011). "Are colors secondary qualities?" In L. Nolan (ed.), Primary and Secondary Qualities: The Historical and Ongoing Debate. Oxford: Oxford University Press, 339-61.

Caramazza, A., Anzellotti, S., Strnad, L., et al. (2014). "Embodied cognition and mirror neurons: a critical assessment." Annual Review of Neuroscience, 37, 1-15.

Carhart-Harris, R. L., Erritzoe, D., Williams, T., et al. (2012). "Neural correlates of the psychedelic state as determined by fMRI studies with psilocybin." Proceedings of the National Academy of Sciences of the USA, 109(6), 2138-43.

Carls-Diamante, S. (2017). "The octopus and the unity of consciousness." Biology and Philosophy, 32, 1269-87.

Casali, A. G., Gosseries, O., Rosanova, M., et al. (2013). "A theoretically based index of consciousness independent of sensory processing and behavior." Science Translational Medicine, 5(198), 198ra105.

Casarotto, S., Comanducci, A., Rosanova, M., et al. (2016). "Stratification of unresponsive patients by an independently validated index of brain complexity." Annals of Neurology, 80(5), 718–29.

Caspar, E. A., Christensen, J. F., Cleeremans, A., et al. (2016). "Coercion changes the sense of agency in the human brain."

Current Biology, 26(5), 585-92.
Chalmers, D. J. (1995a). "Facing up to the problem of consciousness." Journal of Consciousness Studies, 2(3), 200-219.
Chalmers, D. J. (1995b). "The puzzle of conscious experience." Scientific American, 273(6), 80-86.
Chalmers, D. J. (1996). The Conscious Mind: In Search of a Fundamental Theory. New York, NY: Oxford University Press. 『意識する心』（林一訳、白揚社、二〇〇一年）
Chalmers, D. J. (2018). "The meta-problem of consciousness." Journal of Consciousness Studies, 25(9-10), 6-61.
Chang, H. (2004). Inventing Temperature: Measurement and Scientific Progress. New York, NY: Oxford University Press.
Chang, L., Zhang, S., Poo, M. M., et al. (2017). "Spontaneous expression of mirror self-recognition in monkeys after learning precise visual-proprioceptive association for mirror images." Proceedings of the National Academy of Sciences of the USA, 114(12), 3258-63.
Churchland, P. S. (1996). "The hornswoggle problem." Journal of Consciousness Studies, 3(5-6), 402-8.
Cisek, P. (2007). "Cortical mechanisms of action selection: the affordance competition hypothesis." Philosophical Transactions of the Royal Society B: Biological Sciences, 362(1485), 1585-99.
Clark, A. (2013). "Whatever next? Predictive brains, situated agents, and the future of cognitive science." Behavioral and Brain Sciences, 36(3), 181-204.
Clark, A. (2016). Surfing Uncertainty. Oxford: Oxford University Press.
Clayton, N. S., Dally, J. M., & Emery, N.J. (2007). "Social cognition by food-caching corvids. The western scrub-jay as a natural psychologist." Philosophical Transactions of the Royal Society B: Biological Sciences, 362(1480), 507–22.
Cobb, M. (2020). The Idea of the Brain: A History. London: Profile Books.
Collier, R. (2012). "Hospital-induced delirium hits hard." Canadian Medical Association Journal, 184(1), 23-24.
Conant, R., & Ashby, W. R. (1970). "Every good regulator of a system must be a model of that system." International Journal of Systems Science, 1(2), 89-97.
Cotard, J. (1880). "Du délire hypocondriaque dans une forme grave de la mélancolie anxieuse. Mémoire lu à la Société médico-psychophysiologique dans la séance du 28 Juin 1880." Annales Medico-Psychologiques, 168–74.
Cowey, A., & Stoerig, P. (1995). "Blindsight in monkeys." Nature, 373(6511), 247–49.
Craig, A. D. (2002). "How do you feel? Interoception: the sense of the physiological condition of the body." Nature Reviews Neuroscience, 3(8), 655-66.
Craig, A. D. (2009). "How do you feel-now? The anterior insula and human awareness." Nature Reviews Neuroscience, 10(1), 59-70.
Craver, C., & Tabery, J. (2017). "Mechanisms in science." In The Stanford Encyclopedia of Philosophy. plato.stanford.edu/entries/science-mechanisms.
Crick, F., & Koch, C. (1990). "Toward a neurobiological theory of

consciousness." Seminars in the Neurosciences, 2, 263-75.
Critchley, H. D., & Harrison, N. A. (2013). "Visceral influences on brain and behavior." Neuron, 77(4), 624-38.
Csikszentmihalyi, M. (1990). Flow: The Psychology of Optimal Experience. New York, NY: Harper & Row.『フロー体験――喜びの現象学』(今村浩明訳、世界思想社、一九九六年)
Damasio, A. (1994). Descartes' Error. London: Macmillan.『デカルトの誤り』(田中三彦訳、筑摩書房、二〇一〇年)
Damasio, A. (2000). The Feeling of What Happens: Body and Emotion in the Making of Consciousness: Harvest Books.『意識と自己』(田中三彦訳、講談社学術文庫、二〇一八年)
Damasio, A. (2010). Self Comes to Mind: Constructing the Conscious Brain. London: William Heinemann.『自己が心にやってくる』(山形浩生訳、早川書房、二〇一三年)
Darwin, C. (1872). The Expression of Emotions in Man and Animals. London: Fontana Press.『人及び動物の表情について』(濱中濱太郎譯、岩波文庫、初版一九三一年)〔復刊一九九一年〕)
Davis, D. H., Muniz-Terrera, G., Keage, H. A., et al. (2017). "Association of delirium with cognitive decline in late life: a neuropathologic study of three population-based cohort studies." JAMA Psychiatry, 74(3), 244-51.
de Graaf, T. A., Hsieh, P. J., & Sack, A. T. (2012). "The 'correlates'in neural correlates of consciousness." Neuroscience and Biobehavioral Reviews, 36(1), 191-97.
de Haan, E. H., Pinto, Y., Corballis, P. M., et al. (2020). "Split-brain: what we know about cutting the corpus callosum now and why this is important for understanding consciousness." Neuropsychological Review, 30, 224–33.
de Lange, F. P., Heilbron, M., & Kok, P. (2018). "How do expectations shape perception?" Trends in Cognitive Sciences, 22(9), 764–79.
de Waal, F. B.M. (2019). "Fish, mirrors, and a gradualist perspective on self-awareness." PLoS Biology, 17(2), e3000112.
Dehaene, S., & Changeux, J. P. (2011). "Experimental and theoretical approaches to conscious processing." Neuron, 70(2), 200-227.
Dehaene, S., Lau, H., & Kouider, S. (2017). "What is consciousness, and could machines have it?" Science, 358(6362), 486-92.
Deisseroth, K. (2015). "Optogenetics: ten years of microbial opsins in neuroscience." Nature Neuroscience, 18(9), 1213-25.
Della Sala, S., Marchetti, C., & Spinnler, H. (1991). "Right-sided anarchic (alien) hand: a longitudinal study." Neuropsychologia, 29(11), 1113–27.
Demertzi, A., Tagliazucchi, E., Dehaene, S., et al. (2019). "Human consciousness is supported by dynamic complex patterns of brain signal coordination." Science Advances, 5(2), caat7603.
Dennett, D. C. (1984). Elbow Room: The Varieties of Free Will Worth Wanting. Cambridge, MA: MIT Press.『自由の余地』(戸田山和久訳、名古屋大学出版会、二〇二〇年)
Dennett, D. C. (1991). Consciousness Explained. Boston, MA: Little, Brown.『解明される意識』(山口泰司訳、青土社、一九九八年)
Dennett, D. C. (1998). "The myth of double transduction." In S. Hameroff, A. W. Kasniak, & A. C. Scott (eds.), Toward a

Science of Consciousness II: The Second Tucson Discussions and Debates. Cambridge, MA: MIT Press, 97-101.

Dennett, D. C. (2003). Freedom Evolves. New York, NY: Penguin Books. 『自由は進化する』(山形浩生訳、ＮＴＴ出版、二〇〇五年)

Dennett, D. C. (2015). "Why and how does consciousness seem the way it seems?" In T. Metzinger & J. M. Windt (eds.), Open MIND. Frankfurt-am-Main: MIND Group.

Dennett, D. C., & Caruso, G. (2021). Just Deserts: Debating Free Will. Cambridge, MA: Polity.

Deutsch, D. (2012). The Beginning of Infinity: Explanations That Transform the World. New York, NY: Penguin Books. 『無限の始まり』(熊谷玲美・田沢恭子・松井信彦訳、インターシフト、二〇一三年)

DiNuzzo, M., & Nedergaard, M. (2017). "Brain energetics during the sleep-wake cycle." Current Opinion in Neurobiology, 47, 65-72.

Donne, J. (1839). "Devotions upon emergent occasions: Meditation XVII" (1624). In H. Alford (ed.), The Works of John Donne. Vol. 3. London: Henry Parker, 574-75.

Duffy, S. W., Vulkan, D., Cuckle, H., et al. (2020). "Effect of mammographic screening from age forty years on breast cancer mortality (UK Age trial): final results of a randomized, controlled trial." Lancet Oncology, 21(9), 1165-72.

Dupuy, J. P. (2009). On the Origins of Cognitive Science: The Mechanization of Mind. 2nd ed. Cambridge, MA: MIT Press.

Dutton, D. G., & Aron, A. P. (1974). "Some evidence for heightened sexual attraction under conditions of high anxiety." Journal of Personal and Social Psychology, 30(4), 510-17.

Edelman, D. B., Baars, B.J., & Seth, A. K. (2005). "Identifying hallmarks of consciousness in non-mammalian species." Consciousness and Cognition, 14(1), 169-87.

Edelman, D. B., & Seth, A. K. (2009). "Animal consciousness: a synthetic approach." Trends in Neuroscience, 32(9), 476-84.

Edelman, G. M. (1989). The Remembered Present. New York, NY: Basic Books.

Edelman, G. M., & Gally, J. (2001). "Degeneracy and complexity in biological systems." Proceedings of the National Academy of Sciences of the USA, 98(24), 13763-68.

Ehrsson, H. H. (2007). "The experimental induction of out-of-body experiences." Science, 317(5841), 1048.

Ekman, P. (1992). "An argument for basic emotions." Cognition and Emotion, 6(3-4), 169-200.

Entler, B. V., Cannon, J. T., & Seid, M. A. (2016). "Morphine addiction in ants: a new model for self-administration and neurochemical analysis." Journal of Experimental Biology, 219 (Pt 18), 2865-69.

Evans, E. P. (1906). The Criminal Prosecution and Capital Punishment of Animals. London: William Heinemann.

Feinberg, T. E., & Mallatt, J. M. (2017). The Ancient Origins of Consciousness: How the Brain Created Experience. Cambridge, MA: MIT Press. 『意識の進化的起源』(鈴木大地訳、勁草書房、二〇一七年)

Feldman, H., & Friston, K.J. (2010). "Attention, uncertainty, and free-energy." Frontiers in Human Neuroscience, 4, 215.

Felleman, D. J., & Van Essen, D. C. (1991). "Distributed

hierarchical processing in the primate cerebral cortex." Cerebral Cortex, 1(1), 1-47.
Ferrarelli, F., Massimini, M., Sarasso, S., et al. (2010). "Breakdown in cortical effective connectivity during midazolam-induced loss of consciousness." Proceedings of the National Academy of Sciences of the USA, 107(6), 2681-86.
Fiorito, G., & Scotto, P. (1992). "Observational learning in Octopus vulgaris." Science, 256(5056), 545–47.
Firestone, C. (2013). "On the origin and status of the 'El Greco fallacy." Perception, 42(6), 672–74.
Fleming, S. M. (2020). "Awareness as inference in a higher-order state space." Neuroscience of Consciousness, 2020(1), niz020.
Fletcher, P. C., & Frith, C. D. (2009). "Perceiving is believing: a Bayesian approach to explaining the positive symptoms of schizophrenia." Nature Reviews Neuroscience, 10(1), 48-58.
Flounders, M. W., Gonzalez-Garcia, C., Hardstone, R., & He, B.J. (2019). "Neural dynamics of visual ambiguity resolution by perceptual prior." Elife, 8, e41861.
Formisano, R., D'Ippolito, M., Risetti, M., et al. (2011). "Vegetative state, minimally conscious state, akinetic mutism and Parkinsonism as a continuum of recovery from disorders of consciousness: an exploratory and preliminary study." Functional Neurology, 26(1), 15-24.
Frankish, K. (2017). Illusionism as a Theory of Consciousness. Exeter: Imprint Academic.
Frässle, S., Sommer, J., Jansen, A., et al. (2014). "Binocular rivalry: frontal activity relates to introspection and action but not to perception." Journal of Neuroscience, 34(5), 1738-47.
Fredens, J., Wang, K., de la Torre, D., et al. (2019). "Total synthesis of Escherichia coli with a recoded genome." Nature, 569(7757), 514–18.
Fried, I., Katz, A., McCarthy, G., et al. (1991). "Functional organization of human supplementary motor cortex studied by electrical stimulation." Journal of Neuroscience, 11(11), 3656-66.
Friston, K. J. (2009). "The free-energy principle: a rough guide to the brain?" Trends in Cognitive Sciences, 13(7), 293-301.
Friston, K.J. (2010). "The free-energy principle: a unified brain theory?" Nature Reviews Neuroscience, 11(2), 127–38.
Friston, K.J. (2018). "Am I self-conscious? (Or does self-organization entail self consciousness?)." Frontiers in Psychology, 9, 579.
Friston, K. J., Daunizeau, J., Kilner, J., et al. (2010). "Action and behavior: a free-energy formulation." Biological Cybernetics, 102(3), 227-60.
Friston, K. J., Thornton, C., & Clark, A. (2012). Free-energy minimization and the dark-room problem. Frontiers in Psychology, 3, 130.
Frith, C. D. (2007). Making Up the Mind: How the Brain Creates Our Mental World. Oxford: Wiley-Blackwell.『心を作る』（大堀壽夫訳、岩波書店、二〇〇九年）
Gallagher, S. (2008). "Direct perception in the intersubjective context." Consciousness and Cognition, 17(2), 535-43.
Gallese, V., Fadiga, L., Fogassi, L., et al. (1996). "Action recognition in the premotor cortex." Brain, 119 (Pt 2), 593-609.
Gallup, G. G. (1970). "Chimpanzees: self-recognition." Science,

167(86-87).
Gallup, G. G., & Anderson, J. R. (2018). "The ‘olfactory mirror’ and other recent attempts to demonstrate self-recognition in non-primate species." Behavioral Processes, 148, 16-19.
Gallup, G. G., & Anderson, J. R. (2020). "Self-recognition in animals: Where do we stand fifty years later? Lessons from cleaner wrasse and other species." Psychology of Consciousness: Theory, Research, and Practice, 7(1), 46-58.
Gasquet, J. (1991). Cézanne: A Memoir with Conversations. London: Thames & Hudson Ltd.『セザンヌ』（與謝野文子訳、岩波文庫、二〇〇九年）
Gehrlach, D. A., Dolensek, N., Klein, A. S., et al. (2019). "Aversive state processing in the posterior insular cortex." Nature Neuroscience, 22(9), 1424-37.
Gibson, J. J. (1979). The Ecological Approach to Visual Perception. Hillsdale, NJ: Lawrence Erlbaum.『生態学的視覚論―ヒトの知覚世界を探る』（古崎敬訳、サイエンス社、一九八六年）
Gidon, A., Zolnik, T. A., Fidzinski, P., et al. (2020). "Dendritic action potentials and computation in human layer 2/3 cortical neurons." Science, 367(6473), 83-87.
Gifford, C., & Seth, A. K. (2013). Eye Benders: The Science of Seeing and Believing. London: Thames & Hudson.
Ginsburg, S., & Jablonka, E. (2019). The Evolution of the Sensitive Soul: Learning and the Origins of Consciousness. Cambridge, MA: MIT Press.『動物意識の誕生（上・下）』（鈴木大地訳、勁草書房、二〇二一年）
Godfrey-Smith, P. G. (1996). "Spencer and Dewey on life and mind." In M. Boden (ed.), The Philosophy of Artificial Life. Oxford: Oxford University Press, 314-31.
Godfrey-Smith, P. G. (2017). Other Minds: The Octopus, the Sea, and the Deep Origins of Consciousness. New York: Farrar, Straus and Giroux.『タコの心身問題――頭足類から考える意識の起源』（夏目大訳、みすず書房、二〇一八年）
Goff, P. (2019). Galileo’s Error: Foundations for a New Science of Consciousness. London: Rider.
Gombrich, E. H. (1961). Art and Illusion: A Study in the Psychology of Pictorial Representation. Ewing, NJ: Princeton University Press.『芸術と幻影』（瀬戸慶久訳、岩崎美術社、一九七九年）
Goodstein, D. L. (1985). States of Matter. Chelmsford, MA: Courier Corporation.
Graziano, M. S. (2017). "The attention schema theory: A foundation for engineering artificial consciousness." Frontiers in Robotics and AI, 4, 60.
Gregory, R. L. (1980). "Perceptions as hypotheses." Philosophical Transactions of the Royal Society B: Biological Sciences, 290(1038), 181-97.
Grill-Spector, K., & Malach, R. (2004). "The human visual cortex." Annual Review of Neuroscience, 27, 649–77.
Haggard, P. (2008). "Human volition: toward a neuroscience of will." Nature Reviews Neuroscience, 9(12), 934–46.
Haggard, P. (2019). "The neurocognitive bases of human volition." Annual Review of Psychology, 70, 9-28.
Hanlon, J., & Messenger, J. B. (1996). Cephalopod Behavior. Cambridge: Cambridge University Press.

Harding, D. E. (1961). On Having No Head. London: The Shollond Trust.『心眼を得る』(由布翔子訳、図書出版社、一九九四年)

Harris, S. (2012). Free Will. New York: Deckle Edge.

Harrison, N. A., Gray, M. A., Gianaros, P.J., et al. (2010). "The embodiment of emotional feelings in the brain." Journal of Neuroscience, 30(38), 12878–84.

Harvey, I. (2008). "Misrepresentations." In S. Bullock, J. Noble, R. Watson, & M. Bedau (eds.), Artificial Life Xi: Proceedings of the 11th International Conference on the Simulation and Synthesis of Living Systems. Cambridge, MA: MIT Press, 227-33.

Hatfield, G. (2002). Descartes and the Meditations. Abingdon: Routledge.

Haun, A. M. (2021). "What is visible across the visual field?" Neuroscience of Consciousness.

Haun, A.M., & Tononi, G. (2019). "Why does space feel the way it does? Toward a principled account of spatial experience." Entropy, 21(12), 1160.

He, K., Zhang, X., Ren, S., et al. (2016). "Deep residual learning for image recognition." 2016 IEEE Conference on Computer Vision and Pattern Recognition (CVPR).

Heilbron, M., Richter, D., Ekman, M., et al. (2020). "Word contexts enhance the neural representation of individual letters in early visual cortex." Nature Communications, 11(1), 321.

Herculano-Houzel, S. (2009). "The human brain in numbers: a linearly scaled-up primate brain." Frontiers in Human Neuroscience, 3, 31.

Herculano-Houzel, S. (2016). The Human Advantage: A New Understanding of How Our Brain Became Remarkable. Cambridge, MA: MIT Press.

Hochner, B. (2012). "An embodied view of octopus neurobiology." Current Biology, 22(20), R887-92.

Hoel, E. P., Albantakis, L., & Tononi, G. (2013). "Quantifying causal emergence shows that macro can beat micro." Proceedings of the National Academy of Sciences of the USA, 110(49), 19790-95.

Hoffman, D. (2019). The Case Against Reality: Why Evolution Hid the Truth from Our Eyes. London: W. W. Norton.『世界はありのままに見ることができない――なぜ進化は私たちを真実から遠ざけたのか』(高橋洋訳、青土社、二〇二〇年)

Hoffman, D., Singh, M., & Prakash, C. (2015). "The interface theory of perception." Psychonomic Bulletin and Review, 22, 1480-1506.

Hohwy, J. (2013). The Predictive Mind. Oxford: Oxford University Press.『予測する心』(佐藤亮司監訳、勁草書房、二〇二一年)

Hohwy, J. (2014). "The self-evidencing brain." Nous, 50(2), 259–85.

Hohwy, J. (2020a). "New directions in predictive processing." Mind and Language, 35(2), 209-23.

Hohwy, J. (2020b). "Self-supervision, normativity and the free energy principle." Synthese. doi:10:1007/s11229-020-02622-2.

Hohwy, J., & Seth, A. K. (2020). "Predictive processing as a systematic basis for identifying the neural correlates of consciousness." Philosophy and the Mind Sciences, 1(2), 3.

Hurley, S., & Noë, A. (2003). "Neural plasticity and consciousness." Biology and Philosophy, 18, 131-68.

Husserl, E. (1960 (1931]). Cartesian Meditations: An Introduction to Phenomenology. The Hague: Nijhoff.『デカルト的省察』（浜渦辰二訳、岩波文庫、二〇〇一年）

Inagaki, K., & Hatano, G. (2004). "Vitalistic causality in young children's naive biology." Trends in Cognitive Sciences, 8(8), 356-62.

James, W. (1884). "What is an emotion?" Mind, 9(34), 188-205.

James, W. (1890). The Principles of Psychology. New York: Henry Holt.『心理学』（今田恵訳〔今田寛改訳〕、岩波文庫〔上下〕、一九九二－一九九三年）

Jao Keehn, R. J., Iversen, J. R., Schulz, I., et al. (2019). "Spontaneity and diversity of movement to music are not uniquely human." Current Biology, 29(13), R621-R622.

Jensen, F. V. (2000). Introduction to Bayesian Networks. New York: Springer.

Jensen, M. P., Jamieson, G. A., Lutz, A., et al. (2017). "New directions in hypnosis research: strategies for advancing the cognitive and clinical neuroscience of hypnosis." Neuroscience of Consciousness, 3(1), nix004.

Kail, P. J. E. (2007). Projection and Realism in Hume's Philosophy. Oxford: Oxford University Press.

Kandel, E. R. (2012). The Age of Insight: The Quest to Understand the Unconscious in Art, Mind, and Brain, from Vienna 1900 to the Present. New York: Random House.『芸術・無意識・脳——精神の深淵へ：世紀末ウィーンから現代まで』（須田年生・須田ゆり訳、九夏社、二〇一七年）

Kelz, M. B., & Mashour, G. A. (2019). "The biology of general anesthesia from paramecium to primate." Current Biology, 29(22), R1199-R1210.

Kessler, M. J., & Rawlins, R. G. (2016). "A seventy-five-year pictorial history of the Cayo Santiago rhesus monkey colony." American Journal of Primatology, 78(1), 6-43.

Khuong, T. M., Wang, Q.P., Manion, J., et al. (2019), "Nerve injury drives a heightened state of vigilance and neuropathic sensitization in Drosophila." Science Advances, 5(7), eaaw4099.

Kirchhoff, M. (2018). "Autopoeisis, free-energy, and the life-mind continuity thesis." Synthese, 195(6), 2519-40.

Kirchhoff, M., Parr, T., Palacios, E., et al. (2018). "The Markov blankets of life: autonomy, active inference and the free energy principle." Journal of the Royal Society Interface, 15(138), 20170792.

Koch, C. (2019). The Feeling of Life Itself: Why Consciousness Is Widespread but Can't Be Computed. Cambridge, MA: MIT Press.

Kohda, M., Hotta, T., Takeyama, T., et al. (2019). "If a fish can pass the mark test, what are the implications for consciousness and self-awareness testing in animals?" PLoS Biology, 17(2), e3000021.

Konkoly, K. R., Appel, K., Chabani, E., et al. (2021). "Real-time dialogue between experimenters and dreamers during REM sleep." Current Biology. 31(7), 1417–1427.

Kornhuber, H. H., & Deecke, L. (1965). "Changes in the brain potential in voluntary movements and passive movements in man: readiness potential and reafferent potentials." Pflügers

Archiv für die gesamte Physiologie des Menschen und der Tiere, 284, 1–17.
Kuhn, G., Amlani, A. A., & Rensink, R. A. (2008). "Towards a science of magic." Trends in Cognitive Sciences, 12(9), 349-54.
Lakatos, I. (1978). The Methodology of Scientific Research Programs: Philosophical Papers. Cambridge: Cambridge University Press.『方法の擁護——科学的研究プログラムの方法論』（村上陽一郎他訳、新曜社、一九八六年）
La Mettric, J. O. de (1748). L'Homme machine. Leiden: Luzac.『人間機械論』（杉捷夫訳、岩波文庫、一九五七年）
Lau, H., & Rosenthal, D. (2011). "Empirical support for higher-order theories of conscious awareness." Trends in Cognitive Sciences, 15(8), 365-73.
LeDoux, J. (2012). "Rethinking the emotional brain." Neuron, 73(4), 653-76.
LeDoux, J. (2019). The Deep History of Ourselves: The Four-Billion-Year Story of How We Got Conscious Brains. New York, NY: Viking.
LeDoux, J., Michel, M., & Lau, H. (2020). "A little history goes a long way toward understanding why we study consciousness the way we do today." Proceedings of the National Academy of Sciences of the USA, 117(13),
Lemon, R. N., & Edgley, S. A. (2010). "Life without a cerebellum." Brain, 133 (Pt 3), 652-54.
Lenggenhager, B., Tadi, T., Metzinger, T., et al. (2007). "Video ergo sum: manipulating bodily self-consciousness." Science, 317(5841), 1096-99.
Lettvin, J. Y. (1976). "On seeing sidelong." The Sciences, 16, 10-20.
Libet, B. (1985). "Unconscious cerebral initiative and the role of conscious will in voluntary action." Behavioral and Brain Sciences, 8, 529-66.
Libet, B., Wright, E. W., Jr., & Gleason, C.A. (1983). "Preparation- or intention-to-act, in relation to pre-event potentials recorded at the vertex." Electroencephalography and Clinical Neurophysiology, 56(4), 367–72.
Lipton, P. (2004). Inference to the Best Explanation. Abingdon: Routledge."
Liscovitch-Brauer, N., Alon, S., Porath, H. T., et al. (2017). "Trade-off between transcriptome plasticity and genome evolution in cephalopods." Cell, 169(2), 191-202 e111.
Livneh, Y., Sugden, A. U., Madara, J. C., et al. (2020). "Estimation of current and future physiological states in insular cortex." Neuron, 105(6), 1094-1111.e10.
Luppi, A. I., Craig, M. M., Pappas, I., et al. (2019). "Consciousness-specific dynamic interactions of brain integration and functional diversity." Nature Communications, 10(1), 4616.
Lush, P. (2020). "Demand characteristics confound the rubber hand illusion." Collabra Psychology, 6, 22.
Lush, P., Botan, V., Scott, R. B., et al. (2020). "Trait phenomenological control predicts experience of mirror synaesthesia and the rubber hand illusion." Nature Communications, 11(1), 4853.
Lyamin, O. I., Kosenko, P. O., Korneva, S. M., et al. (2018). "Fur seals suppress REM sleep for very long periods without

subsequent rebound." Current Biology, 28(12), 2000-2005 e2002.
Makari, G. (2016). Soul Machine: The Invention of the Modern Mind. London: W. W. Norton.
Marken, R. S., & Mansell, W. (2013). "Perceptual control as a unifying concept in psychology." Review of General Psychology, 17(2), 190-95.
Markov, N. T., Vezoli, J., Chameau, P., et al. (2014). "Anatomy of hierarchy: feedforward and feedback pathways in macaque visual cortex." Journal of Comparative Neurology, 522(1), 225-59.
Marr, D. (1982). Vision: A Computational Investigation into the Human Representation and Processing of Visual Information. New York: Freeman. 『ビジョン――視覚の計算理論と脳内表現』（乾敏郎・安藤広志訳、産業図書、一九八七年）
Mashour, G. A., Roelfsema, P., Changeux, J. P., et al. (2020). "Conscious processing and the global neuronal workspace hypothesis." Neuron, 105(5), 776-98.
Massimini, M., Ferrarelli, F., Huber, R., et al. (2005). "Breakdown of cortical effective connectivity during sleep." Science, 309(5744), 2228–32.
Mather, J. (2019). "What is in an octopus's mind?" Animal Sentience, 26(1), 1-29.
Maturana, H., & Varela, F. (1980). Autopoiesis and Cognition: The Realization of the Living. Dordrecht: D. Reidel. 『オートポイエーシス――生命システムとは何か』（河本英夫訳、国文社、一九九一年）
McEwan, I. (2000). Atonement. New York: Anchor Books. 『贖罪』（小山太一訳、新潮文庫、二〇一八年）
McGinn, C. (1989). "Can we solve the mind-body problem?" Mind, 98(391), 349-66.
McGrayne, S. B. (2012). The Theory That Would Not Die: How Bayes' Rule Cracked the Enigma Code, Hunted Down Russian Submarines, and Emerged Triumphant from Two Centuries of Controversy. New Haven, CT: Yale University Press. 『異端の統計学ベイズ』（冨永星訳、草思社、二〇一九年）
McLeod, P., Reed, N., & Dienes, Z. (2003). "Psychophysics: how fielders arrive in time to catch the ball." Nature, 426(6964), 244-45.
Mediano, P.A.M., Seth, A. K., & Barrett, A. B. (2019). "Measuring integrated information: comparison of candidate measures in theory and simulation." Entropy, 21(1), 17.
Mele, A. (2009). Effective Intentions: The Power of Conscious Will. New York: Oxford University Press.
Melloni, L., Schwiedrzik, C. M., Muller, N., et al. (2011). "Expectations change the signatures and timing of electrophysiological correlates of perceptual awareness." Journal of Neuroscience, 31(4), 1386-96.
Merker, B. (2007). "Consciousness without a cerebral cortex: a challenge for neuroscience and medicine." Behavioral and Brain Sciences, 30(1), 63-81; discussion 81–134.
Merleau-Ponty, M. (1962). Phenomenology of Perception. London: Routledge & Kegan Paul. 『知覚の現象学1・2』（竹内芳郎他訳、みすず書房、一九六七／一九七四年）
Merleau-Ponty, M. (1964). "Eye and mind." In J. E. Edie (ed.), The Primacy of Perception. Evanston, IL: Northwestern

University Press, 159-90.

Messenger, J. B. (2001). "Cephalopod chromatophores: neurobiology and natural history." Biological Reviews of the Cambridge Philosophical Society, 76(4), 473-528.

Metzinger, T. (2003a). Being No One. Cambridge, MA: MIT Press.

Metzinger, T. (2003b). "Phenomenal transparency and cognitive self-reference." Phenomenology and the Cognitive Sciences, 2, 353-93.

Metzinger, T. (2021). "Artificial suffering: an argument for a global moratorium on synthetic phenomenology." Journal of Artificial Intelligence and Consciousness, 8(1), 1-24.

Monroe, R. (1971). Journeys out of the Body. London: Anchor Press.『ロバート・モンロー「体外への旅」――未知世界の探訪はこうして始まった!』(坂本政道監修、川上友子訳、ハート出版、二〇〇七年)

Monti, M.M., Vanhaudenhuyse, A., Coleman, M. R., et al. (2010). "Willful modulation of brain activity in disorders of consciousness." New England Journal of Medicine, 362(7), 579-89.

Mori, M., MacDorman, K. F., & Kageki, N. (2012) "The Uncanny Valley." IEEE Robotics & Automation Magazine, 19(2), 98–100.

Myles, P. S., Leslie, K., McNeil, J., et al. (2004). "Bispectral index monitoring to prevent awareness during anesthesia: the B-Aware randomized controlled trial." Lancet, 363(9423), 1757-63.

Naci, L., Sinai, L., & Owen, A. M. (2017). "Detecting and interpreting conscious experiences in behaviorally non-responsive patients." Neuroimage, 145 (Pt B), 304-13.

Nagel, T. (1974). "What is it like to be a bat?" Philosophical Review, 83(4), 435-50.

Nasraway, S. S., Jr., Wu, E. C., Kelleher, R. M., et al. (2002). "How reliable is the Bispectral Index in critically ill patients? A prospective, comparative, single-blinded observer study." Critical Care Medicine, 30(7), 1483-87.

Nesher, N., Levy, G., Grasso, F. W., et al. (2014). "Self-recognition mechanism between skin and suckers prevents octopus arms from interfering with each other." Current Biology, 24(11), 1271-75.

Nin, A. (1961). Seduction of the Minotaur. Denver, CO: Swallow Press.『ミノタウロスの誘惑』(大野朝子訳、水声社、二〇一〇年)

O'Regan, J. K. (2011). Why Red Doesn't Sound Like a Bell: Understanding the Feel of Consciousness. Oxford: Oxford University Press.

O'Regan, J. K., & Noë, A. (2001). "A sensorimotor account of vision and visual consciousness." Behavioral and Brain Sciences, 24(5), 939-73; discussion 973-1031.

Orne, M. T. (1962). "On the social psychology of the psychological experiment: with particular reference to demand characteristics and their implications." American Psychologist, 17, 776-83.

Owen, A. M. (2017). Into the Gray Zone: A Neuroscientist Explores the Border Between Life and Death. London: Faber & Faber.『生存する意識――植物状態の患者と対話する』(柴田裕之訳、みすず書房、二〇一九年)

Owen, A. M., Coleman, M. R., Boly, M., et al. (2006). "Detecting awareness in the vegetative state." Science, 313(5792), 1402.
Palmer, C. E., Davare, M., & Kilner, J. M. (2016). "Physiological and perceptual sensory attenuation have different underlying neurophysiological correlates." Journal of Neuroscience, 36(42), 10803–12.
Palmer, C. J., Seth, A. K., & Hohwy, J. (2015). "The felt presence of other minds: Predictive processing, counterfactual predictions, and mentalising in autism." Consciousness and Cognition, 36, 376-89.
Panksepp, J. (2004). Affective Neuroscience: The Foundations of Human and Animal Emotions. Oxford: Oxford University Press.
Panksepp, J. (2005). "Affective consciousness: core emotional feelings in animals and humans." Consciousness and Cognition, 14(1), 30-80.
Park, H. D., & Blanke, O. (2019). "Coupling inner and outer body for self-consciousness." Trends in Cognitive Sciences, 23(5), 377–88.
Park, H. D., & Tallon-Baudry, C. (2014). "The neural subjective frame: from bodily signals to perceptual consciousness." Philosophical Transactions of the Royal Society B: Biological Sciences, 369(1641), 20130208.
Parvizi, J., & Damasio, A. (2001). "Consciousness and the brainstem." Cognition, 79(1-2), 135-60.
Penrose, R. (1989). The Emperor's New Mind. Oxford: Oxford University Press.『皇帝の新しい心——コンピュータ・心・物理法則』（林一訳、みすず書房、一九九四年）
Pepperberg, I. M., & Gordon, J. D. (2005). "Number comprehension by a gray parrot (Psittacus erithacus), including a zero-like concept." Journal of Comparative Psychology, 119(2), 197–209.
Pepperberg, I. M., & Shive, H. R. (2001). "Simultaneous development of vocal and physical object combinations by a gray parrot (Psittacus erithacus): bottle caps, lids, and labels." Journal of Comparative Psychology, 115(4), 376-84.
Petkova, V. I., & Ehrsson, H. H. (2008). "If I were you: perceptual illusion of body swapping." PLoS One, 3(12), e3832.
Petzschner, F. H., Weber, L. A., Wellstein, K. V., et al. (2019). "Focus of attention modulates the heartbeat evoked potential." Neuroimage, 186,595-606.
Petzschner, F. H., Weber, L. A. E., Gard, T., et al. (2017). "Computational psychosomatics and computational psychiatry: toward a joint framework for differential diagnosis." Biological Psychiatry, 82(6), 421-30.
Phillips, M. L., Medford, N., Senior, C., et al. (2001). "Depersonalization disorder: thinking without feeling." Psychiatry Research, 108(3), 145-60.
Pinto, Y., van Gaal, S., de Lange, F. P., et al. (2015). "Expectations accelerate entry of visual stimuli into awareness." Journal of Vision, 15(8), 13.
Pollan, M. (2018). How to Change Your Mind. New York, NY: Penguin.『幻覚剤は役に立つのか』（宮崎真紀訳、亜紀書房、二〇二〇年）
Portin, P. (2009). "The elusive concept of the gene." Hereditas, 146(3), 112-17.
Posada, S., & Colell, M. (2007). "Another gorilla (Gorilla gorilla

gorilla) recognizes himself in a mirror." American Journal of Primatology, 69(5), 576-83.
Powers, W. T. (1973). Behavior: The Control of Perception. Hawthorne, NY: Aldine de Gruyter.
Press, C., Kok, P., & Yon, D. (2020). "The perceptual prediction paradox." Trends in Cognitive Sciences, 24(1), 13-24.
Pressnitzer, D., Graves, J., Chambers, C., et al. (2018). "Auditory perception: Laurel and Yanny together at last." Current Biology, 28(13), R739-R741.
Raccah, O., Block, N., & Fox, K. (2021). "Does the prefrontal cortex play an essential role in consciousness? Insights from intracranial electrical stimulation of the human brain." Journal of Neuroscience, 41(10), 2076-87.
Rao, R. P., & Ballard, D. H. (1999). "Predictive coding in the visual cortex: a functional interpretation of some extra-classical receptive-field effects." Nature Neuroscience, 2(1), 79-87.
Reep, R. L., Finlay, B. L., & Darlington, R. B. (2007). "The limbic system in mammalian brain evolution." Brain, Behavior and Evolution, 70(1), 57–70.
Richards, B. A., Lillicrap, T. P., Beaudoin, P., et al. (2019). "A deep learning framework for neuroscience." Nature Neuroscience, 22(11), 1761-70.
Riemer, M., Trojan, J., Beauchamp, M., et al. (2019). "The rubber hand universe: on the impact of methodological differences in the rubber hand illusion." Neuroscience and Biobehavioral Reviews, 104, 268-80.
Rosas, F., Mediano, P. A. M., Jensen, H. J., et al. (2021). "Reconciling emergences: an information-theoretic approach to identify causal emergence in multivariate data." PLOS Computational Biology, 16(12), e1008289.
Roseboom, W., Fountas, Z., Nikiforou, K., et al. (2019). "Activity in perceptual classification networks as a basis for human subjective time perception." Nature Communications, 10(1), 267.
Rousseau, M. C., Baumstarck, K., Alessandrini, M., et al. (2015). "Quality of life in patients with locked-in syndrome: evolution over a six-year period." Orphanet Journal of Rare Diseases, 10, 88.
Russell, S. (2019). Human Compatible: Artificial Intelligence and the Problem of Control. New York, NY: Viking『AI新生』（松井信彦訳、みすず書房、二〇二一年）
Sabra, A. I. (1989). The Optics of Ibn Al-Haytham. Books 1-3. London: The Warburg Institute.
Schachter, S., & Singer, J. E. (1962). "Cognitive, social, and physiological determinants of emotional state." Psychological Review, 69, 379-99.
Schartner, M. M., Carhart-Harris, R. L., Barrett, A. B., et al. (2017). "Increased spontaneous MEG signal diversity for psychoactive doses of ketamine, LSD and psilocybin." Scientific Reports, 7, 46421.
Schartner, M. M., Pigorini, A., Gibbs, S.A., et al. (2017b). "Global and local complexity of intracranial EEG decreases during NREM sleep." Neuroscience of Consciousness, 3(1), niw022.
Schartner, M. M., Seth, A. K., Noirhomme, C., et al. (2015). "Complexity of multi dimensional spontaneous EEG decreases

during propofol induced general anesthesia." PLoS One, 10(8), e0133532.

Schick, N. (2020). Deepfakes and the Infocalypse: What You Urgently Need to Know. Monterey, CA: Monoray. 『ディープフェイク ニセ情報の拡散者たち』（片山 美佳子訳、日経ナショナルジオグラフィック社、二〇二一年）

Schneider, S. (2019). Artificial You: AI and the Future of Your Mind. Princeton, NJ: Princeton University Press.

Schurger, A., Sitt, J. D., & Dehaene, S. (2012). "An accumulator model for spontaneous neural activity prior to self-initiated movement." Proceedings of the National Academy of Sciences of the USA, 109(42), E2904–13. 3

Searle, J. (1980). "Minds, brains, and programs." Behavioral and Brain Sciences, 3(3), 417–57.

Seth, A. K. (2009). "Explanatory correlates of consciousness: theoretical and computational challenges." Cognitive Computation, 1(1), 50-63.

Seth, A. K. (2010). "Measuring autonomy and emergence via Granger causality." Artificial Life, 16(2), 179-96.

Seth, A. K. (2013). "Interoceptive inference, emotion, and the embodied self." Trends in Cognitive Sciences, 17(11), 565-73.

Seth, A. K. (2014a). "Darwin's neuroscientist: Gerald M. Edelman, 1929-2014." Frontiers in Psychology, 5, 896.

Seth, A. K. (2014). "A predictive processing theory of sensorimotor contingencies: explaining the puzzle of perceptual presence and its absence in synaesthesia." Cognitive Neuroscience, 5(2), 97-118.

Seth, A. K. (2015). "The cybernetic Bayesian brain: from interoceptive inference to sensorimotor contingencies." In J. M. Windt & T. Metzinger (eds.), Open MIND. Frankfurt am Main: MIND Group, 35(T). https://open-mind.net/papers/ the-cybernetic-bayesian-brain.

Seth, A. K. (2015b). "Inference to the best prediction." In T. Metzinger & J. M. Windt (eds.), Open MIND. Frankfurt am Main: MIND Group, 35(R). https://open-mind.net /papers/ inference-to-the-best-prediction.

Seth, A. K. (2016). "Aliens on earth: what octopus minds can tell us about alien consciousness." In J. Al-Khalili (ed.), Aliens. London: Profile Books, 47–58. 『エイリアン――科学者たちが語る地球外生命』（斉藤隆央訳、紀伊國屋書房、二〇一九年）

Seth, A. K. (2016b). "The real problem." Aeon. aeon.co/essays/ the-hard-problem-of-con sciousness-is-a-distraction-from-the-real-one.

Seth, A. K. (2017). "The fall and rise of consciousness science." In A. Haag (ed.), The Return of Consciousness, Riga: Ax:Son Johnson Foundation, 13-41.

Seth, A. K. (2018). "Consciousness: The last 50 years (and the next)." Brain and Neuroscience Advances, 2, 2398212818816019.

Seth, A. K. (2019). "Being a beast machine: the origins of selfhood in control-oriented interoceptive inference." In M. Colombo, L. Irvine, & M. Stapleton (eds.), Andy Clark and His Critics. Oxford: Wiley-Blackwell, 238-54.

Seth, A. K. (2019). "From unconscious inference to the Beholder's Share: predictive perception and human experience." European Review, 273(3), 378-410.

Seth, A. K. (2019c). "Our inner universes." Scientific American, 321(3), 40-47.

Seth, A. K., Baars, B.J., & Edelman, D. B. (2005). "Criteria for consciousness in humans and other mammals." Consciousness and Cognition, 14(1), 119-39.

Seth, A. K., Barrett, A. B., & Barnett, L. (2011a). "Causal density and integrated information as measures of conscious level." Philosophical Transactions of the Royal Society A: Mathematical, Physical, and Engineering Sciences, 369(1952), 3748-67.

Seth, A. K., Dienes, Z., Cleeremans, A., et al. (2008). "Measuring consciousness relating behavioral and neurophysiological approaches." Trends in Cognitive Sciences, 12(8), 314-21.

Seth, A. K., & Friston, K.J. (2016). "Active interoceptive inference and the emotional brain." Philosophical Transactions of the Royal Society B: Biological Sciences, 371(1708), 20160007.

Seth, A. K., Izhikevich, E., Reeke, G. N., et al. (2006). "Theories and measures of consciousness: an extended framework." Proceedings of the National Academy of Sciences of the USA, 103(28), 10799--804.

Seth, A. K., Millidge, B., Buckley, C. L., et al. (2020). "Curious inferences: reply to Sun and Firestone on the dark room problem." Trends in Cognitive Sciences, 24(9), 681-83.

Seth, A. K., Suzuki, K., & Critchley, H. D. (2011b). "An interoceptive predictive coding model of conscious presence." Frontiers in Psychology, 2, 395.

Seth, A. K., Roseboom, W., Dienes, Z., & Lush, P. (2021). "What's up with the rubber hand illusion?" https://psyarxiv.com/b4cyl.

Seth, A. K., & Tsakiris, M. (2018). "Being a beast machine: the somatic basis of selfhood." Trends in Cognitive Sciences, 22(11), 969-81.

Shanahan, M. P. (2010). Embodiment and the Inner Life: Cognition and Consciousness in the Space of Possible Minds. Oxford: Oxford University Press.

Shanahan, M. P. (2015). The Technological Singularity. Cambridge, MA: MIT Press.『シンギュラリティ―人工知能から超知能へ』（ドミニク・チェン監訳、NTT出版、二〇一六年）

Sherman, M. T., Fountas, Z., Seth, A. K., et al. (2020). "Accumulation of salient events in sensory cortex activity predicts subjective time." www.biorxiv.org/content/10:1101/2020:01.09:900423v4.

Shigeno, S., Andrews, P. L. R., Ponte, G., et al. (2018). "Cephalopod brains: an overview of current knowledge to facilitate comparison with vertebrates." Frontiers in Physiology, 9,952

Shugg, W. (1968). "The cartesian beast-machine in English literature (1663–1750)." Journal of the History of Ideas, 29(2), 279-92.

Silver, D., Schrittwieser, J., Simonyan, K., et al. (2017). "Mastering the game of Go without human knowledge." Nature, 550(7676), 354-59.

Simons, D. J., & Chabris, C. F. (1999). "Gorillas in our midst: sustained inattentional blindness for dynamic events."

Perception, 28(9), 1059–74.
Solms, M. (2018). "The hard problem of consciousness and the free energy principle." Frontiers in Physiology, 9, 2714.
Solms, M. (2021). The Hidden Spring: A Journey to the Source of Consciousness. London: Profile Books.『意識はどこから生まれてくるのか』（岸本寛史・佐渡忠洋訳、青土社、二〇二一年）
Stein, B. E., & Meredith, M. A. (1993). The Merging of the Senses. Cambridge, MA: MIT Press. Steiner, A. P., & Redish, A. D. (2014). "Behavioral and neurophysiological correlates of regret in rat decision-making on a neuroeconomic task." Nature Neuroscience, 17(7), 995-1002.
Sterling, P. (2012). "Allostasis: a model of predictive regulation." Physiology and Behavior, 106(1),5-15.
Stetson, C., Fiesta, M. P., & Eagleman, D. M. (2007). "Does time really slow down during a frightening event?" PLoS One, 2(12), e1295.
Stoelb, B.L., Molton, I. R., Jensen, M. P., et al. (2009). "The efficacy of hypnotic analgesia in adults: a review of the literature." Contemporary Hypnosis, 26(1), 24-39.
Stoljar, D. (2017). "Physicalism." In E. N. Zalta (ed.), The Stanford Encyclopedia of Philosophy (Winter 2017 ed.). plato.stanford.edu/archives/win 2017/entries/physicalism/.
Strawson, G. (2008). Real Materialism and Other Essays. Oxford: Oxford University Press.
Strycker, N. (2014). The Thing with Feathers: The Surprising Lives of Birds and What They Reveal about Being Human. New York, NY: Riverhead Books.『鳥の不思議な生活——ハチドリのジェットエンジン、ニワトリの三角関係、全米記憶力チャンピオンVSホシガラス』（片岡夏実訳、築地書館、二〇一六年）
Suárez-Pinilla, M., Nikiforou, K., Fountas, Z., et al. (2019). "Perceptual content, not physiological signals, determines perceived duration when viewing dynamic, natural scenes." Collabra Psychology, 5(1), 55.
Sun, Z., & Firestone, C. (2020). "The dark room problem." Trends in Cognitive Sciences, 24(5), 346-48.
Sutherland, S. (1989). International Dictionary of Psychology. New York: Crossroad Classic.
Suzuki, K., Garfinkel, S. N., Critchley, H. D., & Seth, A. K. (2013). "Multisensory integration across exteroceptive and interoceptive domains modulates self-experience in the rubber-hand illusion." Neuropsychologia, 51(13), 2909-17.
Suzuki, K., Roseboom. W., Schwartzman, D. J., and Seth, A. K. (2017). "A deep-dream virtual reality platform for studying altered perceptual phenomenology." Scientific Reports, 7(1), 15982.
Suzuki, K., Schwartzman, D. J., Augusto, R., and Seth, A. K. (2019). "Sensorimotor contingency modulates breakthrough of virtual 3D objects during a breaking continuous flash suppression paradigm." Cognition, 187, 95-107.
Suzuki, K., Wakisaka, S., & Fujii, N. (2012). "Substitutional reality system: a novel experimental platform for experiencing alternative reality." Scientific Reports, 2, 459.
Swanson, L. R. (2016). "The predictive processing paradigm has roots in Kant." Frontiers in Systems Neuroscience, 10, 79.
Teasdale, G. M., & Murray, L. (2000). "Revisiting the Glasgow Coma Scale and Coma Score." Intensive Care Medicine, 26(2),

153–54.
Teufel, C., & Fletcher, P. C. (2020). "Forms of prediction in the nervous system." Nature Reviews Neuroscience, 21(4), 231-42.
Thompson, E. (2007). Mind in Life: Biology, Phenomenology, and the Sciences of Mind. Cambridge, MA: Harvard University Press.
Thompson, E. (2014). Waking, Dreaming, Being: Self and Consciousness in Neuroscience, Meditation, and Philosophy. New York, NY: Columbia University Press.
Timmermann, C., Roseman, L., Schartner, M., et al. (2019). "Neural correlates of the DMT experience assessed with multivariate EEG." Scientific Reports, 9(1), 16324.
Tong, F. (2003). "Out-of-body experiences: from Penfield to present." Trends in Cognitive Sciences, 7(3), 104-6.
Tononi, G. (2008). "Consciousness as integrated information: a provisional manifesto." Biological Bulletin, 215(3), 216-42.
Tononi, G. (2012). "Integrated information theory of consciousness: an updated account." Archives italiennes de biologie, 150(4), 293-329.
Tononi, G., Boly, M., Massimini, M., et al. (2016). "Integrated information theory: from consciousness to its physical substrate." Nature Reviews Neuroscience, 17(7), 450-61.
Tononi, G., & Edelman, G. M. (1998). "Consciousness and complexity." Science, 282(5395), 1846-51.
Tononi, G., & Koch, C. (2015). "Consciousness: here, there and everywhere?" Philosophical Transactions of the Royal Society B: Biological Sciences, 370(1668).
Tononi, G., Sporns, O., & Edelman, G. M. (1994). "A measure for brain complexity: relating functional segregation and integration in the nervous system." Proceedings of the National Academy of Sciences of the USA, 91(11), 5033–37.
Trujillo, C. A., Gao, R., Negraes, P. D., et al. (2019). "Complex oscillatory waves emerging from cortical organoids model early human brain network development." Cell Stem Cell, 25(4), 558-69 e557.
Tschantz, A., Barca, L., Maisto, D., et al. (2021). "Simulating homeostatic, allostatic and goal-directed forms of interoceptive control using active inference." https://www.biorxiv .org/content/10.1101/2021.02.16.431365v1.
Tschantz, A., Millidge, B., Seth, A. K., et al. (2020a). "Reinforcement learning through active inference." doi:https://arxiv.org/abs/2002:12636.
Tschantz, A., Seth, A. K., & Buckley, C. (2020b). "Learning action-oriented models." PLoS Computational Biology, 16(4), e1007805.
Tsuchiya, N., Wilke, M., Frässle, S., et al. (2015). "No-report paradigms: extracting the true neural correlates of consciousness." Trends in Cognitive Sciences, 19(12), 757-70.
Tulving, E. (1985). "Memory and consciousness." Canadian Psychology, 26, 1-12.
Turing, A. M. (1950). "Computing machinery and intelligence." Mind, 59, 433-60.
Uexküll, J. von (1957). "A stroll through the worlds of animals and men: a picture book of invisible worlds." In C. Schiller (ed.), Instinctive Behavior: The Development of a Modern Concept. New York: International Universities Press, 5.
van Giesen, L., Kilian, P. B., Allard, C. A. H., et al. (2020).

"Molecular basis of chemotactile sensation in octopus." Cell, 183(3), 594-604 e514.
van Rijn, H., Gu, B.M., & Meck, W. H. (2014). "Dedicated clock/timing-circuit theories of time perception and timed performance." Advances in Experimental Medicine and Biology, 829, 75-99.
Varela, F. J. (1996). "Neurophenomenology: A methodological remedy for the hard problem." Journal of Consciousness Studies, 3, 330-50.
Varela, F. J., Thompson, E., & Rosch, E. (1993). The Embodied Mind: Cognitive Science and Human Experience. Cambridge, MA: MIT Press.
Walker, M. (2017). Why We Sleep. New York: Scribner.『睡眠こそ最強の解決策である』(桜田直美訳、SBクリエイティブ、二〇一八年)
Waller, B. (2011). Against Moral Responsibility. Cambridge, MA: MIT Press.
Wearing, D. (2005). Forever Today: A Memoir of Love and Amnesia. London: Corgi.『七秒しか記憶がもたない男 脳損傷から奇跡の回復を遂げるまで』(匝瑳玲子訳、武田ランダムハウスジャパン、二〇〇九年)
Wegner, D. (2002). The Illusion of Conscious Will. Cambridge, MA: MIT Press.
Weiser, T. G., Regenbogen, S. E., Thompson, K. D., et al. (2008). "An estimation of the global volume of surgery: a modelling strategy based on available data." Lancet, 372(9633), 139-44.
Wheeler, J. A. (1989). "Information, physics, quantum: the search for links." Proceedings III International Symposium on Foundations of Quantum Mechanics, Tokyo, 354–58.
Wiener, N. (1948). Cybernetics: Or Control and Communication in the Animal and Machine. Cambridge, MA: MIT Press.『サイバネティックス――動物と機械における制御と通信』(池原止戈夫他訳、岩波文庫、二〇一一年)
Wiener, N. (1964). God and Golem, Inc. Cambridge, MA: MIT Press.『科学と神』(鎮目恭夫訳、みすず書房、一九六五年)
Williford, K., Bennequin, D., Friston, K., et al. (2018). "The projective consciousness model and phenomenal selfhood." Frontiers in Psychology, 9, 2571.
Winn, J., & Bishop, C. M. (2005). "Variational message passing." Journal of Machine Learning Research, 6, 661-94.
Wittmann, M. (2013). "The inner sense of time: how the brain creates a representation of duration." Nature Reviews Neuroscience, 14(3), 217-23.
Witzel, C., Racey, C., & O'Regan, J. K. (2017). "The most reasonable explanation of the dress': implicit assumptions about illumination." Journal of Vision, 17(2), 1.
Xiao, Q., & Gunturkun, O. (2009). "Natural split-brain? Lateralized memory for task contingencies in pigeons." Neuroscience Letters, 458(2), 75-78.
Zamariola, G., Maurage, P., Luminet, O., & Corneille, O. (2018). "Interoceptive accuracy scores from the heartbeat counting task are problematic: Evidence from simple bivariate correlations." Biological Psychology, 137, 12-17.
Zucker, M. (1945), The Philosophy of American History, vol. 1: The Historical Field Theory. New York: Arnold-Howard.

凡例

（ ）は原著のとおり、〔 〕は訳者による補足である。
絵画の作品名には《 》、映画、小説などのタイトルは『 』を用いた。
原著のイタリック体は傍点を付した。

訳語について

phenomenology はそのまま訳せば「現象学」だが、心の哲学などでは意識の主観的側面を示すためにこの言葉が用いられ、フッサールが創始した哲学とは区別される。文脈からも「現象学」とするのはそぐわない箇所が多いため、基本的には「現象性」と訳した。一部、文脈に応じて「現象学」「現象論」と訳しているところもある。

reasoning は「推論」、inference は「推定」、guess は「推測」と訳し分けた。

volition は「意志作用」、will は「意志」、intention は「意図」とした。

wakefulness は「目覚め」、arousal は「覚醒」、aware は「気づき」と訳し分けたが、文脈に応じて wakefulness を「覚醒」「覚醒度」と訳している箇所もある。

beast は獣、animal は動物としたが、beast machine は「動物機械」の用語が浸透しているため、これを採用し、ルビを振った。

索引

さ行

た行

な行

は行

ま行

や行

ら行

わ行

なぜ私は私であるのか
神経科学が解き明かした意識の謎

2022 年 5 月 10 日　第一刷発行
2024 年 2 月 25 日　第二刷発行

著　者　アニル・セス
訳　者　岸本寛史

発行者　清水一人
発行所　青土社

〒 101-0051　東京都千代田区神田神保町 1-29 市瀬ビル
［電話］03-3291-9831（編集）　03-3294-7829（営業）
［振替］00190-7-192955

印刷・製本　ディグ
装丁　大倉真一郎
カバー画像：「蛇の回転」北岡明佳（2003 年製作）

ISBN 978-4-7917-7466-1 Printed in Japan